임상면역학

Clinical Immunology

김미경 · 김사현 · 문 철 · 박은석 · 엄용빈
이기종 · 이영종 · 정우복 · 조혜경 · 허지혜

고려의학
KOMB Korea Medical Book Publishing Company

머리말 PREFACE

면역학이 현대의학 및 의생명과학에서 필수적인 학문으로 자리 잡은지 100여년이 되었다. 면역학은 하나의 독립된 학문으로서 그리고 동시에 의약학, 보건학, 의생명과학에 이르기까지 인접학문의 하나의 기둥으로서 중요한 역할을 하고 있다. 그러므로 면역학은 보건학, 의학, 약학, 간호학, 수의학 등을 전공하는 학생에게는 필수적인 학문영역으로 그 중요성이 부각되고 있다. 빠르게 변화하는 면역학 분야에서 저자들은 면역학적 지식을 습득하는데 어려움이 많은 학생들에게 적합한 면역학 교재를 출간하게 되었다. 내용을 쉽게 설명할 수 있는 지침석이 될 수 있도록 노력하였으나 부족한 점이 있으리라 생각된다.

이 책의 출판에 있어 편집을 위해 애써주신 고려의학의 최병진 대표님, 김영환 상무님 그리고 이창용 부장님에게 심심한 감사를 드린다. 끝으로 이 책은 면역학 분야 발전을 위해 애쓰신 故 서울대학교병원의 생명연구원 박기호 선생님께 바친다.

2017년 1월

저자일동

목차 CONTENTS

Chapter 01 면역이란 무엇인가?

Chapter 02 항체에 관한 기초

Chapter 03 항체반응을 이용한 검사

Chapter 04 항체를 이용한 질환의 예방과 치료

Chapter 05 림프구의 기능

Chapter 06 림프구의 발생

Chapter 07 림프구의 검사

Chapter 08 보체와 그 작용

Chapter 09 싸이토카인

Chapter 10 포식작용-호중구와 포식세포

Chapter 11 감염방어 면역 기구

Chapter 12 과민면역반응 / 알레르기

Chapter 13 자가면역 현상과 자가면역성

Chapter 14 이식 면역

Chapter 15 종양면역

01

면역이란 무엇인가?
(Introduction to Immunology)

1. 면역학의 역사적 배경

면역학의 가장 기본적 기능은 감염에 대한 방어로 시작된다. 감염성 질환의 "germ theory"가 대두되기 이전에는 질병으로부터 회복되어지는 것은 재감염에 대한 저항성을 갖느냐에 달려 있었다. 그러므로 고전적 의미에 있어서의 면역학은 미생물학에서 기초하였고 또한 미생물학 발전에 큰 공헌을 가져 왔다. 최근에는 생화학, 해부학, 응용생물학, 유전학, 약리학, 병리학 등의 기초 및 생명과학 뿐 아니라, 알러지학, 관절학, 장기이식술, 종양학 등의 임상의학분야에서도 면역학의 발전이 이루어져 왔다. 다시 말해서 면역학의 기초를 통하여 여러 생명과학분야가 새롭게 눈을 뜨고 있는 것이다. 이러한 면역학의 발달사를 표 1-1에 요약하여 정리하였다.

현대의학이 발달되기 이전의 11세기 무렵의 한 중국의사에 의해 사람들이 천연두(마마, Small pox)의 흡입으로 인해서 이 질병의 발병이 저지됨을 발견하였다. 이후 중동지역에서 분말로 만들어진 우두 접종의 기술이 시행되었다. 이러한 초기적 면역 접종은 18세기 Mary Wortley Montagu (그림 1-1)에 의해서 영국으로 전파되었다. 현대 면역학의 미래는 당시 내과의사였던 Edward Jenner(그림 1-2)의 획기적인 발견으로부터 시작되었다 해도 과언이 아니다. 그는 우두에 걸린 소의 젖을 짜는 사람이 천연두에 저항성이 있다는 사실을 관찰한 후에 인간에게 직접 생체실험을 통하여 우두가피를 접종해서 마마에 대한 저항력을 획득하도록 하는데 성공하였다. 그리고 방어성 예방접종의 더 큰 발전은 Louis Pasteur(그림 1-3)에 의해 가능해졌다. Pasteur의 연구에 의해 질병의 "germ theory"가 발전되었으며 이에 기초로 하여 세균배양기술을 발전시켰다. 예방접종을 받은 동물은 균체에 의한 재감염시에도 저항성이 있었으며 완전면역이 되었다. 이것은 현재까지도 많은 감염성질환의 예방에 선택적인 치료법이 되고 있다. 이것을 **능동면역**이라고 한다. 그리고 Robert

표 1-1 _ 면역학의 역사적 발견

1000 A.D. Chinese – 천연두 감염예방
1798 Jenner – 우두예방접종
1880 Koch – 결핵증에서 지연성 과민반응 발견(세포 매개성 면역)
1881 Pasteur – 사균과 약독생균 개발
1885 Roux and Yersin – 최초로 세균독소 발표
1890 von Behring* and Kitasato* – 최초로 항독소 발견
1893 Buchner – 보체 발견(alexine)
1894 Pfeiffer and Bordet* – 1919년 세포용해에서 보체와 항체의 작용 발견
1896 Durham and bon Gruber – 세균의 응집반응 발견
1896 Widal – 장티푸스의 혈청학적 진단시험

면역성 이론
(THEORIES OF IMMUNITY)

Metchnikoff* (1908) (식균작용)

세포성 (CELLULAR)

"*Metchnnkoff* 재발견"

1944 Medawar, Burnet* (1960)자기 대 비자기
1945 Owen – 키메리즘
1947 Levine and Stetson – Rh 혈액형 발견
1952 Bruton – 최초로 무γ-globulin 혈증발견
1955 Jerne and Burnet – 클론선택설
1961 Miller and Good – 흉선의 역할규명
(1980) Dausset and Snell* – 조직적합성 항원
(1980) Benacerraf* 면역응답에서 유전적 조절

조직손상 (*Tissue injury*)

1902 Richet* and Portier – 아나필락시스
1903 Arthus – 특이적 괴저환부 : Arthus 반응
1906 von Pirquet – 알레르기
1924–1939 Sanarelli–Shwartzman – 괴저반응 : 내독소
1945 Landsteiner* and Chase – 지연형 과민반응의 세포이동(1930)
(1982) Bergstrom*, Samuelsson*, Vane* – 즉시형 과민반응 과민증의 매개

Ehrlich*(1908) (측쇄설)

체액성 (HUMORAL)

1900 Landsteiner – ABO 혈액형
1930 Heidelberger – 침강반응의 정량
1934 Marrack–래티스설
1939 Kabat and Tiselius – 항체가 감마글로불린이라고 주장
1940 Pauling – 단백질의 일차구조
1959 Porter* ⎤ gammaglobulin의
1960 Edelman ⎦ 구조와 형성
1967 Johansson and Ishizaka – IgE의 발견
(1977) Yalow* – 방사면역분석법의 개발

* Nobel상 수상자

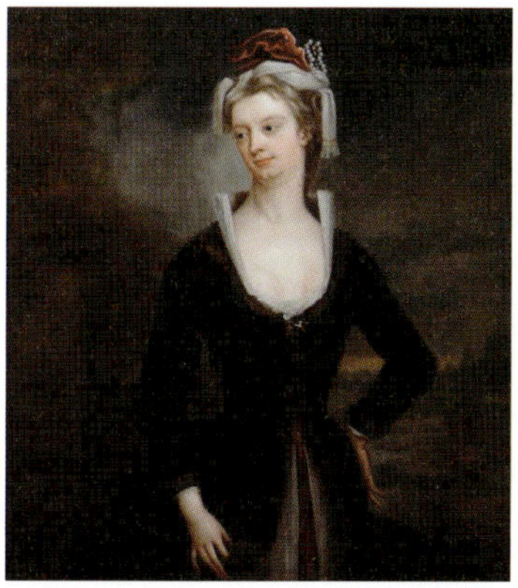

그림 1-1 _ Lady Mary Wortley Motagu (1689–1762)

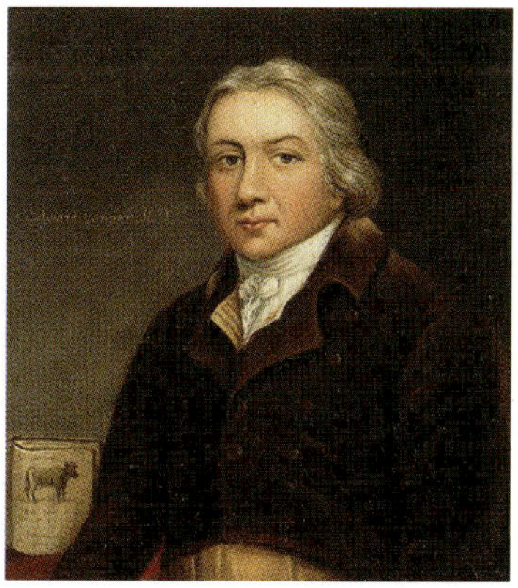

그림 1-2 _ Edward Jenner (1749–1823)

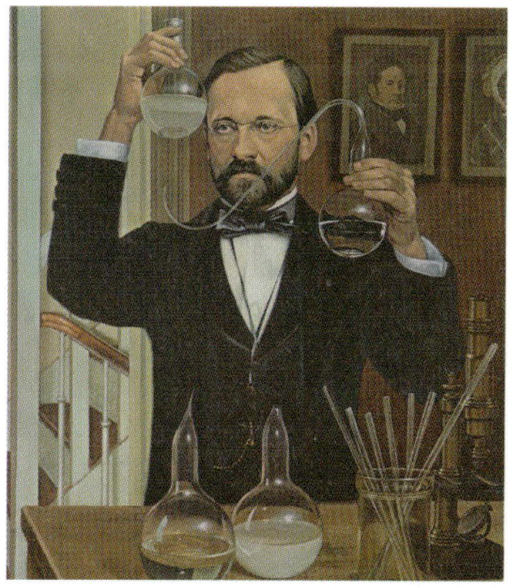

그림 1-3 _ Louis Pasteur (1822–1895)

Koch(**그림 1-4**)는 감염성질병의 균체역학 연구 도중 결핵의 원인균인 *Mycobacterium tuberculosis*를 발견하게 되었다. 그는 또한 결핵균에 대한 백신을 연구하던 중 **지연형 과민반응**으로 잘 알려진 현상을 발견하게 되었다. *Diphtheria bacillus*의 분리 이후, Roux와 Yersin은 이 균체에 의해 만들어지는 외독소가 존재함을 증명하였다(**그림 1-5**). 이 독소는 von Behring과 Kitasato에 의해 동물에 주사되었으며(**그림 1-6**), 이 동물에서 혈청 내에 '항독소'라 불리는 독소중화물질을 생산해 냈다. 이 중화능력은 접종 안된 동물에게 혈청을 통하여 전달이 되며 이것을 '**수동면역**'이라 한다. 그들의 업적은 수동면역(혹은 면역요법)을 통하여 질병을 방지하는 현대의학의 기초를 형성하게 되었다.

Pfeiffer와 Bordet는 항체와는 다르지만 세균을 파괴하는데 필요한 물질인 "보체"를 혈청으로부터 분리해 내었다. 혈청성분이 세균을 응집시킬 수 있다는 Durharm과 von Gruber의 관찰은 감염성 응집 반응의 진단시험에 기초를 형성하였다. 그 예로, 장티푸스(장염유발) 진단에 사용되는 비

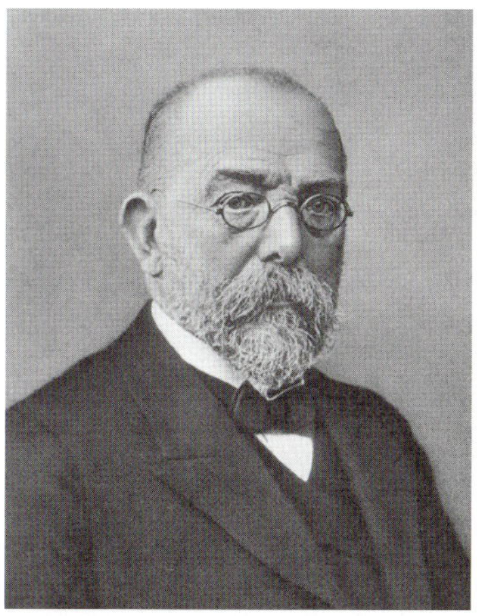

그림 1-4 _ Robert Koch(1848–1910)

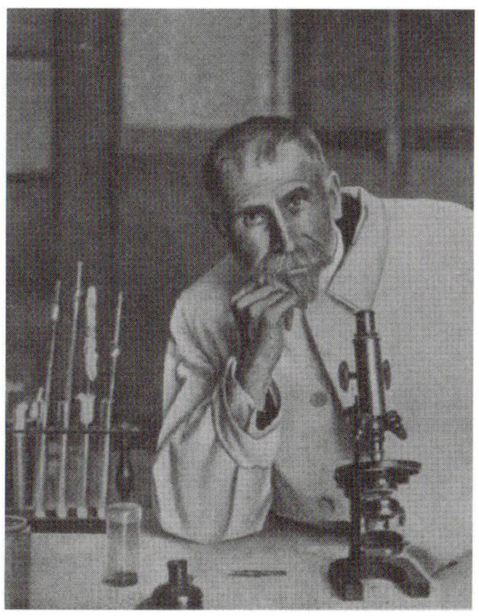

그림 1-5 _ Pierre Paul Emile Roux(1853–1933)

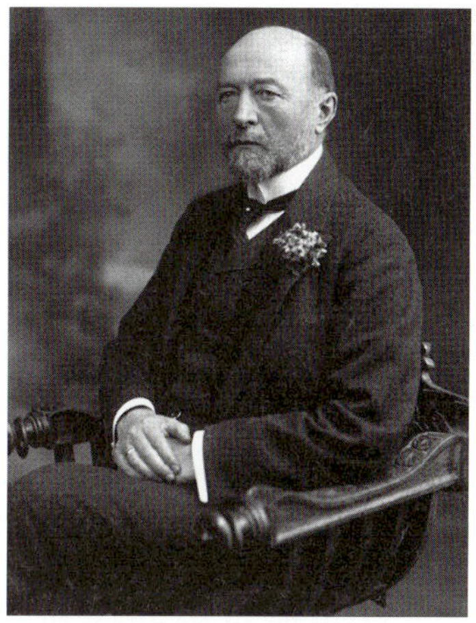

그림 1-6 _ Emil Adolf von Behring(1845–1917)

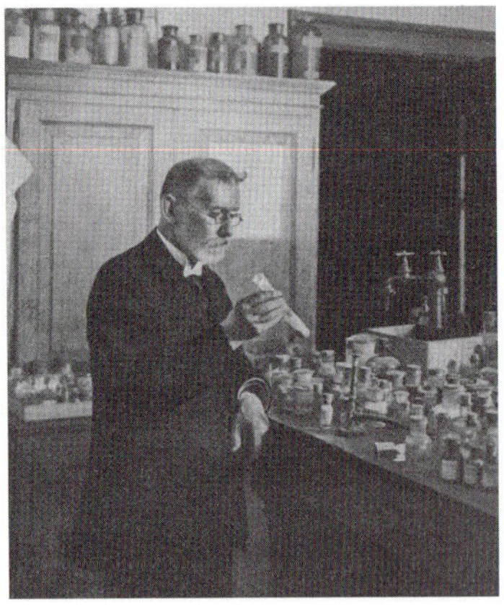

그림 1-7 _ Paul Ehrlich (1845–1915)

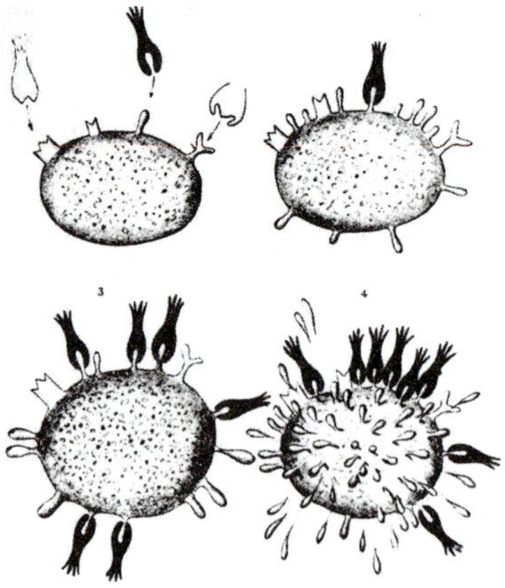

그림 1-8 _ Ehrlich의 측쇄설(side-chain theory) Ehrlich는 항원과 이미 형성된 B 세포 수용체(지금의 항체) 와의 결합에 의해 세포가 자극받아 더 많은 수용체들을 생산하고 분비한다고 가정했다.

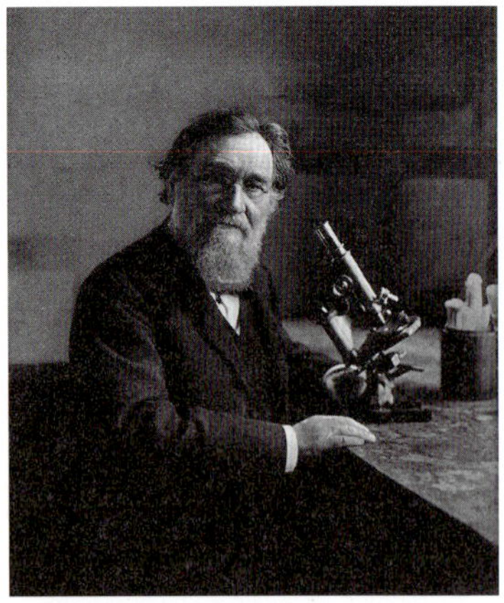

그림 1-9 _ Elie Metchnikoff (1845–1916)

달응집반응(Widal test)가 있다. 한편 프랑스와 독일에서는 면역학의 연구에 있어서 2개의 학설로 나뉘어져 활발한 연구가 이루어지고 있었다. 이때, 두 가지의 다른 관점이 대두되어 이들 관점에 의해 면역학이 발전되어 졌다. (1) 체액성면역 : 세포에 의해 만들어지는 액상물질 즉 항체에 관한 연구를 강조. (2) 세포성면역: 외부물질에 대한 숙주의 반응과 관련된 세포들의 생물학적 효과를 강조. Paul Ehrlich(**그림 1-7**)는 항체 형성과 관련된 "체액성 이론"을 제시하였으며, 이와 동시에 Elie Metchnikoff는 "세포성 이론"을 발전시켰다. 실제로 이 체액성, 세포성 인자들은 서로 의존적으로 작용하기 때문에 둘 다 옳은 이론인 것이다. Ehrlich의 측쇄설(side-chain theory)(**그림 1-8**)는 살아 있는 세포에는, 독소와 작용하는 수용체가 존재함을 제시하였다. 이것은 과도한 수용체는 분비되어져 항체로써 순환한다는 것이다.

Metchnikoff(**그림 1-9**)의 세포성면역이론에서는 탐식세포인 식세포(phagocyte)가 방어기전은 물론 외부물질에 대한 중요한 검색자로서 역할을 한다고 주장하였고 오늘날 면역학 연구의 중요한 영역을 나타낸다. 세포성, 체액성 인자 모두가 방어와 조직상해 등의 불가분의 면역학적 과정의 원리를 이해하는데 연관되어져 있다.

오늘날, 면역학 연구에는 두개의 학파로 나눠지는데 먼저 체액성 학파는, 면역글로불린(immunoglobulin)이라는 항체 활성을 갖는 단백 물질을 발견하고, 그 특징을 연구하는데 초점을 맞추고 있다. 이 연구 는 모든 항체 물질의 아미노산배열을 밝힘으로써 최고조에 달했다. 동시에 세포성 영역에 대한 학파는 인간의 암에 대한 면역성은 물론 감염성 물질에 대한 방어·조직이식거부 등에 관한 입장에서 연구하고 있다. 명확히, 두 영역 모두 인간에게 매우 중요하다. 비록, 이 중에서 어떤 것을 몇 배 더 강조하더라도 면역에 있어서 세포성·체액성 인자들은 상호 관련적이며 의존적이다.

2. 면역계의 역할

우리의 주변 환경에는 수 없이 많은 미생물이 존재하며, 그중 어떤 것은 생체 중에 침입하여 증식함으로써 생체에 중대한 해를 끼치게 된다. 이물질이 점막을 통하여 혹은 자상에 의해서 생체 내에 침입하며 때로는 독성을 지니고 있어서 생체를 손상하는 경우가 있다. 또한 수혈을 한다거나 장기이식을 받을 경우 다른 사람의 세포나 조직이 생체내로 들어오는 것도 우리 몸에서는 이물질로 인식하여 면역반응이 일어난다. 따라서 면역현상은 미생물의 감염방어, 다른 개체 세포의 거절, 변이세포-노폐조직의 제거 등에 관련되어 있는 것이라고 할 수 있다. 이 기능을 운영하기 위해서는, 배제해야 할 이질적 상대와, 자신의 생체를 구성하고 있는 보존해야 할 조직을 정확히 구별해야 하는 과정과, 구별한 상대를 처리하여 배제시키는 과정이 필요한 것이다. 면역학에서는, 배제시켜야 할 상대를 "**비자기**(non-self)", 보존해야 할 자기자신의 조직을 "**자기**(self)"라고 부른다.

3. 비자기(non-self)의 인식 기전

"자기(self)"와 "비자기(non-self)"를 구별하려면 어떤 인식표가 필요하다. "비자기"에는 "자기"에게 없는 어떤 것이 존재함으로써 "비자기"라고 인식하게 된다. 면역계에 있어서 이와 같이 특이 항체를 생산을 유도하는 비자기물질을 가리켜 **항원**(antigen)이라고 한다. 면역계에서는 비자기 항원을 인식하는 역할은 림프구라는 세포가 담당한다. 림프구 세포표면에는 **항원 수용체**(antigen receptor)가 존재하는데 항원수용체는 "비자기"라고 하는 항원과 들어맞는 요철(凹凸) 관계와 같은 구조이다. 항원수용체는 "비자기" 항원과 특이적으로 결합함으로써 면역반응이 시작하게 된다. "자기"의 물질에 대해서는 특이적인 수용체를 가지고 있는 림프구가 우리 몸에 존재하지 않으므로 면역반응이 일어나지 않는다(그림 1-10).

한 개의 림프구는 한 종류의 수용체 밖에 지니고 있지 않으므로 대응하는 특정 항원 하나만 결합할 수 있다. 따라서 각기 다른 항원 수용체를 지닌 림프구가 수 없이 많은 수의 종류가 있으며 어떠한 "비자기"의 침입에 있어서 그 항원에 대응 할 수용체를 지닌 림프구만이 그 "비자기"에 대처하게 된다. 이론적으로 어떠한 항원이 우리 몸에 침입해도 그 항원과 결합할 수 있는 수용체를 가진 림프구가 있다는 뜻이다. 이러한 항원은 미생물 항원일 수도 있고 다른 사람의 혈액 및 조직, 심지어 화학물질도 그렇다.

그렇다면 어떤 기작으로 우리 몸에 존재하는 항원에 대한 수용체를 가진 림프구는 없을까? 우선 우리 몸에서는 여러 종류의 항원 수용체를 한 종류씩 지닌 림프구를 수 없이 많은 수의 종류에 대한 준비를 한다. 그리고 그중에서 자기의 항원에 대응하는 수용체를 지닌 림프구를 제거한다. 이처럼 항원에 대한 특이적인 수용체를 가진 림프구 하나를 **클론**(clone)이라고 하며 우리 몸에는 수 많

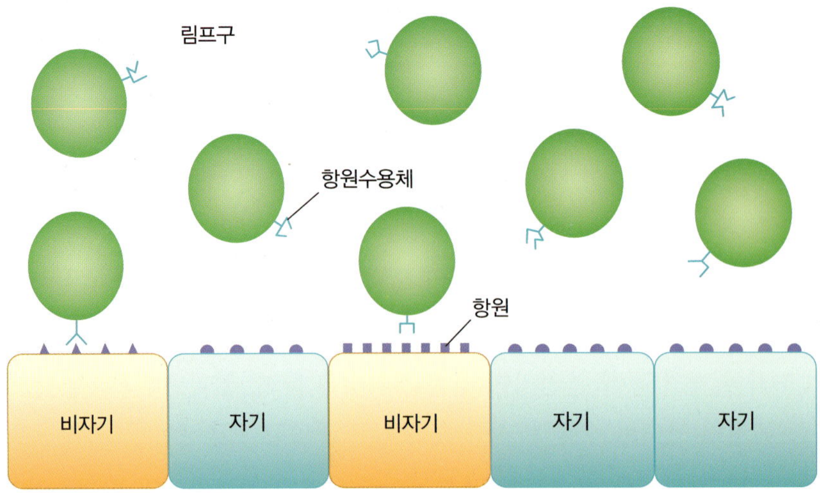

그림 1-10 _ "비자기"에는"자기"에게 없는 표시(항원)가 있다. 이것과 들어맞는 항원 수용체를 가진 림프구가 존재하며 그것은 "비자기"에 반응하는 "자기"의 항원에 들어맞는 항원 수용체를 지닌 수용체는 존재하지 않는다."자기"에서는 반응이 생기지 않는다.

은 다른 항원과 결합할 수 있는 클론이 있고 이러한 클론중 항원과 결합한 림프구는 "선택"되어서 그 수가 증가한다. 이 가설을 **클론선택설**(**그림 1-11**)이라고 한다. 어느 특정의 "비자기"가 침입해 오면, 수 없이 많이 존재하는 림프구의 클론 중에서 그 항원에 대응하는 클론만이 반응하게 되지만, 그 수는 극소수이므로 충분한 반응을 일으키기 위하여, 당초 소수였던 그 클론의 림프구는 항원과의 반응에 의해 세포분열을 개시하며 급속히 증식하여 집단을 확대하고, 해당 "비자기"에 대하여 강하게 반응하는 것이다(**그림 1-12**).

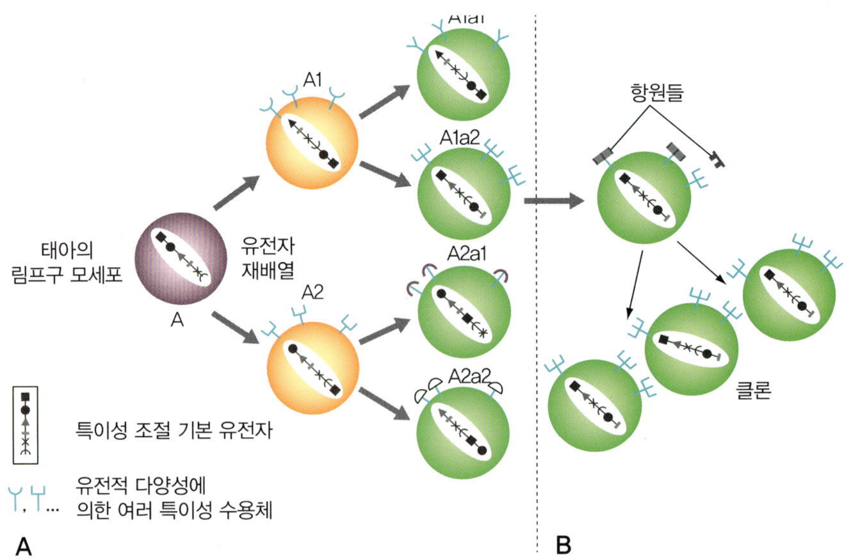

그림 1-11 _ A) 모세포에서 분화되는 동안 항원에 특이적으로 프로그램 된 유전자가 재배열 됨. B) 클론 선택과 확장(항원출현).

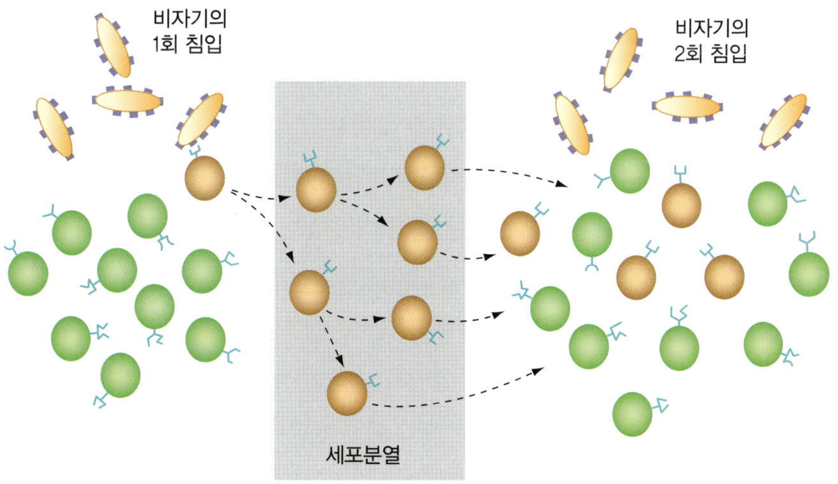

그림 1-12 _ "비자기"의 첫 번째 침입에서 그 항원에 반응하는 림프구는 그것과 반응하여 증식 한다. 그 후 동일한 항원이 재침입시 이미 림프구가 증식해 있으므로 보다 빠르고 강하게 반응이 일어난다.

그와 같은 림프구는 잠시 동안 생체 내에 잔존하므로, 그 "비자기"에 대응하는 림프구는 증가하여, 다음 기회의 침입에 임해서는 보다 강하고, 보다 빠른 반응을 일으키게 된다. 이것을 **면역학적 기억**(immunological memory)라고 부르고 있다. 일반적으로 "면역이 되었다"라는 것은 바로 이것이다. 최초의 "비자기" 항원의 침입에 의해서, 그것에 강력히 반응 할 수 있는 림프구의 수가 증가하였기에, 동일한 항원 재침입시 신속하고 강력하게 대처하여 병이 일어나지 않는다. 예방접종은 이 원리를 이용하고 있는 것이다. 면역학적 기억은 첫 번째에 침입한 항원과 동일한 항원이 재침입시 의해서만 이루어진다는 것이 특징이다. 항원과 항원 수용체가 서로 요철(凹凸)관계처럼 매우 엄밀한 일대 일의 반응을 하고 있는 관계로 림프구는 특정한 항원 밖에는 반응하지 않는다는 관계를 **면역학적 특이성**(immunological specificity)라고 일컫는다. 수용체와 항원은 마치 열쇠로 자물쇠를 여는 것 같이 미세한 구조적 차이가 있어도 림프구는 항원을 식별할 수 있다.

4. 어떻게 많은 수의 항원 수용체를 준비하는 것인가?

항원 수용체도 하나의 단백분자이다. 통상, 하나의 유전자에 의해서 하나의 단백(폴리펩타이드)이 생성된다. 예를 들어 1억 종류의 항원이 존재한다고 하면, 1억 종류의 항원 수용체를 준비해야만 한다. 그렇다고 1억 종류의 유전자가 존재하지는 않은다. 우리의 생체가 지닐 수 있는 유전자의 수는 제한되어 있으며, 그 중에서 면역을 위해 할애 할 수 있는 유전자도 한정되어 있는 것이다. 이 문제를 해결하기 위해서는 **유전자 재배열**(gene rearrangement)라고 하는 현상이 이루어지고 있다.

유전자를 3가지 그룹으로 나누고, 그중에서 한 가지씩 유전자를 추출하여 새로운 활성유전자를 만드는 방법이다. 예를 들면, 각각 그 그룹에 100개, 10개, 5개의 유전자가 존재한다고 가정한다면, 짝맞춤의 원리에 의해서 100×10×5=50,000개의 새로운 활성유전자가 만들어지게 된다. 즉, 115개(100+10+5)의 유전자를 이용하여 5만개의 유전자가 만들어지게 된다. 이러한 유전자배열을 이용하고 다른 유전자 변이 과정을 거쳐서 1억 종류나 되는 항원 수용체가 준비되어 있는 것이다. 따라서 어떠한 비자기 항원이 우리 몸에 침입해도 그 항원과 결합할 수 있는 수용체를 가진 림프구는 준비되어 있다.

5. "비자기"의 인식에서 "비자기"의 배제 예

우리 몸에 비자기 항원이 침입하면 우리 면역계는 그 항원을 인식한 후 제거하는 일련의 과정이 시작된다. 즉, 침입한 항원이 다른 개체의 세포이거나(예, 장기이식), 자기의 변이세포인 경우(예, 암세포), 혹은 미생물인 경우에는 그 침입한 항원을 제거하는 메커니즘이 작용한다. 일반적으로, 상대가 세균이나 이물질인 경우에는 이를 세포 내로 끌어들여 파괴하는 **탐식세포**가 작용하지만, 탐식세포의 표면에는 항원 수용체가 없으므로, 탐식세포는 림프구와 같이 상대가 "비자기"인가 "자기"인가를 충분히 구별하는 것이 불가능하다. 그리하여 어떤 종류의 림프구는 항원 수용체를 대량으로 세포 바깥으로 분비하여 항원과 결합시킨다. 분비된 형태의 항원 수용체를 **항체**라고 일컫는다. 항체는 다른 말로 면역작용을 하는 글로불린이라고 해서 이를 **면역글로불린**이라고도 한다. 먼저 항체는 각기 대응하는 "비자기"의 항원에 결합한 후 식세포의 표면엔 존재하는 Fc 수용체와 부착되면 식세포는 항체와 비자기 항원을 통째로 탐식한 후 제거한다(그림 1-13).

림프구가 항체를 대량으로 만들어 주변에 유출하는 것은, 세포표면 항원 수용체로서 항원과 결합하는 것보다도 효율적으로 신속히 상대에게 결합되는 이점을 지니고 있다(그림 1-14). 만들어진 항체는 혈액 혹은 체액에 대량으로 부유하여 존재한다. 거기에서 미생물등의 비자기 항원과 항체가 결합하고 탐식세포에게 인식되어 탐식세포내로 끌려 들어가 처리되는 것으로 연결이 된다. 상대가 독소인 경우, 항체가 독소와 결합하여 독성인 부분을 덮어씌워 중화하는 역할을 한다. 침입해 온 바이러스의 경우는 항체가 결합하여 정상세포에게 감염시키는 능력을 잃어버리고 만다. 또한 체액 중에는 보체라는 단백이 존재한다. 보체는 직접적으로 미생물이나 암세포의 세포막에 통로를 만들어 죽인다. 한편, "비자기"에게 항체가 결합하면 보체는 그 항체와 결합함으로써 보체는 활성화되고, 항체와 결합한 미생물 또는 암세포를 파괴한다.

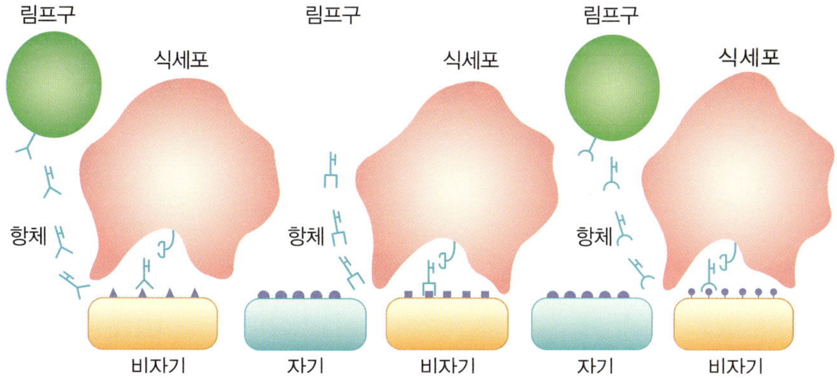

그림 1-13 _ 림프구가 분비한 항원 수용체(항체)가 "비자기" 항원에 결합한다. 그 다음에는 식세포 표면에 존재하는 Fc 수용체가 항체와 결합하면 항원을 탐식하여 제거한다.

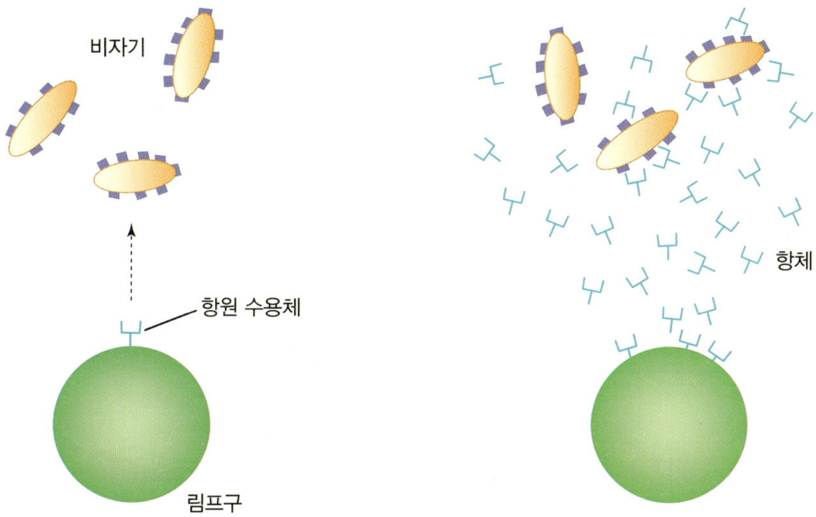

그림 1-14 _ 림프구가 직접"비자기"에게 반응하는 것보다는 항원 수용체(항체)를 대량 생성하여 줌으로써 상대(비자기)에 대한 결합이 원활해진다.

6. 반응의 증폭과 제어

1억 종류 정도의 항원 그 개개에 반응할 림프구가 준비된다고 한다면 특정한 항원에 반응하는 림프구는 많아야 1만개에 1개 정도일 것이다. 따라서 비자기 항원이 침입해 왔을 때, 당초에는 대응할 수 있는 림프구의 수는 극히 소수에 불과하므로 특정 항원에 결합할 수 있는 림프구를 신속하게 수를 늘릴 필요성이 있다. 이 때, 항원 특이적인 림프구의 증식이나 분화를 도울만한 다른 림프구가 필요하다. 이러한 림프구를 **보조세포**(helper cell)라고 일컫는다. 보조를 하는 쪽의 림프구는 대개의 경우, 상대 세포의 증식이나 분화를 유도할 만한 물질을 만들어서 그 작용을 한다(그림 1-15). 보조세포는 여러 종류의 물질을 만들어서 실제로 일을 하는 **효과세포**(effector cell)를의 증식 및 분화를 촉진한다. 면역반응이 어느 정도 진행이 되면 그 반응을 제어할 필요도 있다. 이와 같은 제어를 분담하는 림프구를 **억제세포**(suppressor cell)라고 일컫는다.

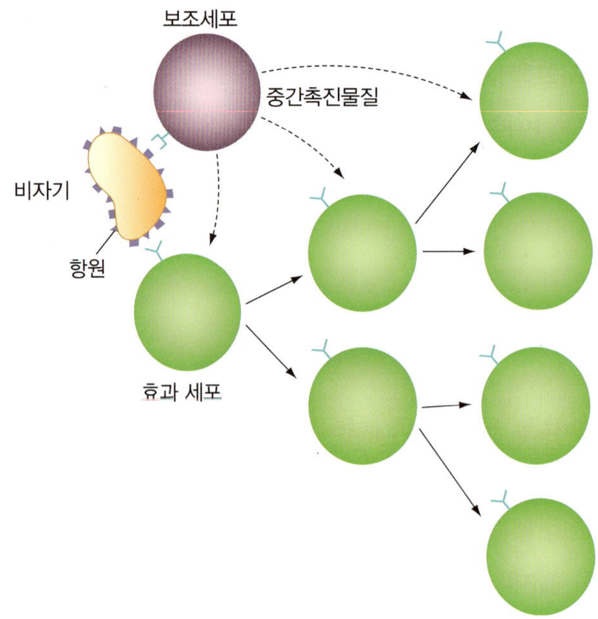

그림 1-15 _ 실제 일을 하는 림프구(효과세포)를 급속히 증가시키게 하기 위해 그 증식이나 분화를 보조하는 T 세포가 존재한다.

7. B 림프구와 T 림프구

지금까지 자기와 비자기 항원을 인식하는 면역세포를 통틀어 림프구라고 불러 왔지만, 특화된 기능을 가진 몇 개의 그룹이 존재한다. 그중 B 림프구(B cell)는 항원 수용체(항체)를 대량으로 합성하여 분비하는 세포다. B 림프구는 주로 골수에서 발생하고 분화한다. T 림프구(T cell)는 골수에서 발생하지만 흉선에 분화한다. T 림프구 중에는 암세포 혹은 바이러스에 감염된 세포를 죽이는 세포, 면역기능을 향상시키는 세포 그리고 면역기능을 제어한 세포로 구성되어 있다. 특히 T 림프구는 항원을 인지할 때 그 항원이 **주조직적합복합체(major histocompatibility complex)이라는 단백에 의해 제시되어야 한다.** 이 주조직적합복합체에는 두 종류가 있다(**클라스 I 항원과 클라스 II 항원).** T 림프구 중에 암세포 및 바이러스에 감염되 세포를 죽이는 T림프구는 클라스 I 항원이 필요하고 보조 T 림프구는 클라스 II항원이 필요하다.

T 림프구는 본래가 주조직적합복합체을 상대로 하므로, 상대가 세포물질 등의 "비자기"인 경우, 그 항원과 직접 반응하는 것은 불가하다. 자기의 타세포 표면의 클라스 II 항원에 그 항원이 연결하여, 약간 변화한 클라스 II 항원이 된 이후에, 비로소 반응이 가능하게 된다(그림 1-16). 이와 같이 T 세포가 항원과 반응할 수 있도록 보조하는 세포를 지칭하여 **항원제시세포**(antigen presenting cell)라고 한다. 클라스 II 항원을 지니는 것을 필요조건으로 하지만 클라스 I 항원은 대부분의 조직에 존재하는데 반해, 클라스 II 항원은 수지상세포(dendritic cell)·대식세포(macrophage)·B림

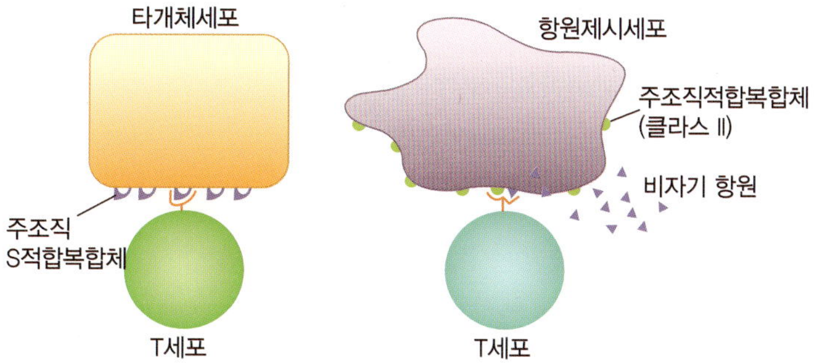

그림 1-16 _ T림프구는 다른 항원을 인식하는데 T림프구 항원 수용체를 사용하는데 이때 일반적으로 "비자기" 항원에 대해서 자기의 주조직적합복합체과 그 비자기 항원과의 짝지움에 들어맞아 반응을 한다. 그런데 이를 위하여서는 항원제시세포의 도움이 필요하게 한다.

프구(B cell)라고 하는 극히 일부 세포에만 존재하며, 그것들이 항원제시세포가 되는 것이다. 이와 같이 T 림프구의 항원 수용체는 주조직적합복합체과의 관련에 있어서 항원과 잘 들어맞는다는 특별한 성질을 가지며, B 세포의 항원 수용체와는 서로 다르다. T 림프구의 항원 수용체를 지칭하여 **T 세포 수용체**(T cell receptor)라고 한다.

보조 T 림프구(helper T cell)는, 항체를 만드는 B 림프구를 후원할 뿐만 아니라, 다른 개체의 세포나 자기의 변이세포(암세포나 바이러스의 감염을 받은 세포 등)를 파괴하여 죽이는 세포독성 T 세포의 증식이나 분화를 보조한다. 또, 강력한 세균이나 진균을 세포내로 끌어들여 죽이는 작용을 하는 대식세포(macrophage)의 작용을 높이는 보조역할도 한다.

8. 원초적인 "비자기"의 인식과 배제의 기구

림프구의 항원 수용체를 이용한 "비자기"의 인식기구는 정밀한 감별방법이며, 특이성이 높은 만큼 절대로 "비자기"와 "자기"를 오인하는 일은 없다. 그러나, 침입해 온 "비자기"에 대응할 수 있는 것은 1만개당 한 개 정도의 림프구이기 때문에, 그것이 상대와 반응하는 효율은 별로 좋지 않다. 그것을 보충할 만한, 한 개가 상대와 반응하면 세포분열에 의해 급속히 동료를 증식하는 방법을 이용하게 되는 것이지만, 그러기 위해서는 시간이 필요하게 된다. 따라서 항원 특이적인 림프구 클론이 증식하기 전에 초기에 비자기 항원을 인식하고 제거하는 또 다른 면역세포의 필요성이 대두된다.

외부에서 침입한 물질을 세포내로 끌어들여, 파괴하고, 소화하여 처리하는 세포에는 백혈구인 호중구(neutrophil)와 대식세포(macrophage)가 있다. 이들의 세포는 항원 수용체를 가지고 있지 않지만 침입한 물질이 우리 몸에 없는 구조를 가질 경우 "비자기"라고 인식하여 탐식한 후 분해한다. 이 두 세포는 항체와 결합할 수 있는 Fc 수용체를 가지고 있으므로 항체가 비자기 항원에 결합하면 더 쉽게 탐식할 수 있다. 마찬가지로 암세포나 바이러스에 감염된 세포 등의 변이세포는, 우리 몸에 존재하는 세포이기는 하지만, 정상적 세포와는 그 표면의 성상이 차이가 있다. 이러한 변이세포는 또한 **연살해세포(NK,** natural killer cell)라고 하는 세포가 죽일 수 있다.

한차례 상대의 항원과 반응하여, 그것에 대응하는 림프구가 증식하거나 항체가 형성되거나 하여, 같은 상대의 다음 침입에 대비할 수 있는 기구를 **획득면역**이라고 한다. 이러한 기구는 면역학적 특이성이 있으며, 해당되는 상대에게는 작용되지만, 다른 상대에게는 효과가 없다. 이것이 **특이면역**이라고 한다. 일반적으로, 식세포나, NK 세포·보체의 작용은, 아무런 조작 없이도 즉시 상대에게 작용가능한 점이 상이하다. 자연히 구비되어 있는 "비자기"에 대한 저항성이라는 측면에서, 자연저항성이라고 한다. 즉각적이기는 하지만, 면역학적 특이성이 없어 **비특이면역**이라고도 한다. 비특이면역도 특이면역이 작용함으로써 유지되며 증폭된다.

02 항체에 관한 기초 (Basics of Antibodies)

1. 항체란 무엇인가?

어떤 미생물의 감염으로 병변이 되면, 다음에 같은 미생물이 체내에 침입하여도 그 병변에 걸리지 않거나 가볍게 끝나거나 하는 현상이 일어난다. 이러한 이유의 하나는, 몸 안에 그 미생물에 결합하는 다량의 **항체**(antibody)가 형성되었기 때문이다. 항체는 "대항하는 물질"이라 뜻이다. 그리고, 그 항체를 형성하게 하는 계기가 된 것, 항체의 결합을 받는 것을 지칭하여 **항원**(antigen)이라고 한다. 항체를 생산하게 하는 "근원"이 된 것이다.

항체는 몇 가지 특별한 성질이 있다. 첫째로, 그 항체를 형성하게 하는 원인이 된 항원만 특이적(specific)으로 결합한다. 그 항체는 결정된 상대하고만 결합하며 다른 항원과는 결합하지 않는다. 이 관계는 열쇠와 자물쇠의 관계에 비유되는 바와 같이 상당히 엄밀한 것이다. 항체분자의 구조 중에는 특정의 상대(항원)와의 이가 잘 맞아서 결합하는 요철 부분이 존재하는 것을 예상하게 한다. 예를 들면, A형 간염바이러스에 대해서 항체가 생기면 A형 간염바이러스에로부터 보호를 받지만 B형 간염바이러스에 대해서는 보호를 받지 못한다.

항체는 혈청, 체액 및 분비물(눈물, 침, 등)에 존재한다. 세균 감염으로 항체가 형성된 사람의 혈청과 해당 세균을 혼합하여 현미경으로 보면 세균끼리 서로 밀접하게 결합하여 점차 거대한 집괴가 되어 가는 것을 관찰하게 된다. 이것을 **응집반응**이라고 일컫는다. 이것은 항체에 의해서 세균끼리 결속한 결과에 의해서 생긴다(**그림 2-1**). 두 가지 세균을 결합하려면 항체분자 중에 각각 그 세균과 결합하는 부분이 존재하지 않으면 안 된다. 즉, 항체분자에는 항원결합부가 최소한 두 곳은 존재 할 것이다. 실제, 항체의 기본 구조에는 항원 결합부가 두 곳 있다. 이러한 이유로 인해 항체가

"2가(價)"인 까닭으로 발생하게 되는 것이다. 만약에 액체상에서 세균과 항체가 결합해서 큰 집괴가 형성되면 무거워지므로 가라앉는다. 이 현상을 **침강반응**이라고 한다.

항체가 세균과 결합해서 응집반응과 침강반응을 일으켜도 세균은 죽지는 않는다. 세균을 죽이려면 백혈구가 세균을 탐식해야 한다. 그렇지만, 정상 상태의 세균은 쉽사리 백혈구에 의해서 포착되지 않지만 항체가 세균과 결합해서 큰 집괴를 이루면 탐식세포에 의해서 쉽게 인지된다. 또한 탐식세포는 항체의 Fc 부위와 결합할 수 있는 Fc 수용체가 있어서 항체에 붙은 세균을 쉽게 탐식할 수 있다(**그림 2-1**). 세균을 제거하는 또 한 가지 방법이 있다. 혈액 중에는 보체(complement)라는 단백이 존재하는데 항체가 세균과 결합하면 결합한 항체주변에 비활성 보체는 활성화되어 세균벽에 붙는다. 이렇게 붙은 보체는 여러 단계를 거쳐서 결국 세균벽에 구멍을 형성해서 세균을 죽인다(**그림 2-1**). 보체라는 뜻은 항체의 작용을 "보조하는 것"이라는 의미이다.

백혈구나 보체가 없더라도 항체는 제 역할을 하게 된다. 세균이 방출하는 독소에 항체가 결합하면, 그 독성을 보이는 부분을 덮어씌워 신체를 보호하게 된다. 바이러스는 세포에 달라붙어, 그 속에 들어가 증식하는 미생물이지만, 항체와 결합하게 되면, 세포에 달라붙거나, 속에 들어가거나 하는 능력을 소실하게 된다. 독소와 결합하여 그 독소의 기능을 중화시키는 항체를 **중화항체**라고 일컫는다. 또, 보체의 작용을 유도하는 항체는 **보체결합항체**라고 한다. 또, 전술한 응집반응을 일으키는 것은 응집항체 혹은 응집소, 침강반응을 일으키는 것을 **침강항체** 혹은 **침강소**라고 일컫는다.

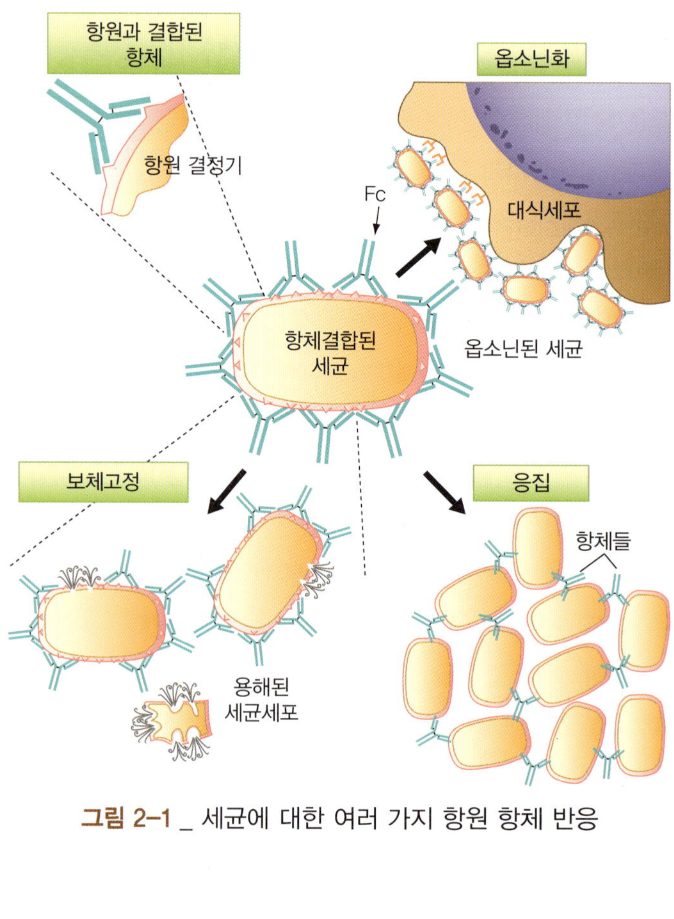

그림 2-1 _ 세균에 대한 여러 가지 항원 항체 반응

2. 항체의 분자 구조

항체분자는 4 개의 단백질이 서로 공유결합을 통해 최종적으로 Y자 형태를 하고 있다(**그림 2-2**). 아미노산 220개 정도로서 되어 있는 단백(폴리펩타이드) 2 개와 440~550개 정도의 아미노산으로 되어 있는 단백 2 개로 형성되어 있다. 짧은 쪽은 **경쇄(Light chain, L chain)**, 긴 쪽은 **중쇄(Heavy chain, H chain)**라고 한다. 경쇄의 분자량은 ~25 kDa 이며, 중쇄의 분자량은 50~65 kDa 이다. 이 4 개의 쇄가 이황화결합(disulfide bond)으로 서로 결속되어 있다. 폴리펩타이드는 아미노산기의 아미노기(NH_2)와 카르복실기(COOH)의 결합에 의한 아미노산의 쇄로서 되어 있는 것이기 때문에, 그 쇄의 한 쪽 글은 아미노기에서 끝나 있으며, 다른 쪽 글은 카르복실기에서 끝나 있

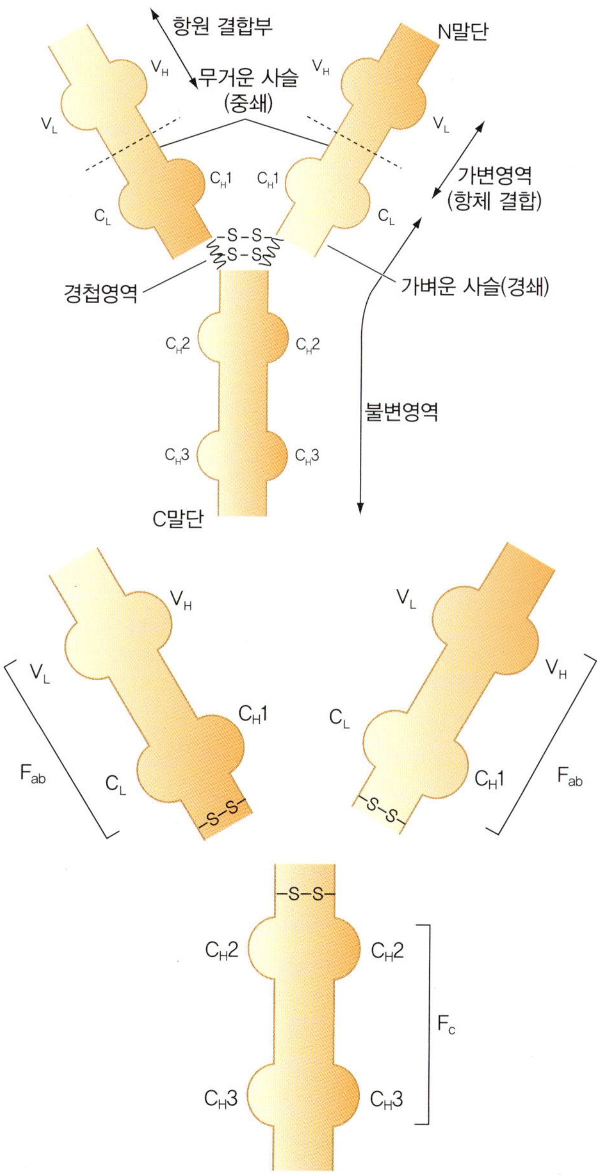

그림 2-2 _ 항체의 분자구조

다. 각각 그것을 **N말단(N terminus)**, **C말단(C terminus)**이라고 한다. 항체분자에서는 Y자형의 위쪽이 N말단이 되어 있으며, 아래쪽이 C말단이 되어 있다.

항체는 ~110개 정도의 아미노산으로 되어있는 영역이 이황화결합으로 통괄되어 있다(**그림 2-2**). 이것을 도메인(domain)이라고 하며 경쇄에는 도메인이 2개가 있고 중쇄에는 도메인 4개가 있다. 중쇄는 N말단에서부터 도메인을 V_H, C_H1, C_H2, C_H3 이라고 부르고 경쇄는 V_L, C_L이라고 부른다. 여기에서 V는 **가변영역(variable region)** 그리고 C는 **불변영역(constant region)**을 의미하며 그 이유는 항체마다 가변영역에서 아미노산의 서열이 다르지만 불변영역에서는 아미노산이 항체마다 크게 다르지 않기 때문이다. 중쇄와 경쇄의 가변영역이 합쳐져서 항원과 결합하는 부위를 결정한다.

항체 분자에 단백분해효소인 파파인(papain)을 작용시키면, H쇄와 L쇄가 한 짝이 되어 있는 부분 두 개와 H쇄만으로 짝을 이루고 있는 부분으로 분절된다. 그것을 **Fab**, **Fc**라고 일컫지만, 이것은 H쇄와 L쇄와 병합하여 있는 부분에 항원과 결합하는 부위가 있고, 그 의미가 되는 항원 결합 부위(antigen binding fragment)의 두 문자를 따서 Fab라고 명명하게 된 것이다. Fc쪽은 낮은 온도에서 결정을 이룬다고 하여 crystal의 머리 문자를 인용하고 있다. 항체 분자에 펩신(pepsin)을 작용시키면, C_H2 도메인 바로 위에서부터 C말단까지 분해되어 결국 이황화결합으로 결속된 Fab 두 개만 남게 된다. 이것을 **F(ab')$_2$**로서 표시한다. 항체가 미생물에 결합하면 보체를 활성화시켜서 활성화된 보체는 미생물벽에 구멍을 형성한다고 하였다. 항체의 C_H2 부분에 보체가 결합함으로써 보체가 활성환된다.

항체의 C_H1 도메인과 C_H2 도메인 사이를 **힌지**(hinge, 경첩)라고 한다. 힌지는 Fc부에 대하여 Fab부가 자유로이 작용할 수 있는 경첩과 같이 되어있다. 항원과 결합함으로 인해서, 이 힌지를 축으로 하여 두개의 Fab가 근접하다고 하는 구조상의 변화가 C_H2의 보체에의 작용을 가져온다고 생각되어진다(**그림 2-3**). 또, 백혈구가 포착되는 항체의 C말단 부분은 C_H3부에 존재한다고 한다. 이 부분과 백혈구와의 결합은 항체가 항원과 결합한 상태의 경우 이 백혈구가 항체의 Fc 부분을 포착하는 "손"을 지칭하여 **Fc수용체**라고 일컫는다.

3. 면역글로불린

혈청 단백은 알부민과 글로불린으로 분류되지만, 항체는 글로불린에 속하는 단백이다. 병변에서 몸을 지키는 즉, 역에서 면제되는(면역)일을 하고 있는 단백이라서 이 종류의 단백은 **면역글로불린(immunoglobulin)**이라고 일컫는다. 혈청 중에서 여러 가지 단백이 존재하고 있지만, 그것을 분류하는 방법으로서, **단백 전기영동법**이 있다. 단백은 (+) 혹은 (−)로 하전하는 것이기 때문에 전기를 걸게 되면 (+)로 하전하는 단백은 (−)전극 쪽으로 이동하고 (−)하전하고 있는 단백은 (+)

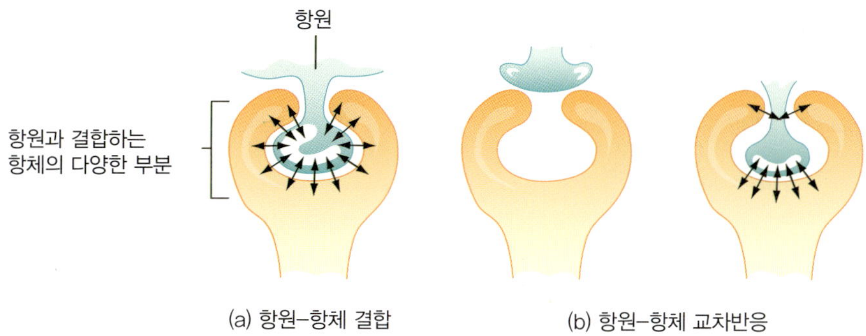

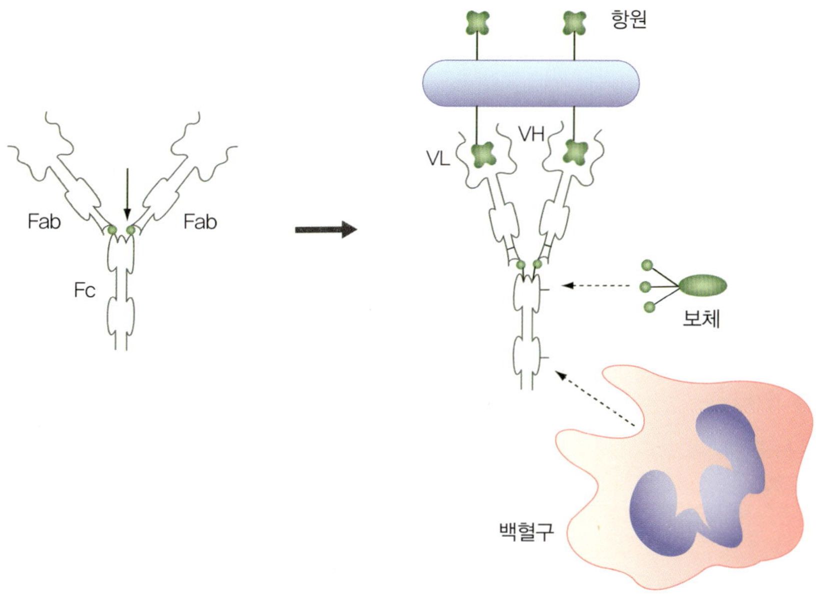

그림 2-3 _ 항체의 구조와 반응이 일어나는 부위

전극 쪽으로 이동한다. 하전이 강한 것일수록 빨리 움직이는 한편, 분자가 커서 무거운 것은 동작이 둔해진다. 이러한 성질의 차이에 의해서 전기를 걸었을 때 변화하는 위치는 각각 그 단백에 의해서 차이가 나게 되는 것이다. 그리하여, 한천이나 셀룰로즈 아세테이트막 중의 한 점에 혈청을 점적해 두고, 전기를 거는 식으로 하는 것이다. 그렇게 해서 검사하면 혈청단백은 대개 네 부분으로 이동하여 구분된다. 알부민은 (−)로 하전하여 있으므로 (+)극 측으로 이동한다. 글로불린은 세 개로 구분되고, 알부민에 가까운 쪽부터 α, β, γ라고 일컫는다. 그런데 γ글로불린은 가장 음극 측으로 움직이고, 양도 글로불린 중에서는 가장 많다(**그림 2-4**). 항체는 주로 γ글로불린 쪽으로 이동한다. 따라서 면역글로불린과 γ글로불린(gamma-globulin)이라고 하는 용어는 마찬가지 의미로 쓰이고 있다. 그러나, 정확하게는 면역글로불린의 모두가 γ글로불린이라고 할 수는 없다. α글로불린은 α_1과 α_2, β글로불린은 β_1, β_2로 또다시 구분되어 있다.

면역글로불린은 크게 다섯 종류로 분류하는데 면역글로불린의 영문인 Immunoglobulin 머리를 따서 IgA · IgD · IgE · IgG · IgM라고 표기한다. 각 항체 종류는 중쇄단백의 유전자를 각기 α, δ, ε,

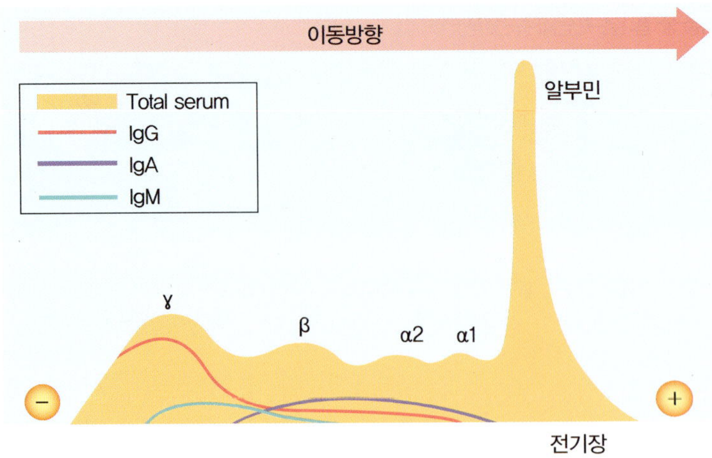

그림 2-4 _ 전기영동법에 의한 단백분리

γ, μ라고 지칭하고 각각을 **이소타입**(isotype)이라고 부른다. 예를 들면, IgA isotype의 중쇄는 α쇄(alpha-chain)라고 부른다. 다섯 가지 항체는 중쇄의 불변영역의 구조가 약간씩 다르며 또한 기능적 차이를 보인다. 마지막으로 같은 isotype이지만 미세한 아미노산 서열의 차이로 사람간의 항체 구조가 다를 수 있다. 이것을 항체 **알로타입**(allotype)이라고 한다(그림 2-5).

IgM 항체의 기본구조가 5분자 집합의 형을 하고 있는 것이 많다. 이러한 것을 **오량체**(pentamer)라고 한다. IgA의 대부분은 이량체(dimer)의 형을 하고 있다. 그리고, IgM의 오량체와 IgA의 이량체에는 또한 **J쇄**라고 칭하는 폴리펩타이드가 결합하여 있으며, 이들의 면역글로불린이 타액이나 점액 중에 분비될 때 관계되는 것이다. IgA · IgD · IgG의 H쇄는 V_H, C_H1, C_H2, C_H3의 4개의 도메인으로 되어 있지만, IgE와 IgM은 C_H4가 더 가해져 5개의 도메인으로 되어 있다(그림 2-6). IgG 중에도 불변영역(constant region) 부가 약간씩 상이한 것이 있으며 IgGl · IgG2 · IgG3 · IgG4의 4가지로 분류된다. 이것을 **IgG 서브클라스(subclass)**라고 칭한다. IgA에도 IgAl · IgA2와 같이 2개의 서브클라스가 있다. **IgA**는 눈물 · 타액 · 점액 · 유즙 중에 다량으로 분비되어 점막의 표면에 존재하며, 외계에서 침입하는 미생물 등에 결합하여 그 침입을 막는 중요한 일을 하고 있다. 점막하에서 형성된 IgA는 2량체의 형을 하고 있으며, 점막상피세포 사이를 통과해 오는 동안에 상피세포에서 한 개의 폴리펩타이드로 둘러싸인 형이 된다. 이 펩타이드를 **분비성분**(secretory component)라고 하며 IgA를 단백분해효소 등에서 보호하고, 쉽게 괴사되지 않게 하고 있다. 각 클라스의 면역글로불린의 주요 성질의 차이를 표 2-1에 정리하였다. 경쇄는 2 종류가 있으며 κ, λ라고 호칭된다. 항체는 κ형의 경쇄를 지니는 것과 λ형의 경쇄를 지니는 것이 있는 것이다. 이것은 모든 클라스에 대하여 말할 수 있다. IgA에도 κ의 것과 λ의 것이 IgD에도 κ와 λ의 것이 있다(그림 2-5).

항체는 림프구 중에서 **B 세포**라고 칭하는 종류의 것이 항원에 반응한 결과, 항채생산세포가 되고, 그 세포에 의해서 형성되는 것이지만, 한 개의 B 세포는 여러 가지 클라스의 면역글로불린의 항체를 만드는 능력을 지니고 있으며, IgM을 형성하던 것이 IgG를 형성하는 것으로 변화하거나 한

클라스	중쇄	경쇄	서브클라스	분자식
IgG	γ	κ or λ	$\gamma1$, $\gamma2$, $\gamma3$, $\gamma4$	$\gamma_2\kappa_2$ $\gamma_2\lambda_2$
IgA	α	κ or λ	$\alpha1$, $\alpha2$	$(\alpha_2\kappa_2)_n$ $(\alpha_2\lambda_2)_n$ n=1, 2, 3, or 4
IgM	μ	κ or λ	None	$(\mu_2\kappa_2)_n$ $(\mu_2\lambda_2)_n$ n=1 or 5
IgD	δ	κ or λ	None	$\delta_2\kappa_2$ $\delta_2\lambda_2$
IgE	ε	κ or λ	None	$\delta_2\kappa_2$ $\delta_2\lambda_2$

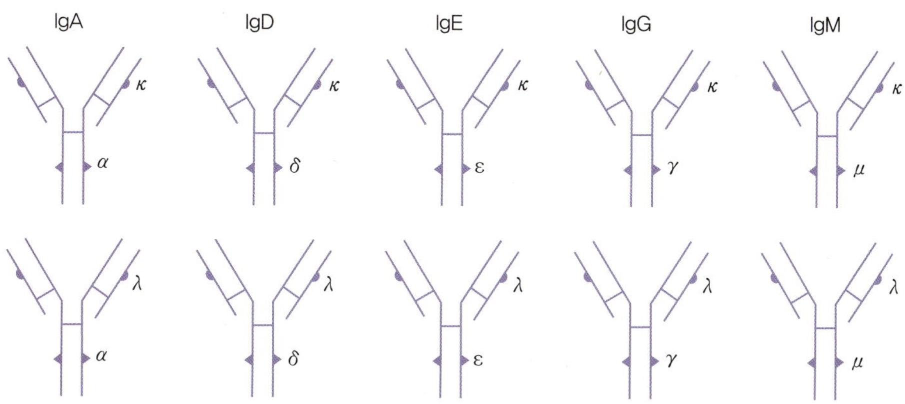

그림 2-5 _ 이소타입의 면역글로불린의 종류

표 2-1 _ 면역글로불린

	IgA	IgD	IgE	IgG	IgM
분자량(만) 침강계수(S) 반감기(일)	16(분비형 39) 7,9(분비형 11) 6	18 7 3	20 8 3	15 7 21	90 19 5
보체활성화 고전경로 2차경로	 + +	 − +	 + +	 ++ +	 +++
태반통과성	−	−	−	+	−
서브클라스	IgA1 IgA2			IgG1 IgG2 IgG3 IgG4	IgM
결합세포			비만세포 호염기구	호중구 대식세포 NK세포	

다. 이것을 **클라스 전환(class switching)**이라고 한다. 면역글로불린의 클라스는 변화하지만, κ의 것을 형성하느냐, λ의 것을 형성하느냐는 변하지 않는다. 즉, 1개의 세포는 κ 경쇄 혹은 λ경쇄 한 쪽만 형성한다. 또, 상대로 하는 항원도 변화하지 않는다. 클라스 전환이 발생하여도 항원을 결정

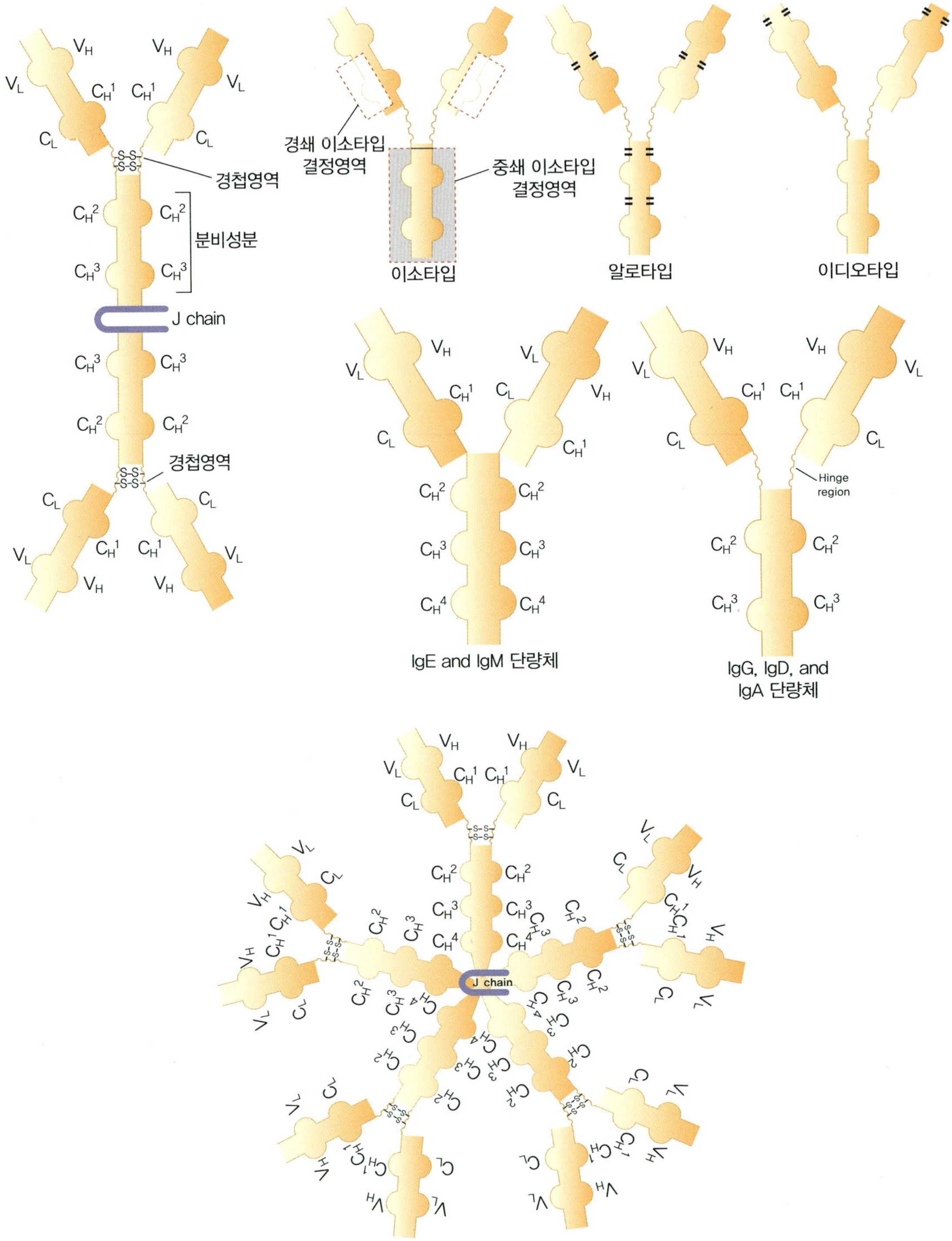

그림 2-6 _ 각 클라스면역글로불린의 분자구조

하는 부분은 변하지 않는다. 그렇게 하여 결정된 V영역부분의 항원을 지칭하여 **이디오타입**(idiotype)이라고 한다.

이 이디오타입이나 κ, λ가 임상에 응용되는 수가 있다. 분화한 1개의 세포가 세포 분열하여 2개로 된 경우, 그 2개의 세포는 전혀 같은 성질의 것이며, 본래의 세포의 카피라고 할 수 있다. 이리하여 세포분열을 반복하여, 2개의 세포에서 출발하게 된 세포집단은, 각각의 세포가 같은 것이며, **클론**이라고 칭한다. B 세포나 항체생산세포에 관해 말한다면, 그 중 하나의 클론의 κ, λ냐 그 중 어느 한 글로불린밖에 형성치 않는다. 또, 같은 이디오 타입의 면역글로불린 밖에 형성하지 않는다. 한편 같은 클론일지라도, 어느 클라스의 면역글로불린을 형성하는가는 변화할 수 있다. "암"은 일반적으로, 1개의 세포에서 스타트한 클론이라고 생각되고 있다. 어떤 병변으로, 증식하고 있는 B 세포나 항체생산세포가 "암"(임파종 · 백혈병 · 골수종)인가 아닌가를 정하고자 할 때, 이 κ, λ 이디오타입을 응용할 수 있다. 그 세포가 형성하고 있는 면역글로불린이 κ냐 λ냐 어느 것에 국한되어 있는 경우, 혹은 하나의 이디오타입의 것일 때는, 그것은 클론이라는 것을 보이게 되어, "암"이라고 생각하게 한다. 한편, κ의 것도 λ의 것도 있거나, 몇 가지 이디오타입의 것이 있거나 할 때는 다른 병변으로 그들의 세포가 증식하고 있다고 생각할 수가 있다. 골수종은 면역글로불린을 형성하나, 그 형성된 면역글로불린의 L쇄는 분자량이 작으므로 요중에 배출되는 수가 있다. 이것을 **Bence-Jones 단백**이라고 하며 κ이거나 κ형에 국한되어 있다.

4. 면역글로불린 각 클라스의 특성

면역글로불린은 Fc부분의 윗부분에서 5가지 클라스로 대별할 수 있지만, 이들은 작용 상으로도 상이한 성질을 보인다.

1) IgM

(1) 개체 발생상 가장 일찍부터 생성된다.

IgM의 신생아에서의 혈청농도는 통상 5 mg/dL 정도이지만, 감염을 받고 있는 아이에서는 100 mg/dL를 초과하는 수가 있다. 30 mg/dL 이상이었을 경우, 자궁내 감염을 의심하게 한다. 혈청면역글로불린치의 연령 변화를 그림 2-7에 표시하였다.

(2) 항원 침입 시 단시간 내에 생성된다.

항원이 침입해 오면 이에 대하여 IgM에 속하는 항체가 다른 클라스보다 먼저 형성되고, IgG 등 다른 클라스의 항체가 형성되면 IgM 항체 생성이 종료된다. 이 성질은 감염증의 진단에 응용된다.

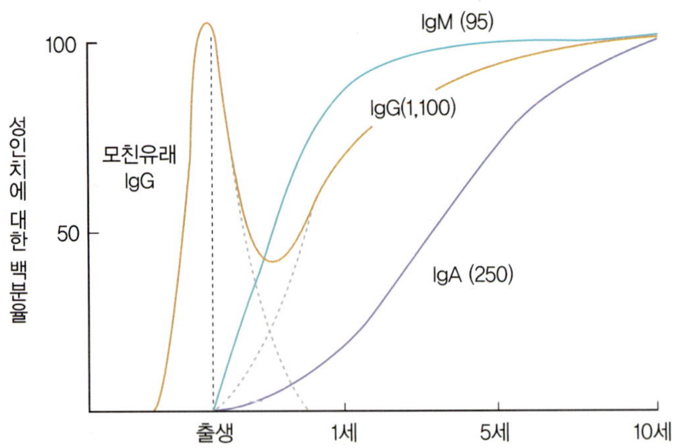

그림 2-7 _ 연령에 의한 혈청 면역글로불린치의 변화

감염을 받으면 그 원인 미생물에 대한 항체가 형성되므로, 역으로 혈청 중의 항체를 검사하여 어떤 미생물에 대한 항체의 증가가 보이는 경우는, 그 미생물의 감염을 받은 것이라고 추정할 수 있다. 그런데, IgG항체의 경우는 반감기가 20일 이상이나 길고, 또 같은 미생물의 경한 감염에도 형성되므로, 상당히 오랜 기간 항체가 증식된다고 하는 결과가 얻어지게 된다. 따라서 항체가 상당히 있다고 하여도, 그것이 이번 감염에 의해서 증식된 것인가, 이전의 다른 감염에 의해서 증식한 것이 남아있는 것인가 구별이 어렵다. 한편, IgM 항체의 경우에는, 그 감염 시에만 일시적으로 증가하고, 반감기가 5일 정도이므로 곧 소실하게 된다. 따라서 IgM 항체의 증가가 나타나면, 그것은 그때의 감염에 의해서 생긴 것이라고 생각되며, 이번 감염이 그 미생물에 의한 것이라고 예견할 수 있다(그림 2-8).

(3) 보체활성화능 · 세균응집능이 높다.

IgM은 주로 오량체의 형을 하고 있다. 보체를 활성화하는 데는 항체의 Fc 부분이 두 곳은 필요하다. IgG의 경우에는 2분자가 상호 근접하여 항원과 결합하지 않으면 안된다. 반면, IgM은 1분자 중에 Fc부가 5곳이 있으므로, 1분자가 항원과 반응한 것만으로 어느 장소에서 그 조건을 이용하여 두

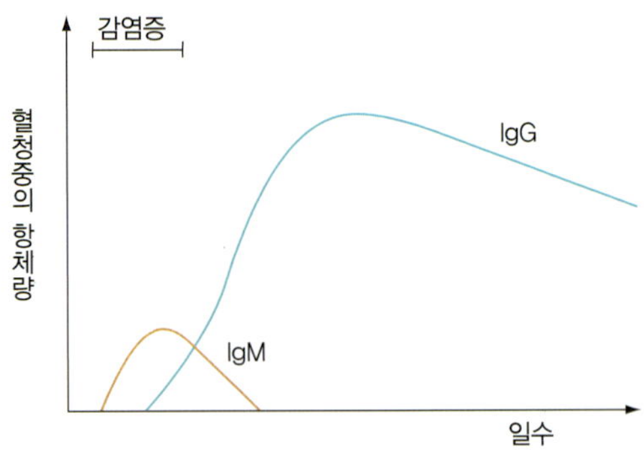

그림 2-8 _ 감염증 후의 항체량의 변동(IgM 과 IgG가 나타남)

개의 상대를 연결할 것이 되므로 Fab를 두개 밖에 지니지 않은 IgG보다도 그것을 10개 지닌 IgM쪽이 응집시키는 비율이 높게 된다.

(4) 특정한 항체는 주로 IgM에 속한다.

혈액형이 A형인 사람은 B형 적혈구에 대한 항체를 지니고 있다. 역으로 B형인 사람은 항 A형 적혈구 항체를 지니고 있다. 이와 같은 항체를 동종적혈구응집소라고 한다. 동종이라 함은 같은 인간이라고 하는 동물 종 속에 속해 있긴 하나, 타인이라고 하는 것처럼 약간씩 상이한 곳이 있는 관계의 경우 사용되는 언어이다. 타인의 적혈구를 주사한 것도 아닌데 그와 같은 항체가 형성되는 것은 신체주변에 많이 존재하는 세균들 중에는 적혈구 항원과 같은 항원을 지닌 것이 있어서, 그러한 세균에 접하는 동안 무의식중에 항체를 형성하고 있기 때문이다. **동종적혈구응집소**는 주로 IgM에 속해 있다.

2) IgG

(1) 중화항체, 옵소닌항체 기능

항체의 작용 중에서, 독성물질이나 바이러스에 결합하여 그것을 무해화 하는 것, 백혈구의 식살균작용을 보조하는 것은 대단히 중요한 것이지만, 그러한 작용을 보이는 중화항체 · 옵소닌항체의 대개는 IgG에 속한다. 보체를 활성화하여 용균현상을 일으키는 능력도 있다. IgG에는 네 개의 서브클라스가 있으며 각각의 성질을 표 2-2에 나타냈다.

표 2-2 _ IgG 서브클라스의 성상

	IgG1	IgG2	IgG3	IgG4
혈청중의 농도비(%)	60	29	7	4
반감기(일)	21	21	7	21
보체활성화				
고전경로	++	+	++	−
2차경로	+	+	++	
태반통과성	++	+	++	++
결합세포				
호중구	+	+	+	+
대식세포	+	±	+	+
비만세포	−	−	−	+

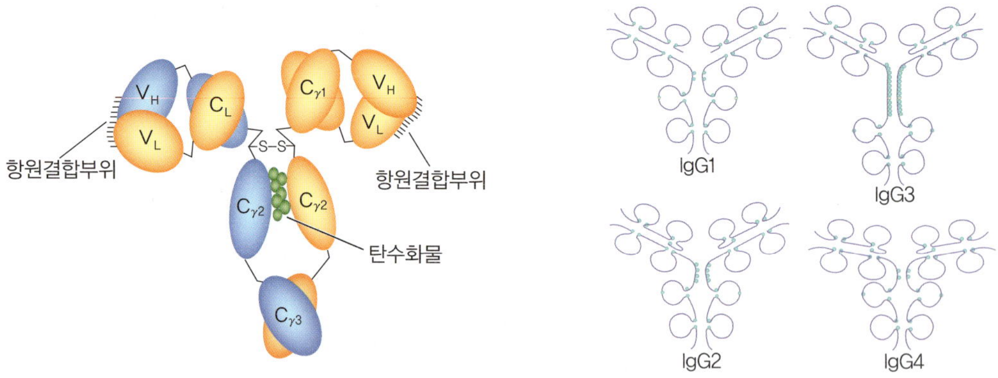

A) 가변영역 (VH, VL)　　　B) IgG의 서브클라스

그림 2-9 _ 사람 IgG분자의 모식도

(2) 혈청에서 반감기가 길다.

다른 클라스 면역글로불린의 반감기가 수일 이내인데 비해 IgG는 21~23일로 더 길다. 한 차례 형성되면 장기간 작용하게 된다. 태어날 때부터 면역글로불린을 형성하지 못하는 사람이 있는데(무감마글로불린 혈증) 그 치료에 면역글로불린을 주사하여 보충하는 것이 시행되고 있다. IgG 반감기가 1개월 가까이 되므로, 1개월에 한 번 보충해 나가는 방법을 사용한다. A형 간염 유행지를 여행하는 경우, 면역을 지니고 있게 하나 1개월 정도만 충분효과가 지속된다. 또, 후술하는 바와 같이 IgG는 태반을 통하여 모친에서 태아로 부여된다. 반감기가 길므로 아기의 생후 수개월에 걸친 감염방어에 소용된다.

(3) 태반 통과성이 있다.

모친 혈액 중의 항체가 태반을 경유하여 태아의 몸에 부여되는 것은 IgG에 속한 것뿐이다. 이것은 단지 여과에 의해서 이행되는 것이 아니며, 태반의 세포가 IgG의 Fc부를 포착하여, 세포내로 끌어들여 태아측으로 가게 된다(그림 2-10). 이와 같은 작용은 태생기의 후반부터 완성하며, 출생 전에는 모친혈액 중의 농도와 동일하거나 그 이상이 된다. 출생 후 아기의 IgG생산은 생후 3~4월부터 활발하게 되므로, 모친에게서 받은 IgG는 감소하고, 스스로의 생성은 아직 충분하지 못하므로 생후 3개월 된 아기 혈액중의 IgG 농도가 가장 낮은 시기가 된다. 이 시기를 **생리적 저감마글로불린혈증**이라고 일컫는다. 이와 같이 모친에서 아기에게로 부여되는 면역을 **모자면역**이라 칭하고, 생후 어느 정도로 아기의 면역방어에 기여한다.

자기 신체에 대하여 항체를 형성하는 이상이 생기는 수가 있다. 이것을 자가항체라고 하며, 그로 인한 병변을 **자가면역질환**이라고 하나, 모친이 그 병변이 있으며 IgG에 속한 항체를 지니고 있으면, 그것은 태아에게 이행하여, 아기에게 병변을 일으킨다. 혈소판에 대한 자가 항체에 의한 신생아 혈소판 감소성 자반증, 근육의 아세틸콜린 수용체에 대한 자가항체에 의한 **신생아 중증 근무력증**, **전신성 홍반성 낭창**(SLE)의 모체로부터의 **신생아 홍반성 낭창** 등이 있다.

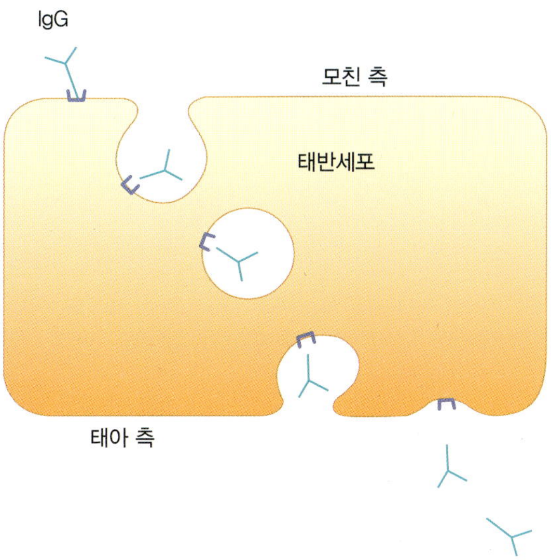

그림 2-10 _ IgG항체는 태반세포의 Fc수용체에 의해서 포착되고 태아측에 전달된다.

(4) 농도가 가장 높다.

성인의 혈액 중 농도를 보면, 혈청농도로써 IgA 250 mg/dL, IgM 100 mg/dL인 것에 대하여 IgG는 1,100 mg/dL로 대단히 높다. 이것은 IgG가 면역글로불린 중에서도 가장 중요한 것이라는 것을 반영하고 있다. IgA 혹은 IgM을 별로 형성하지 않은 사람의 경우, 감염에 대하여 별로 약하지 않으나, IgG가 충분히 형성되지 않은 사람은 감염증이 중복이나 중증화가 나타난다. 연령에 따라 정상 혈중 농도는 상이하나, 비슷한 연령 건강자의 평균치의 50% 이하가 되는 경우에는 문제가 있다.

3) IgA

(1) 분비액 중에 가장 많다.

눈물 · 타액 · 비즙 · 기관지점액 · 장관점액 등에 가장 많이 함유되어 있는 항체며 점막표면에 존재해 있다(그림 2-11). 점막은 피부에 비해 각질의 덜 발달되었고 외계의 미생물 혹은 이물의 침입을 받기 쉽다. 따라서 IgA 항체가 존재함으로서 외물질과 결합하여 침입이 저지된다. 이와 같은 미생물의 국소침입에서의 방어 메커니즘을 **국소면역**이라고 하며 IgA 항체는 국소면역의 중심이 된다. 점막하 림파조직 중의 항체 생성계(B 세포)는 IgA를 생성하기 쉽고, 또 IgA클라스를 생성하도록 스위치 시키는 T 림프구도 존재한다. 항원과 반응하여 IgA를 형성하는 B 세포는 림파관에 진입해서 혈중에 이르고, 유선 · 타액선 · 누선 그리고 점막에 도달하여 IgA 항체를 형성한다. 유즙 중에도 대량으로 함유되어 있으므로 그것을 수유하는 아기의 소화관 표면의 점막상에 IgA 항체가 분포하게 되며 아기의 감염을 막는데 관여한다.

그러기 위해서는 호흡기나 소화관에 침입해오기 쉬운 미생물에 대한 항체이어야 함이 바람직하여, 특히 그러한 것이 많이 함유되어 있다. 이것은 전술한 것 같이 호흡기나 소화관의 점막하에서

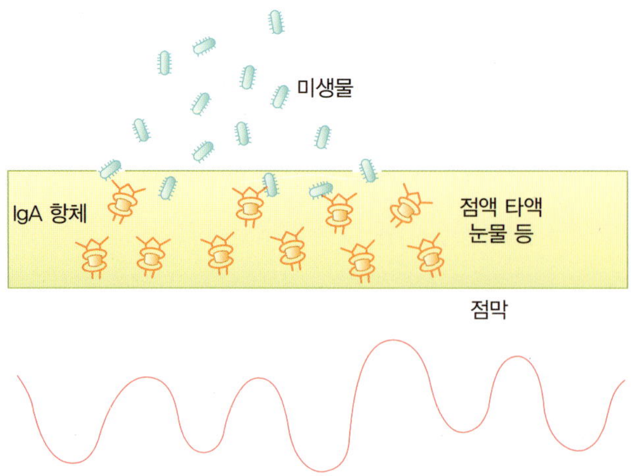

그림 2-11 _ 점막성의 분비액 중에는 IgA항체가 존재하여 외계에서의 미생물, 이물질에 결합하여 그들의 침입을 저지한다.

그 부위에 존재하는 미생물항원과 반응한 IgA 항체를 생산하는 림프구가 그곳에서 유리되어 유선에 도달하고 그곳에서 IgA 항체를 형성하는 상태가 좋은 성질을 지니고 있기 때문이다(**그림 2-12**).

(2) 분비형이라고 하는 특별한 구조를 하고 있다.

혈액 중에 존재하는 IgA는 IgG와 마찬가지로 단량체(monomer)로 존재하나, 점막하의 림파조직 주위의 항체생성 세포에 의해 형성된 IgA는 이량체(dimer)의 형을 하고 있으며 그것이 점막 상

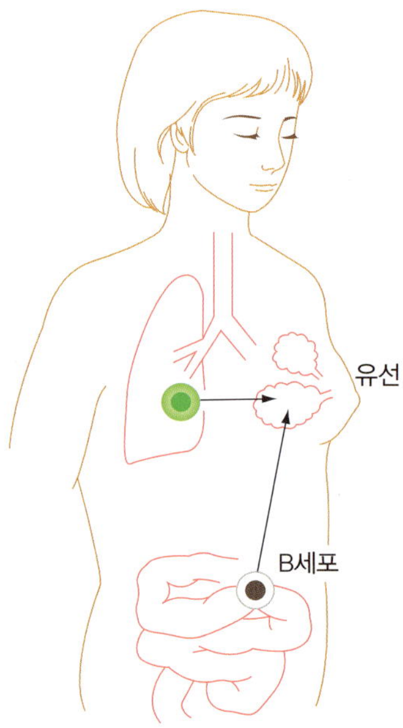

그림 2-12 _ 폐나 장관에서 항원과 반응한 B 세포는 외분비선으로 이동하여 해당항원에 대한 IgA 항체를 생산한다. 따라서 분비액 중에는 기도나 장관에 존재하는 항원에 대한 IgA 항체가 많이 함유되어 있다.

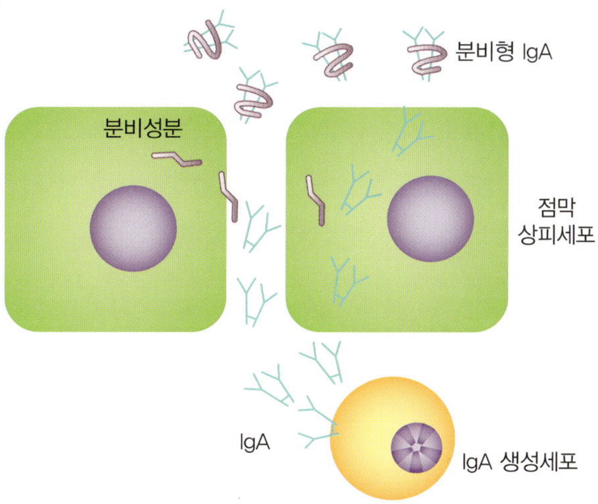

그림 2-13 _ 점막하의 항체 생산세포에 의해서 생성된 IgA항체는 이량체를 하고 있으나 세포내를 통과하는 사이에 상피세포에서 생성된 분비성분의 폴리펩타이드와 결합하여 분비형 IgA항체가 되어 점막상에 분비가 된다.

피세포 내 혹은 상피세포 간을 통과하여 점막상에 분비되는 동안 상피세포의 분비 성분(secretory component, SC)라고 하는 폴리펩타이드쇄에 휘감긴형이 된다(그림 2-13). 이러한 형의 IgA분자를 지칭하여 **분비형(secretory) IgA**라고 한다. 분비형 IgA는 소화관내에 존재하는 단백분해 효소의 작용에 저항성이며 산에도 안정하다. 따라서, 점막상에 분비되어도 오래도록 작용을 손실하지 않고 존재할 수 있다. 모유 · 누액 · 타액 중의 것도 분비형 IgA가 주체이다.

4) IgE

(1) 즉시형 알러지에 기여한다.

IgE에 속하는 항체는 조직의 비만세포나 혈중의 호염기구의 Fc부에서 결합 특별한 성질을 가지고 있다. 이것은 비만세포나 호염기구의 표면에는 IgE의 Fc부에 해당하는 수용체가 존재하기 때문이다. IgG항체의 경우, 항원의 Fab부분에 결합하고 나서 비로소, 호중구 등의 Fc수용체에 강하게 결합하지만 IgE는 항원과 결합해있지 않아도 비만세포의 Fc수용체와 강하게 결합한다. 따라서, 비만세포상에는 IgE 항체가 결합한 형으로 존재하고, 그곳에 항원이 결합하면, 세포표면상의 항체 몇 분자가 항원분자에 의해서 연결되는 형이 된다. 이로 인해 비만세포의 대사계는 활성화되어 류코트리엔의 화학물질이 생성되고 비만세포 내부에 존해하는 히스타민 등이 방출된다(그림 2-14). 그리고, 히스타민은 알레르기성 비염, 두드러기, 기관지 천식 등 이른바 알러지 질환을 유발시킨다. 이와 같은 알레르기 질환은 알레르기를 유도하는 물질이 몸에 들어오고 나서 수분 내지 수십분으로 발생하므로 **즉시형 알레르기**라고 일컫는다. IgE에 속하는 항체는 즉시형 알레르기의 원인이 되는 항체인 것이다.

알레르기 반응은 인체에 바람직하지 않은 반응이기도 하지만, 본래는 생체에 유용한 반응으로

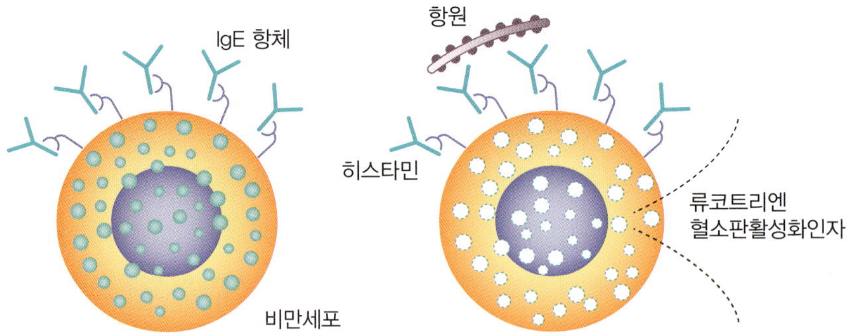

그림 2-14 _ IgE항체는 비만세포에 Fc부에 결합하여 존재하지만 여기에 항원이 반응하면 비만세포에서 히스타민 등의 화학물질의 생성, 방출이 일어난다.

서 발달한 것으로 생각되어진다. 예를 들면, 화분을 흡입하여 재채기를 하고 콧물을 흘리는 것은 화분이라는 이물을 속히 체외로 씻어내 버리려는 목적이 있는 반응으로 돌릴 수 있다. 소화관 알레르기도 장을 신속히 작동하여 점액의 분비를 높여, 신체에 해가 될지도 모르는 이물을 체외로 축출하는 반응이라고 할 수도 있다. 또, 실제로 기생충의 방어에 관해서는 IgE항체는 중요한 살해를 수행하고 있는 것으로 알려져 있다. 이것을 반영하여, 일반적으로 기생충 항원에 대해서는 IgE가 형성되기 쉽다.

혈청 중 IgE의 양은 다른 항체클라스에 비해 미량으로 존재한다. 그러나 알레르기 질환의 존재나 기생충 감염으로 IgE 농도는 상승하므로 혈청의 IgE 수치를 측정하는 것은 이러한 질환을 예측

표 2-3 _ 혈청 면역글로불린체에 변화를 가져오는 질환

면역글로불린클라스	증가	저하
IgA	IgA신증 만성감염 교원병	무, 저γ글로불린혈증 IgA단독결손증 ataxia telangiectasia
IgE	알러지성 질환 기생충질환 고 IgE 증후군 Wiskott-Aldrich 증후군	ataxia telangiectasia
IgG	감염증 만성감염 교원병	무, 저γ글로불린혈증 중증복합면역부전증 네프로제 면역억제제 투여 림프계 종양
IgM	간염, 간경변증 IgM증가를 수반하는 면역부전증 자궁내 감염	무저감마글로불린혈증 Wiskott-Aldrich증후군

하는데 응용되고 있다. 또, 어떤 성질에 의한 알레르기 증상을 나타내는 사람에서는 그것에 대한 IgE 항체가 증가하고 있으므로 혈청 중에 어떤 항원에 대한 IgE항체가 존재하는가를 검사하는 것은, 그 환자가 어떤 항원에 의해서 알레르기 반응을 나타내는가를 아는데 유용하다.

5) IgD

혈청 중에 1 mg/dL 정도 밖에 존재치 않고, 그 기능은 아직 불명확하다. 항체 생성계 림프구(B 세포)상에 존재하는 IgD는 B 세포가 항원과 반응에 관계하며 항체 생성세포가 분화할 때 중요한 역할을 하는 것 같다.

5. 혈청 면역글로불린치와 질환

각각의 항체의 농도는 여러 가지 질환으로 인하여 변화된다. 그 중 중요한 것을 표 2-3에 나타내었다. 일반적으로 면역계가 활발히 작용하는 것 같은 질환이며, IgG를 중심으로 증가하고, IgM · IgA 도 증가한다. 감염증이나 교원병이 되는 γ글로불린의 증가는 교원병의 진단기준의 한 가지로 되어 있다. 간염 · 간경변에도 증가하지만, 생성의 항진에 의거하는 것 같다. 형질 세포종과 같이 항체생성세포가 종양화한 것에서 증가를 나타내는 것은 말할 것도 없다. 앞에서도 기술한 것과 같이 IgE의 증가는 알레르기성 질환이나, 기생충 감염증에 특징적이다.

한편, 선천적인 항체생성계의 결함 등으로 저하를 보이는 질환도 있다. 면역 부전증의 일부를 이룬다. BRUTON형 무 γ-글로불린 혈증이나, 일반적으로 흔히 보이는 저 γ-글로불린 혈증(common variable immunodeficiency), 세포성 면역에도 중증 복합면역 부전증과 같이 IgA, IgG, IgM 모두가 감소되어 있는 것이나, IgM 증가를 수반한 면역 부전증이나 유아기 일과성 저 γ-글로불린 혈증과 같이 IgG, IgA의 저하를 보이는 것이 있다. 또, IgA 단독결손증이나 ataxia telangiectasia와 같이 IgA만 낮은 경우도 있다. Wiskott-Aldrich 증후군에서는 IgM만의 저하를 보이는 수가 있다.

다른 질환에 관련하여 면역글로불린의 저하를 보이는데, 네프로제에서는 뇨중에의 상실과 면역억제기질의 출현에 의한 생산 부전에 의해 IgG가 저하하는 수가 있다. 장림파관확장증에서는, 장내의 혈장단 백의 상실에 의해 IgG가 감소한다. 부신피질 스테로이드, 엔독산 등 면역제제약의 장기복용도 면역글로불린을 감소시킨다. 항 간질 약인 알레비아틴으로는 IgA의 저하를 보이는 수가 있다.

6. 항원이란 무엇인가?

1) 항원과 면역원

원래 항원(antigen)이란 용어는 B 세포를 자극하여 특이항체를 생산하는 분자를 말하는데 사용하였다. 그리고 항원이란 용어는 항체에 국한된 용어이므로 세포성면역을 포함하는데 적당치 않다는 생각이 지배적인 학자들은 면역반응 전체에 대한 **면역원**(immunogen)이라는 용어를 사용할 것을 제안하였다. 일반적으로 면역원이란 10,000 Da 이상의 고분자물질로서 항체와 결합할 수 있는 구조를 가진다. 이러한 구조를 면역원 분자의 항원 결정 부위(antigenic determinant) 또는 에피토프(epitope) 라고 한다. 이러한 면역원은 한 분자당 최소한 2개 이상의 결정기가 있을 것이라고 여겨진다. 에피토프는 대개 4~6개 정도의 아미노산이나 5~7개의 당단백정도의 크기이다. 항원 또는 면역원으로 작용할 수 있는 능력을 각각 **항원성(antigenicity)** 또는 **면역원성(immunogenicity)** 이라고 한다. 이러한 이유로 이물질이 면역반응을 유발하는 능력을 면역원성 그리고 면역 반응의 결과로 생긴 항체 또는 행동세포와 이물질이 작용하는 능력을 항원성으로 표현하였다. 그러나 현재는 면역계통의 후천성 요소, 즉 B 세포 또는 T 세포, 두 가지 세포에 의해서 특이하게 인지될 수 있는 분자이면 어느 분자이든지 간에 이들 분자를 지칭하여 이 용어가 널리 사용되고 있다.

이러한 면역반응연구에 크게 기여하고 있고 지금도 사용되는 비교적 분자량이 작은 화학물질로서 **합텐(hapten)**이라는 물질이 있다. 1900년 경 칼 란드스타인너가 항원과 항체의 교차반응과 특이성을 연구하기 위해 합텐을 사용하였다. 합텐은 단독으로 생체에 투여했을 경우에는 면역반응을 유도하지 못하지만(면역원성은 없지만) 합텐에 대하여 생산된 항체와는 반응할 수 있는 항원성을 가진 물질이다. 그러나 합텐을 단백질에 결합시켜서 생체에 투여하면 합텐에 대한 항체가 만들어 진다. 항체분자는 감염미생물의 전체에 결합하지 않고 각 항체분자는 미생물 표면에 있는 많은 분자들 중의 하나에 각각 결합한다. 어떤 한 일정한 병원체에 대한 몇 가지 다른 항체가 있을 수 있으며 이들 각 항체는 그 병원체 표면에 존재하는 각각 다른 한 항원에 결합한다. 일생 동안 동물체가 마주치는 그 많은 다른 항원에 결합할 수 있는 항체분자의 충분한 다양성(diversity)이 발생되는 방법은 추후 설명 될 것이다. 각 항체는 이른 바 **항원결정기**(antigenic determinant), 또는 **에피토프**(epitope)라고 하는 항원의 특정부분 구조에 결합한다(그림 2-15). 어느 하나의 특정한 항원은 몇 가지 다른 에피토프 또는 반복된 에피토프를 가질 수 있다(그림 2-16). 항체는 어떤 하나의 항원분자 전체에 특이적이라고 하기보다는 에피토프에 특이적(specific)이다.

T 세포도 역시 항원을 인지하나 T 세포는 다른 숙주세표에 의해서 제시되는 항원을 인지한다. 예를 들면 바이러스에 이미 감염되어 있는 숙주세포는 그 세포 표면에 바이러스 단백질의 작은 절편을 발현하며, 따라서 세포독성 T 세포에 의해서 즉시 인지될 수 있다. 항원절편은 특수한 그룹의 분자로 세포 표면에 존재한다. 이들은 주요 조직적합 복합체(major histocompatibility complex,

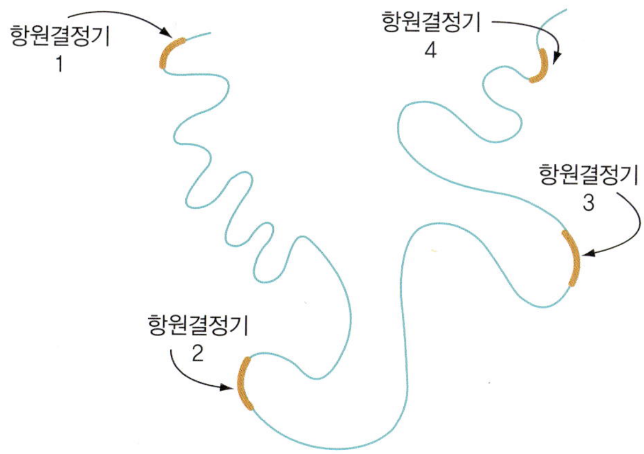

그림 2-15 _ 항원결정기는 분자물질의 아미노기 혹은 카복실기에 대부분 위치한다(항원결정기 1, 4). 또 다른 항원결정기는 분자물질의 바깥쪽으로도 위치한다(2, 3).

MHC)로서 알려진 한 세트의 유전자로 암호화되어 있으며 따라서 이를 MHC 분자라 한다. T 세포는 그들의 항원-특이성 수용체 T cell receptor(TCR)를 이용하여 MHC 분자로 결합된 항원성 펩타이드를 인지한다. 항원에 관하여 기억해야 할 중요한 점은 그것이 모든 후천성 면역반응의 기폭제이고 추진력이라는 것이다. 면역계통은 진화하여 항원을 인지하고 그것들을 파괴하고 그들의 생산의 원천인 세균 및 바이러스에 감염된 세포들을 제거한다. 항원이 제거되면 면역반응은 중단된다.

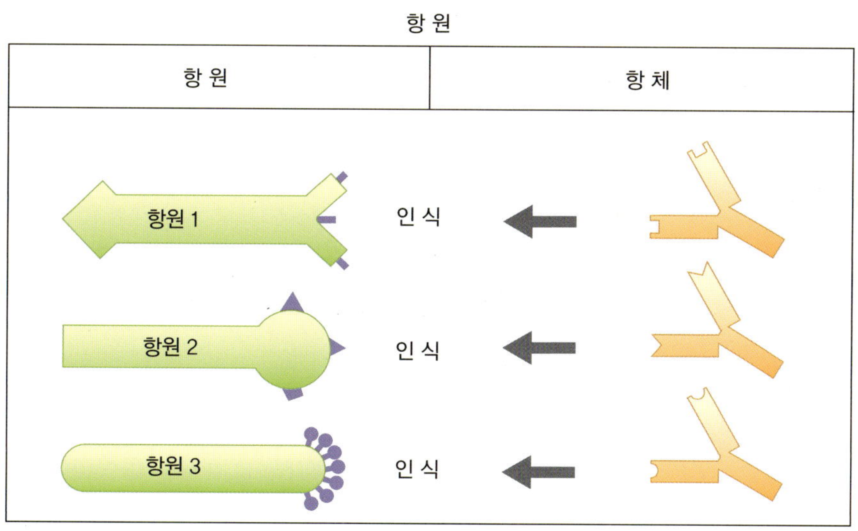

그림 2-16 _ 항체의 생산을 유발하는 물질을 항원이라고 한다. 각 항원분자는 에피토프라는 항원결정기세트를 가지고 있다. 한 항원(Agl)에 있는 에피토프는 다른 항원(Ag2)에 있는 에피토프와 보통 서로 다르다. 일부의 항원(Ag3)은 한 종류의 에피토프만으로 구성되기도 한다.

2) 항원성에 영향을 주는 인자

어떤 물질이 항원성이 있느냐 없느냐는 엄밀히 구분할 수는 없다. 다만 항원성이 높은 물질과 낮은 물질로 구분되어진다. 그리고 같은 물질이라도 그 조건에 따라 항원성에 차이를 보인다. 이러한 특성은 이물질, 분자량의 크기, 화학구조의 복잡성, 유전적 구조 등에 따라 결정된다(표 2-4).

표 2-4 _ 면역원성에 영향을 주는 인자

인자	내용
이물질	자기 대 비자기
분자량	10,000 Da 이하, 100,000 Da 이상
화학구조와 복잡성	단백이 가장 좋다. 탄수화물이 그 다음이며, 지질 및 핵산은 약하거나 반응이 없다.
유전적 구조	HLA항원은 수용체를 제공하기 위해 중요하다.
투약의 시간, 투여량 투여부위	매우 다양하다.

3) 합텐과 특이성

항원 자극에 의하여 생산된 항체가 자신을 만들어낸 동일한 항원과 반응하고 다른 항원과는 반응하지 않는 특성을 **특이성**(specificity)라고 한다. 항원항체반응의 특이성은 항원구조가 조금만 변해도 민감하게 차이를 보인다. 특이성의 예를 들어보자. 아닐린(aniline)이라는 합텐에 ortho위치에 COOH와 HSO_3의 두 개의 화합물에 대한 항체가 있다고 가정한다면 항-아닐린*COOH에 결합한는 항체는 아닐린*COOH에 결합할 수 있지만 비슷한 구조를 가진 아닐린*HSO_3와는 결합하지 못한다(그림 2-17A). 반대로 항-아닐린*HSO_3와 결합한느 항체는 아닐린*COOH와는 반응을 일으키지 않았다. 또 다른 실험에서는 아닐린의 para, meta, ortho 위치에 COOH기를 융합시켜 위와 동일한 실험을 실행했을 때 그림 2-17B와 같이 항체반응은 매우 특이적이고 항원 합텐의 3차 구조를 인지하는 것으로 결론지어졌다.

4) 면역반응 보강제제(아쥬반트, adjuvants)

아쥬반트는 면역반응을 항진시키는 물질로서 면역원은 아니며 혼자서는 면역반응을 일으키지 못한다. 대부분은 특이 면역글로불린의 양을 증가시키기 위한 반응으로 사용되며 대식세포의 활성화나 세포성 면역반응에서도 가끔 사용되어진다. 아쥬반트의 종류를 표 2-5에 정리하여 나타내었다.

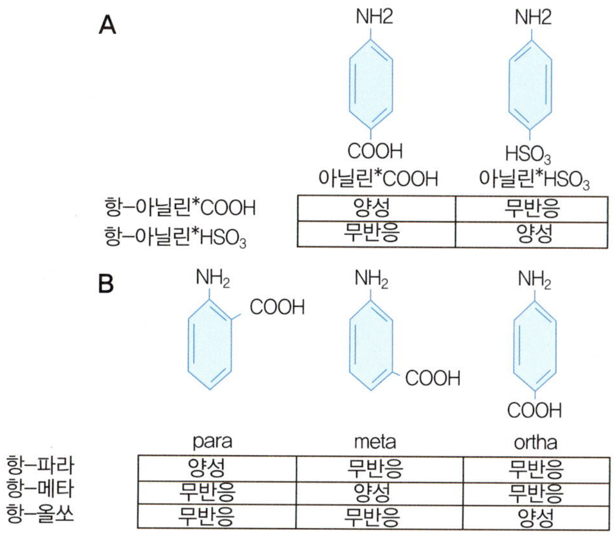

그림 2-17 _ 합텐 항체는 매우 특이적 반응을 한다. 아닐린을 이용한 합텐 항체의 특이성 실험

표 2-5. 흔히 사용되는 아쥬반트의 작용기전

아쥬반트	가능한 작용기전		
	항원잔류지연	육아종형성	림프구 비특이적 자극
Freund's incomplete adjuvant	+	+	–
Freund's complete adjuvant	+	++	–
Insoluble aluminum salts(alum)	+	+	–
Mycobacterium tuberculosis	–	+	–
Bordetella pertussis	–	–	+
Bacterial lipopolysaccharide(LPS)	–	–	+
Synthetic polynucleotides (poly IC)	–	–	+

5) 항원의 종류

동물의 종에 따라 다른 종의 동물에서 얻은 항원을 이종항원(xenogeneic antigen), 동일종의 다른 개체에서 얻은 항원을 **동종항원**(allogeneic antigen), 동일종의 서로 다른 개체이지만 유전적 배경이 같은 개체에서 얻은 항원을 **동계항원**(syngeneic antigen), 자신에서 발생된 항원을 **자가항원**(autologous antigen)으로 구분한다. 항원의 종류에 따라 B 림프구가 항체를 생산하는데 T 림프구의 도움을 필요로 하는 것과 필요하지 않은 항원으로 구별한다. 이들을 각각 **가슴샘 의존 항원**(thymus-dependent antigen) 그리고 **가슴샘 비의존항원**(independent antigen)이라고 한다. 대부분의 항원들은 가슴샘 의존항원이고 다당류 및 합성 아미노산복합체 등의 극히 일부만이 가슴샘 비의존성 항원에 속한다.

03 항체반응을 이용한 검사 (Laboratory Diagnostic Applications)

항체는 항원과 매우 정교하게 1:1의 대응성을 가지고 결합하는 특징을 지닌 단백이다. 이런 점이 항체가 생체 내에서 그 기능을 수행하는데 있어서 기본이 된다. 그러나 체외로 추출시켜 시험관 등에서 항원과 반응하게 되면 여러 가지 현상을 볼 수가 있다. 이러한 반응을 이용하여 임상병리학적 검사의 여러 분야에 응용되고 있다. 이때 각각의 방법으로 검출되는 최소의 항체량을 표 3-1에 표시하였다. 낮을수록 감도가 높은 검사법이라는 것이 잘 나타나 있다.

표 3-1 _ 주요 혈청반응의 항체검출강도

혈청반응	검출항체량
침강반응	1～100 μg/ml
간접적혈구 응집반응	10～100 ng/ml
보체결합반응	10～100 ng/ml
RIA, EIA	0.1～1 ng/ml
바이러스 중화반응	0.1 mg/ml

RIA : radioimmunoassay, EIA : Enzyme immunoassay

1. 응집 반응

항원물질이 현미경으로 관찰할 수 있을 정도의 크기인 경우, 여기에 항체를 반응시키면 항원물질상에는 몇 개의 **항원결정기**(epitope)가 있고, 항체에는 적어도 2개 이상의 항원 결합부가 있기 때문에 항원물질끼리 항체의 교량역할에 의해 결합되며 점차적으로 거대한 집괴가 되고 응집물을 육안으로도 관찰할 수 있게 된다. 이것을 **응집반응**이라고 일컫는다(**그림 3-1**). 항원물질이 적혈구나 세균과 같이 입자상 일 때 생기는 현상이다. IgM에 속하는 항체가 IgG에 속하는 항체보다도 효율적으로 이 반응을 일으킨다. IgG는 한개 분자에 항원과 결합할 수 있는 부분이 2곳 밖에는 없으나, IgM은 10곳이 있고, 2개 결합부 사이의 길이가 최대로 IgG의 3배 정도 있다는 것 등이 그 이유이다.

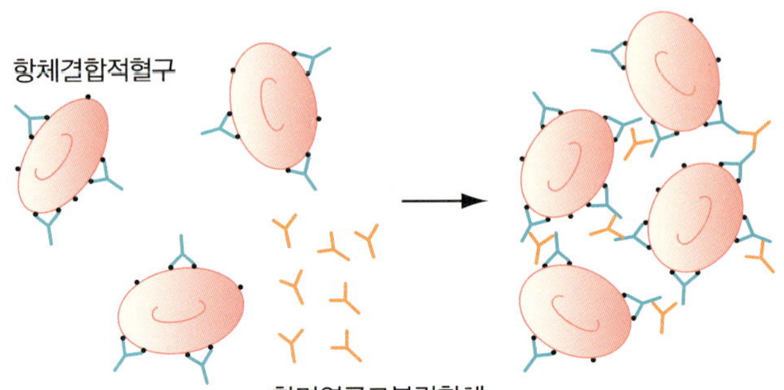

그림 3-1 _ 입자상태의 항원물질은 항체에 의해서 서로 결합되며 2차적으로 거대한 집괴를 형성하여 육안 관찰할 수 있게 된다.

2. 적혈구 응집반응

응집반응은 수혈시 적혈구의 형 판독(혈액형 타이핑, blood typing)에 응용된다. 피검 적혈구에 항 A형 항체(B형인 사람의 혈청에서 얻어진다)와 항 B형 항체(A형인 사람의 혈청에서 얻어진다)를 각각 반응시켰을 때, 항 A형 항체에서만 응집반응이 생기면 A형, 항 B형 항체에서만 응집하면 B형, 양쪽에서 응집하면 AB형, 어느 쪽에서도 응집하지 않으면 O형이라고 한다(**그림 3-2**). 적혈구에는 ABO형 이외의 항원도 많이 있으며, 때로는 수혈시 문제를 일으키므로, 수여자(recipient)의 혈청 중에 공여자(donor)의 적혈구에 대한 항체가 없는 경우나 반대로 공여자의 혈청 중에 수여자의 적혈구에 대한 항체가 없는 경우에 각각 짝을 지어서 응집반응이 일어나는가를 검사하는 것을 **교차시험**(cross match)이라고 한다. A형의 사람이 B형 항원에 대한 항체를 지니고 있는 경우이거나, 세균 중에는 A형이나 B형과 공통되는 항원을 지니는 것이 있어서 그들의 감염으로 인해 항체가 형성된다고 보아진다. 이때 A형 항원은 자기 것이기 때문에 A형 항원과 공통항원을 지닌 세균의 감염 시에도 항 A형 항체는 생성되지 않게 된다.

Rh형 음성의 모친이 적혈구Rh형 양성의 아기를 출산하면 아기 적혈구의 일부가 모친의 체내에 침입하여 Rh형 항원에 대한 항체가 형성된다. 이와 같은 모친이 다음번에도 Rh형 양성의 아기를

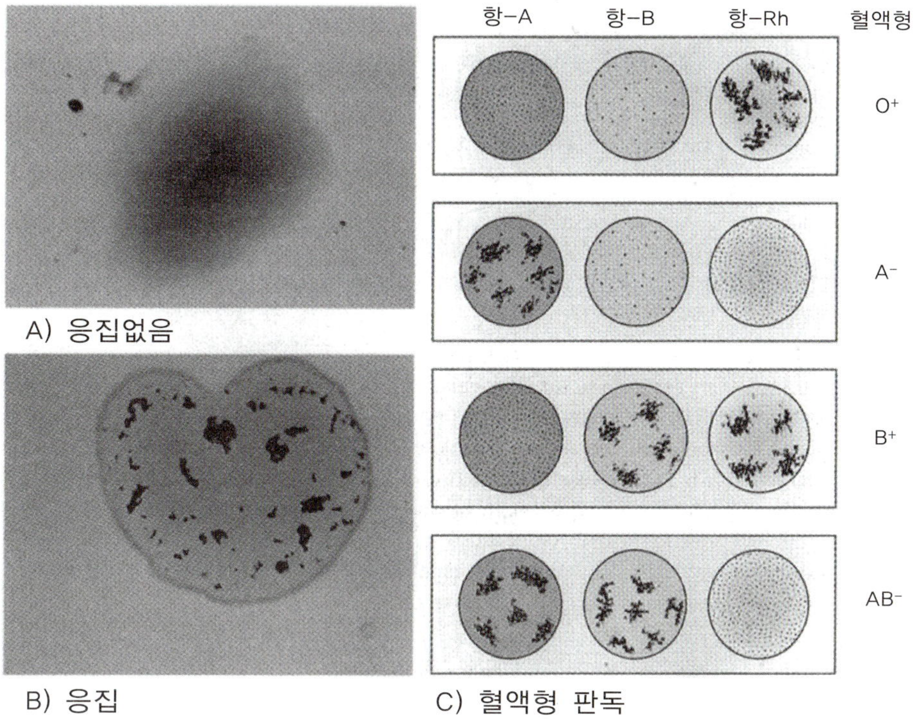

그림 3-2 _ 혈액형 판독

임신하면 IgG에 속한 항 Rh항체는 태반을 경유하여 아기에게 침입하여 아기의 적혈구에 결합한다. 이 때 항체와 결합한 적혈구는 파괴되고, 아기에게 빈혈과 파괴적혈구의 혈색소(hemoglobin)에서 유래되는 빌리루빈(bilirubin)의 축적에 의한 황달이 생기는데 이것이 **신생아 용혈성 황달**이다(**그림 3-3**). 신생아의 황달이 적혈구에 대한 항체의 결합에 기인하다는 것을 증명하기 위해서는, 아기의 적혈구에 사람의 면역글로불린에 대한 항체를 반응시켜, 적혈구가 응집하는가를 관찰하는 방법이 사용된다. 적혈구 표면에 항체 즉, 면역글로불린이 존재하면 항면역글로불린 항체에

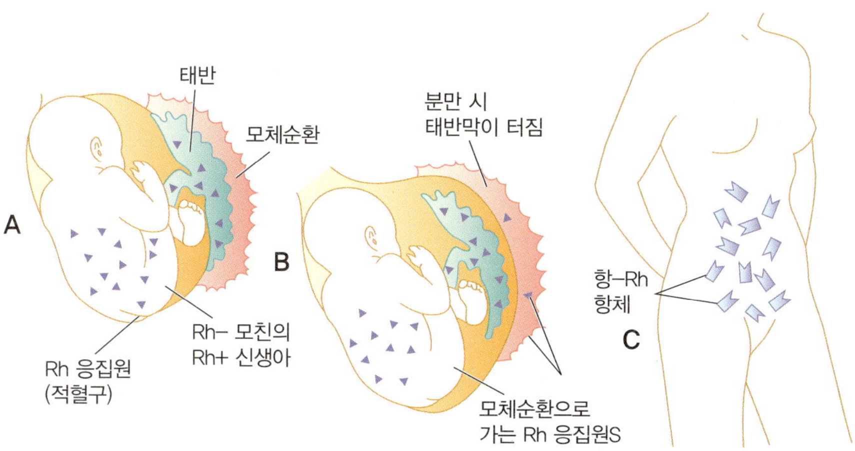

그림 3-3 _ 신생아의 용혈성질환

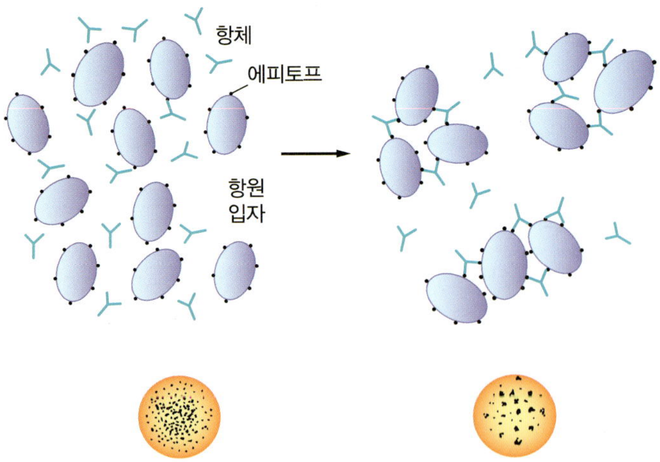

A) 직접 쿰스 Coombs 시험. 적혈구에 항체가 결합하여 있으면 항사람 면역글로불린 항체를 첨가함으로써 응집 반응이 관찰되어진다.

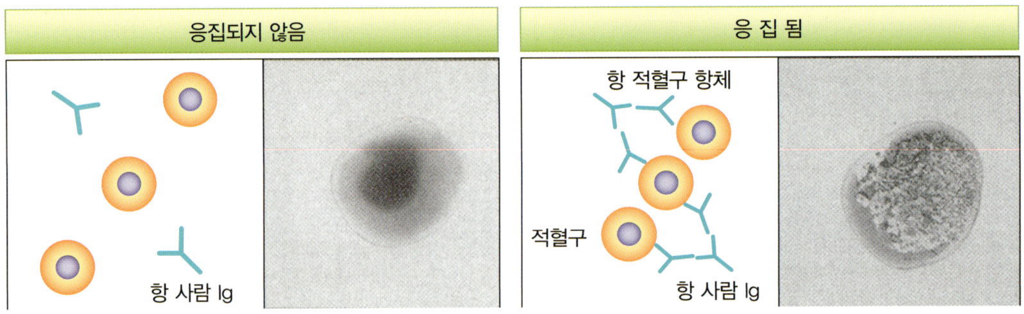

B) 간접 쿰스 Coombs 시험

그림 3-4

의해서 적혈구끼리 결합되어 응집하기 때문이다(그림 3-4). 이것을 **직접 쿰스(direct Coomb's) 시험**이라고 한다. 그리고, 사용한 항인간 면역글로불린 항체를 지칭하여 **쿰스 혈청**이라고 한다.

혈청 중에 적혈구에 대한 항체 존재 여부를 확인할 때 적혈구에 혈청을 첨가하여 응집이 생기는지를 관찰하면 되지만, 항체가 존재하여도 응집이 생기지 않는 경우가 있다. 적혈구 표면은 음성으로 하전되어서 Na^+이온을 주변에 집합시키지만, 이로 인하여 적혈구끼리 서로 반발하여 집합하기 곤란한 상태가 된다. 항체는 그러한 역가에 극복하여 적혈구끼리 결합하지 않으면 안되는 것이지만, 그것이 가능한 항체를 완전항체, 그렇지 못한 항체를 **불완전항체**라고 한다. IgM에 속하는 것은 **완전항체**이고, IgG에 속하는 것 중에 불완전항체가 있다. 혈청을 반응시킨 결과, 불완전항체가 결합한 경우라도 적혈구에 쿰스 혈청을 가하면 응집이 일어나고, 항체가 결합하고 있다는 것을 증명할 수 있다. 이것을 **간접 쿰스 시험**(indirect Coomb's test)이라고 한다. 불완전항체는 생리식염수 내에서 반응시키면 응집을 일으키지 않아도, 반응액에 알부민 등을 첨가하여 적혈구 표면의 전하를 약화시키면 응집반응이 보이게 된다.

마이코플라즈마 감염증 등에서는 저온에서만 사람 적혈구에 결합하여, IgM에 속한 항체가 형성되는데 이것을 한랭 응집소(cold hemagglutinin)이라고 한다. 환자 혈청을 0~4℃에서 O형 적혈구에 첨가하면 응집반응이 생긴다. 전염성 단핵구증에서는 양(sheep)적혈구에 대한 항체가 형성되며 환자의 혈청도 양적혈구를 응집시킨다. 건강인의 혈청 중에도 양적혈구에 대한 항체가 존재하지만, 그것은 모로모트 신(kidney)에 공통으로 존재하는 항원에 대한 항체이므로, 전염성 단핵구증환자 혈청은 모로모트 신항원과 반응시켜, 그러한 항체를 흡수 제거해 놓아도, 반응이 양성으로 나온다. 이것을 **Paul–Bunnell시험**이라고 한다. 이종 동물의 적혈구에 반응하는 이와 같은 항체를 **이호항체**(heterophil antibody)라고 한다. 이와 같은 적혈구 응집반응은 환자의 혈청중에 해당되는 항체가 존재하는지 검출에 이용되어 이들의 감염증의 진단에 응용되고 있다.

3. 균 응집반응

살모넬라균 부유액에 균에 대한 항체를 작용시키면 세균의 응집이 관찰된다. 이것을 이용하여 환자 혈청 중에 살모넬라에 대한 항체가 출현하였는지 아닌지를 알 수 있게 되며 살모넬라 감염증의 진단에 응용된다. 창안자의 이름을 따서 **비달(Widal)반응**이라고 한다. 균주의 선정이나 근의 유기용매, 혹은 열에 의한 처리 방법 등에 의해, 균체(O항원), 편모(H항원), 협막(Vi항원)에 대한 항체를 각기 분류하여 검출하는 것이 가능하다. 이와 같은 응집반응은 다른 세균, 칸디다, 리케치아, 클라미디아(공통항원을 지닌 세균을 사용하여)등에 대한 항체의 검출에도 응용되고 있다. 어떠한 응집반응에 있어서도 혈청을 배수 희석하여 반응을 각각 행한 후, 응집반응을 일으키는 최대희석배수를 그 검체의 항체가라고 표시한다. 항체가가 높을수록 혈청 중의 항체농도가 높게 된다.

4. 간접 응집반응

적혈구나 라텍스, 폴리스틸렌 등의 인공입자의 표면에 특정한 항원을 인위적으로 결합시켜 놓은 후, 각각의 항원에 대한 항체를 작용시켰을 때 응집반응을 일으킨다. IgG를 입자표면에 결합시켜 놓으면 IgG에 대한 자기 항체 즉, 류마토이드관절염 환자에게 출현하는 류마토이드인자를 검출할 수 있으며 갑상선(thyroid)글로불린으로 피복하여 놓으면, 만성갑상선염 환자에서 나타나는 항갑상선 글로불린 자가항체를 검출할 수 있고, 진단에 응용할 수 있다. 이 방법은 여러 가지 종류의 항원에 대한 항체를 측정하는 방법으로써 널리 사용되고 있다. **간접 응집반응**(passive aggluti-

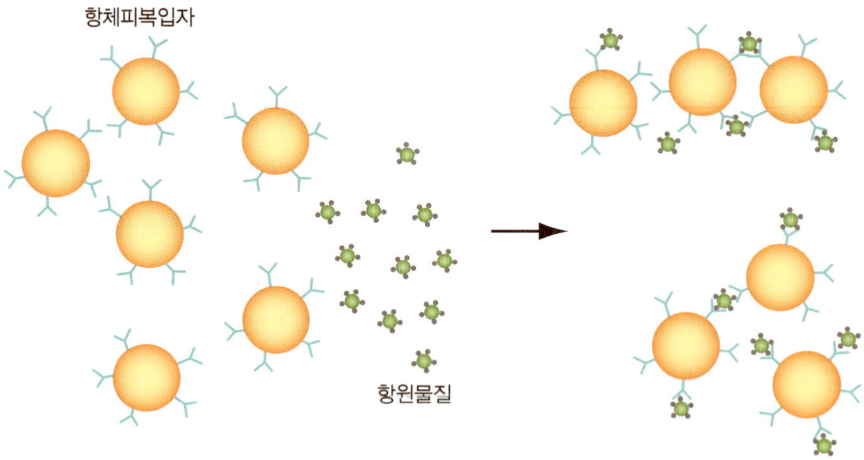

그림 3-5 _ 역간접 응집반응. 항체를 표면에 결합시켜 입자에 항원을 첨가하면 응집반응이 일어난다.

nation)이라고 한다. 적혈구를 사용한 경우는, **간접 적혈구 응집반응**(passive hemagglutination)이다. 입자의 표면에 특정한 항원에 대한 항체를 결합시키면, 해당되는 항원물질의 존재에 의해 입자는 응집반응이 생긴다. 그 항원이 용액 중에 존재하는가를 증명하는 방법으로 응용된다(그림 3-5). 이것을 **역간접 응집반응**이라고 한다.

5. 침강반응

원리는 응집반응과 유사하다. 그러나 항원물질이 현미경하에서 보이지 않는 액성 물질인 경우로써 응집물이 관찰되지 않으나 항원분자가 항체와 결합하여 반응액의 혼탁이나 침강물이 형성되는 것을 **침강반응**이라고 한다. 이 반응에는 항원분자와 항체분자의 비율이 크게 관여한다. 항원에 비해 항체가 많으면, 항체는 2개의 항원분자에 걸쳐 결합하는 형태를 취할 수 없게 되고, 입자생성이 안되어 항원분자의 집괴도 형성되기 어렵게 된다(그림 3-6). 한편, 항원분자가 많고 항체가 적은 경우에는 다수의 항원분자를 하나로 결합시키는 것이 곤란하게 되고 역시 집괴 형성이 어렵다. 따라서 상당한 크기의 집괴가 여러 개 형성되고 침강물로써 관찰될 수 있게 하려면, 항원과 항체의 혼합비가 적당한 것이어야만 된다. 이것을 **최적비**(zonal reaction ratio)라고 한다.

침강반응을 보는 여러 가지 방법이 있다. 그중 한 가지는 혼합법이다. 항원액과 항체액(혈청)을 혼합하여 반응시킨 후, 용액에 광원을 주어 침강반응에 의해 생긴 미세침강물에 의한 광원의 산란 정도에서 반응한 항원양을 보는 것이 비탁광도법(nephelometry)이다. 기지량의 항원을 단계희석하고, 각각 항체를 반응시켜 얻어진 각각의 산란도에서 표준곡선을 형성해 두면 미지검체를 항체와 반응시켰을 때의 산란도에서 검체 중의 항원양을 알 수 있게 된다. 혈청 중의 면역글로불린이나

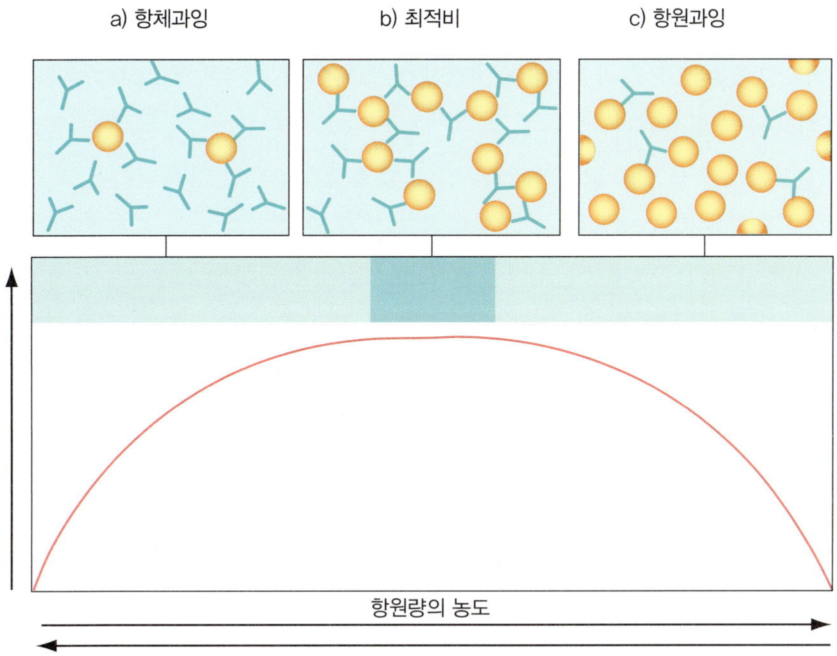

그림 3-6 _ 침강반응에 있어서 항체나 항원이 많게 되면 항원분자와 항체분자가 적절한 반응이 되지 않아 침강물이 형성되기 어렵다.

보체(C3, C4)는 각각 그에 대한 항체를 사용한 침강반응의 흡광도를 측정한다. 반응시킨 혼합액을 원심하여 생긴 침전물의 양을 측정하는 것이며, 반응한 항원량을 아는 방법이기도 하다.

중층법에서는 가는 시험관내에서 항원액과 항체액을 중층한다. 이 경우, 경계면이 혼란되지 않도록 하층의 용액에는 비드(bead) 등을 첨가하여 비중을 높여 놓는다. 항원 혹은 항체는 점점 상대측으로 확산해 가며, 최적비가 되는 부분에서 침강물이 형성, 침강륜으로 관찰된다. 하층에 항체액을 상층에 항원액을 놓았을 경우, 항체가 진하면 경계면의 위에, 항원이 진하면 경계면의 아래에 **침강륜**이 형성된다(그림 3-7A). 일정량의 항원과 단계희석한 혈청을 반응시켜, 혈청의 어느 희석단계까지 침강륜이 관찰되는가로, 혈청중의 항체역가를 알 수 있다.

6. 겔 내 침강반응

한천이나 아가로스(agarose) 등의 겔(gel) 내에서 반응을 검사하는 방법을 겔내 침강반응이라고 칭한다. 이 방법의 장점은 항원 내지 항체를 가한 곳에서 규칙적인 농도 구배를 형성하여 주변으로 확산되어 가면 형성된 침강륜이 혼탁되지 않게 되는 것이다. 페트리디쉬(Petri dish) 등의 위에 형성한 한천판 2개소에 구멍을 뚫고, 한쪽에는 항원액을 다른 한쪽에는 항체액을 넣으면 점점 주변으로 확산되어 가며, 구멍의 가까운 부분은 짙고 먼 부분은 엷은 농도 구배가 된다. 각각이 화합하여 서로 최고비가 되는 부분에 침강물이 출현하며 두 개의 구멍 사이에 선상의 침강륜으로써 관찰된다(그림 3-7B). 2종류의 항원과 항체가 관계하는 경우에는 각각의 최고비가 되는 장소가 상이하므로 2개의 침강륜이 형성된다.

그림 3-7B와 같이 구멍을 만들고 중앙의 구멍에 항 A와 항 B혼합 항체액을 넣고 주변에 A, B, C라고 하는 상이한 항원을 각각 넣으면 그림과 같은 침강륜이 생긴다. A와 항A사이에 생긴 침강륜B와 항B와의 사이에 생긴 침강륜은 서로 연결한다. 또, 동일 분자상에 A와 B를 지닌 항원과의 침강륜과는 반 교차한다. C와는 항C가 없으므로 침강륜이 생기지 않는다. 이와 같은 방법을 **이중확산 겔 내 침강반응**(Ouchterlony double immunodiffusion)이라고 한다. 2개의 물질이 동일 항원인가 아닌가를 침강륜이 연속적인가 아닌가를 기준으로 결정하거나, 각 종류의 항원 혹은 항체가 있는가를 침강륜의 수로써 알게 되며, 항원이나 항체를 순화할 때에 그것이 어느 정도 순화되었는가를 침강륜이 1개가 되었는가 아닌 가로써 추정하는 것에 응용된다.

한천판을 만들 때, 용해된 한천에 일정농도의 항체를 균일하게 첨가해 놓고, 한천을 고체화하여 그 한천판을 구멍을 뚫어 항원액을 넣으면, 항원농도가 높을수록 커다란 직경의 원형 침강륜이 생긴다(그림 3-7C). 이것은 항원이 이 구멍에서 주변으로 확산해가서, 점차 엷어지게 되며, 한천중에 용해하여 놓은 항체가 최고비로 반응된 부분에서 명확한 침강륜이 생기게 되는 것이지만, 이것은 항원이 짙으면 짙을수록 먼 위치에 놓이기 때문이다. 그리고 그 지름이 2제곱과 항원농도가 비례하므로, 몇몇 기지의 농도의 항원을 구멍에 넣을 때에 생기는 침강륜의 지름을 측정하여, 지름과 항원농도의 관계를 반대 수 눈금의 방인지에 직선으로 그려 놓으면 미지의 항원에 관하여, 그것을 구멍에 놓았을 때의 지름을 측정함으로써 그 농도를 알 수 있게 된다. 혈청중의 면역글로불린의 농도 등은, 이 방법으로 측정된다. 이것을 **일차원 방사 면역확산법**(Mancini 법)이라고 한다.

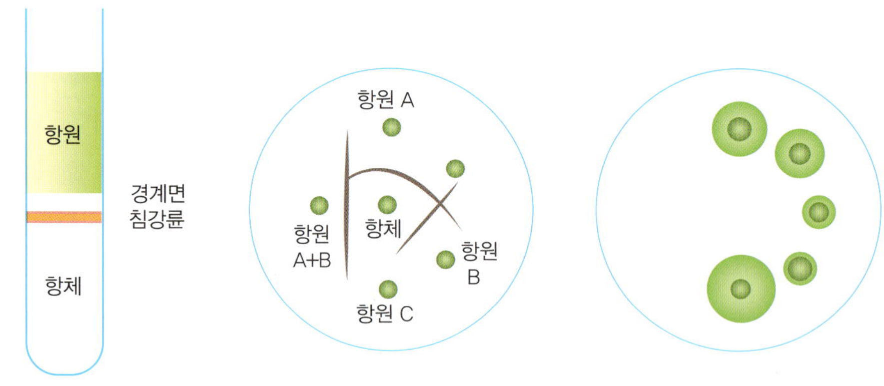

A) 중층법

B) 이중확산 겔내 침강반응 (Ouchterlony 법)

C) 일차원 방사면역확산법 (Mancini 법)

그림 3-7 _ 여러 가지 침강반응

7. 보체 결합 반응

항원에 항체가 결합하면 항체 Fc부위에 보체 제 1성분이 결합하고, 그것을 계기로 연쇄적으로 보체 각 성분의 제9성분까지 활성화된다. 즉, 항원항체 반응이 발생하면, 용액 중의 보체는 그것에 결합하여 소모되는 것이다. 보체의 소모 여부로 항원항체 반응이 발생하였는지를 알 수 있게 된다. 보체의 검출에는 일반적으로 양의 적혈구에 그것에 대한 항체를 결합시켜 놓고 보체를 첨가하여 생기는 용혈을 지표로 사용하는 경우가 많다. 혈청(항체)을 단계희석하여 각기 일정한 항원액을 가한 후 일정량의 보체(모르모트 신선 혈청 등)를 첨가한다. 반응시킨 후, 각기 항체를 결합시킨 양의 적혈구 부유액을 일정량씩 가한다. 항원 항체 반응이 충분히 발생했을 경우엔 보체가 모두 소비되었으므로 용혈현상이 발생하지 않는다. 그러나, 희석에 의해 항체가 감소되어 있는 상태인 경우, 보체가 남아있게 되므로 용혈이 생긴다. 용혈을 발생하지 않는 최대 희석배수를 그 혈청의 항체역가로 표현한다(**그림 3-8**).

이와 같은 항체 측정법을 **보체 결합 반응**이라고 한다. 매독 등에 대한 항체 측정에 널리 사용되고 있다. 이때, 검사할 항체 자체에도 보체가 함유되어 있으므로, 미리 56℃에서 30분 동안 처리하여 보체의 활성을 소실시켜 둔다. 이것을 비동화라고 한다. 이것은 보체의 양이 일정치 않으면 소비의 유

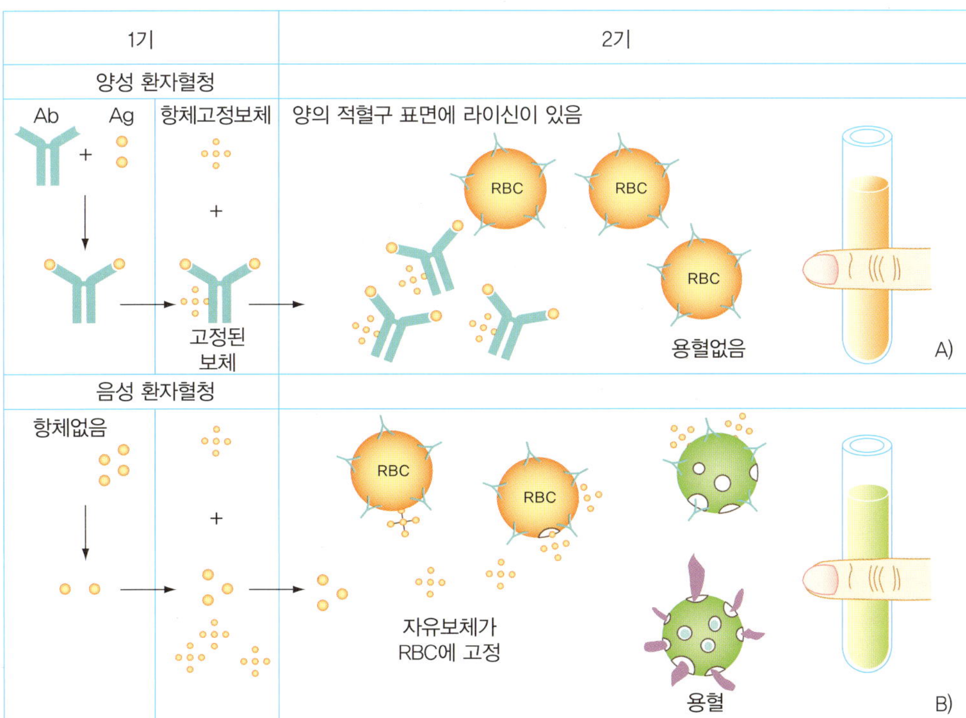

그림 3-8 _ 보체 결합 반응원리
A) 항원항체반응이 일어나서 보체가 소모되었을 때는 용혈이 저지된다.
B) 감작 양의 적혈구(항체 결합 양 적혈구)에 보체를 첨가하면 용혈을 일으킨다.

무를 알 수 없게 되기 때문에, 보체는 새로 첨가할 일정량의 모르모트 혈청만으로 시행한다.

보체 결합 반응을 이용하여, 혈청중의 보체량을 측정할 수도 있다. 혈청을 단계희석하여, 각기 항체를 결합시킨 양의 적혈구에 첨가, 50%의 적혈구가 용혈을 일으키는 희석배수를 정하고, 표준 보체의 것과 비교하며 보체의 역가를 정한다. CH5O(50% 용혈가)라고 한다. 희석도를 높게 해도 용혈을 일으키는 혈청은 그 중의 보체의 양이 많게 된다.

8. 면역 용균반응

특정한 균에 대한 항체가 존재하는지를 검사하기 위하여, 균에 검체(혈청 등)를 작용시킨 후 또 다시 보체를 작용시켜 균이 응해하는가를 보는 방법이 있다. 항체가 존재하면 항체는 균에 결합하고, 그 항체에 의해 보체가 활성화되며, 활성화된 보체는 균막을 천공하여 균을 파괴하기 때문이다. 역으로, 특정한 균항원에 대한 항체를 사용하여, 미지의 균의 종류나 형을 정할 수 있다. 균은 종류가 다르면, 다른 항원을 지니며, 같은 종류의 균일지라도 형이 다르면, 다른 항원을 지니기 때문이다.

9. 세포 상해 시험

상기의 균의 경우를 세포에 응용할 수 있다. 혈청 중에 종양세포에 대한 항체가 존재하는지를 증명하려면, 종양세포에 피검혈청과 보체를 함께 작용시켜, 종양세포가 파괴되는 가를 관찰할 수 있다. 세포가 파괴된 것은 트립판블루(trypan blue)나 에오진(eosin)과 같은 색소를 이용하여 검사할 수 있다. 살아있는 세포의 세포막은 색소를 통과시키지 않아 염색되지 않는 반면에, 죽은 세포는 색소를 통과시켜 염색된다(dye exclusion). 이 검사는 조직이식시 조직적합항원(사람에서는 HLA 항원)의 타이핑(typing)에도 응용된다. 검사할 사람의 림프구와 각각의 HLA항원에 대한 항체와 보체를 함께 작용시켜, 어느 항체를 작용시켰을 때 림프구가 파괴되었는가를 검사하며 그 림프구가 어떤 HLA항원을 지녔는가를 결정하는 것이다. 예를 들면, HLA-A에 관해서는 20개 정도의 항원이 있으나, 각기 항체를 작용시켰을 때, A-2와 A-11에 대한 항체에 의해 림프구가 파괴되었다면, 그 사람은 HLA-A에 관해서는 A-2와 A-11을 지니고 있는 것이 된다(그림 3-9).

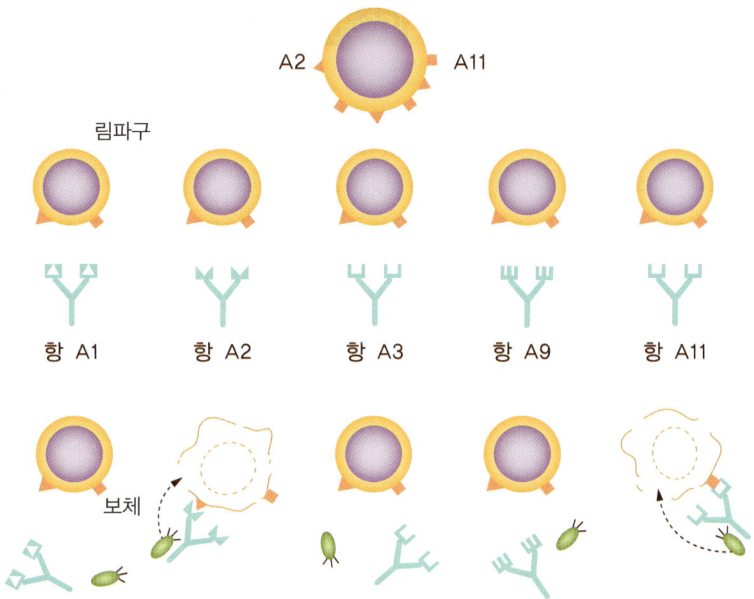

그림 3-9 _ HLA 항원의 항결정(타이핑). 림프구에 HLA에 대한 몇몇 항체와 보체를 작용시켜 세포를 용해시킨 항체를 앎으로써 그것에 대응할 HLA 항원(여기서는 A2와 A11)이 존재하면 결정이 된다.

10. 면역 점착 반응

항원과 항체의 반응이 생기면 항원에 결합한 항체의 Fc부위에 보체 제 1성분이 결합하며, 그것을 시발로 하여 이하의 보체성분이 차례로 활성화된다. 그동안에 C3는 C3a와 C3b로 분해되며, C3b는 항원항체 복합물에 결합한다. C3b 몇 개가 결합한 복합물이 존재하면 사람의 적혈구는 C3b에 대한 수용체를 여러 개 가지고 있으므로 그 복합체의 교량역할에 의해 서로 결합되어, 몇 개가 응집괴로 되어 응집반응으로 관찰된다(**그림 3-10**). 이것을 면역점착반응(immune adherence)이라고 한다.

특정 항원 O에 대한 항체가 혈청중에 존재하는지를 알고 싶을 때, 계단 희석한 혈청 개개에 그 항원과 보체를 가하여 반응시켜, 그것이 사람 적혈구를 응집시키는지를 관찰한다. 높은 희석단계 가지 응집이 생기면, 항체가가 높은 것이다. 역으로, 특정한 항체를 이용하여 그것에 반응하는 항원을 검출할 수도 있다. 혈청 중의 B형 간염의 항체 혹은, 항원의 양은 이 방법에 의해서 측정되고 있다. 면역반응은 검출감도가 높은 방법이다.

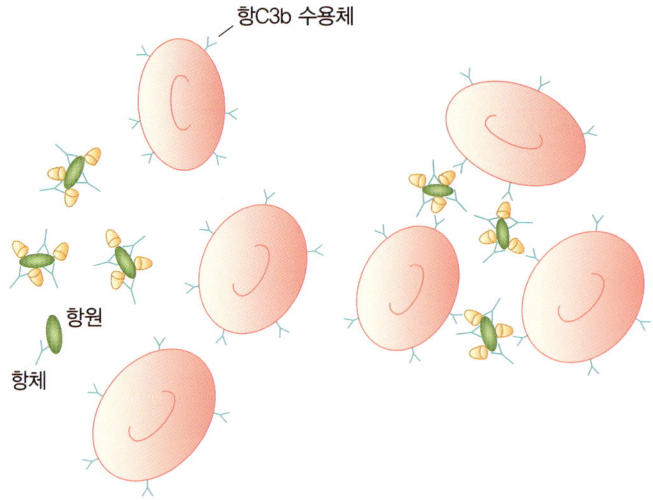

그림 3-10 _ 면역점착반응 사람의 적혈구표면에는 활성화보체 제3성분(C3b)에 대한 수용체가 있다. 이 항체에 의해서 보체계가 활성화되며 C3b가 생성되어 면역 복합체로 결합되면 적혈구는 응고가 일어난다.

11. 중화시험

바이러스나 독소 등은 그것에 대한 항체와 결합을 하게 되면, 그 감염성이나 독성을 소실한다. 그러한 작용을 하는 항체를 중화항체라고 한다. 이와 같은 반응을 작용하여 바이러스나 독소에 대한 항체를 측정할 수 있게 된다. 바이러스를 배양세포에 감염시키면, 바이러스가 증식한 세포는 변형되거나 붕괴되어 현미경하에서 관찰이 가능하게 된다. 이것을 **세포변성 효과**(cytopathogenic effect, CPE)라고 한다. 이것을 지표로 하여 바이러스의 존재를 알 수 있게 된다. 항체의 존재를 검사하고자 하는 혈청을 단계희석하며, 그것을 일정량의 바이러스에 가하여, 바이러스의 CPE를 조사할 수 있는 최대의 희석도에서 혈청 중의 중화항체가를 결정하는 일이 이루어진다(그림 3-11). 이 중화시험은, CPE가 소실되면 그 항체에 대응하는 바이러스였다는 것이 된다.

CPE를 관찰할 수 있는 적당한 배양세포가 없을 때는, 바이러스를 동물에 전종하여 그 동물의 발증 혹은 발증에 의한 사망 등을 지표로 하여 실험이 가능하다. 바이러스에 혈청을 가한 후, 동물에 접종하였을 때 발증이 없으면 그 혈청 중에는 해당되는 바이러스에 대한 항체가 존재하는 것이 된다. 바이러스 중에는 인플루엔자 등과 같이 적혈구 응집소(hemagglutinin)을 지닌 것이 있다. 적혈구 부유액에 이 바이러스를 가하면 이 응집소에 의해 적혈구끼리 결합되어 응집괴를 형성하여 관찰된다(그림 3-12). 단계희석 혈청을 바이러스에 가했을 때, 어느 희석도까지 그것을 저지할 수 있는가에 따라서 혈청의 항체가를 측정하는데 이것을 적혈구 응집저지 시험(hemagglutination inhibition test)라고 하며 일종의 중화시험이다. 주로 인플루엔자, 풍진, 멈프스 등에 대한 항체에 대한 측정에 사용된다. 세균독소 등은, 동물에 접종시켜 생사여부로 그 강도를 측정할 수 있으나 독소에 대한 항체의 존재는 독소가 그 작용을 중화할 수 없는 가로 알 수 있게 된다.

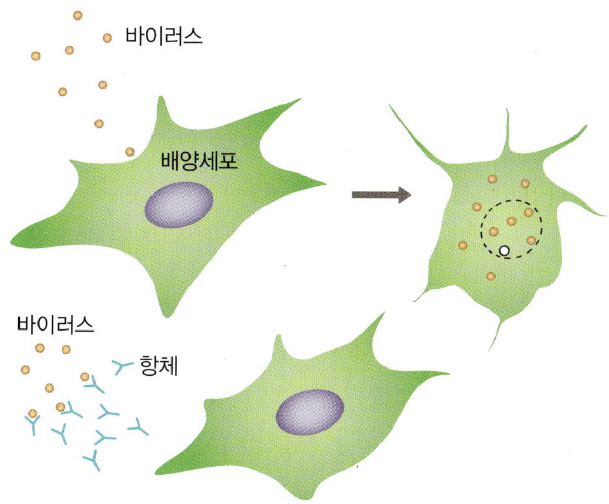

그림 3-11 _ 바이러스 중화 시험 바이러스의 감염을 받은 배양세포는 형태상으로 변화를 일으킨다 (cyto-pathogenic effect). 바이러스에 대한 중화항체가 있어서 저지시킨다.

용혈성 연쇄구균은 용혈독 스트렙토라이신(streptolysin-O)을 생성하고 적혈구를 용혈시킨다. 이에 대한 혈청중의 항체(anti-streptolysin-O, ASO)는 단계희석혈청에 의한 용혈의 저지정도를 측정하게되며, 널리 이용되는 검사이다. 디프테리아균이나 용혈성 연쇄구균(성홍열의 원인균)의 외독소는 피내에 주사하면 그 부위에 염증반응을 가져온다. 독소에 단계희석 혈청을 가하며 어느 정

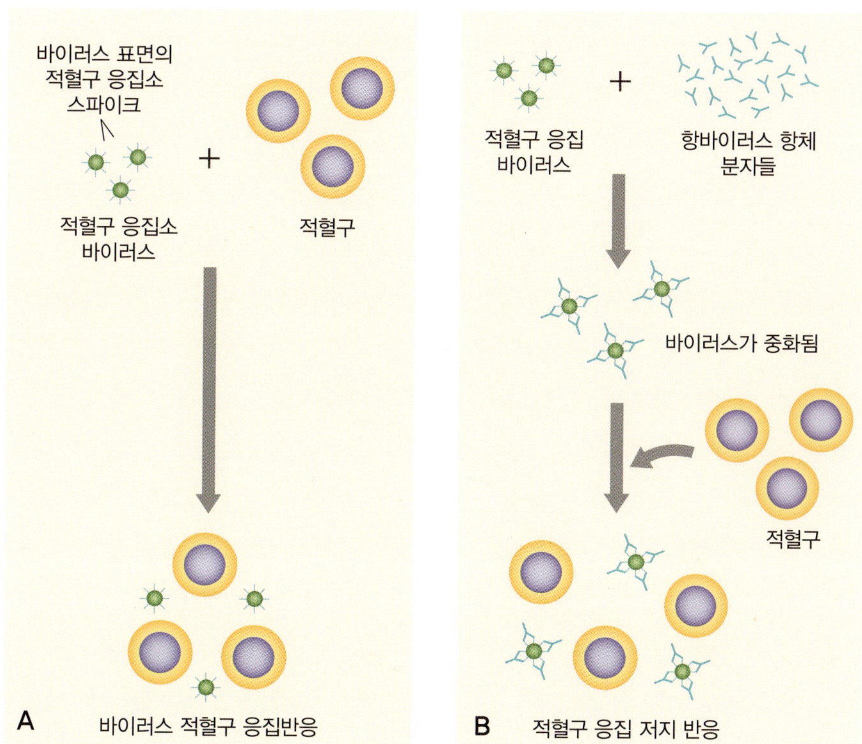

그림 3-12 _ 적혈구응접저지반응 적혈구응집소를 지닌 바이러스를 적혈구끼리 반응하여 응집을 일으킨다. 바이러스에 대한 항체가 존재 시 저지시킨다.

도 그 반응을 유지할 수 있는가에 따라서, 혈청 중의 항독소 항체량을 측정하는 것이 가능하다. 각각 Schick 시험, Dick 시험이라고 칭한다.

12. 표지항체법

항체의 형광색소(fluorochrome)을 결합하여 표지시킨 후 (형광 표지항체) 그것을 세포표본 및 조직표본 등에 반응시키면 대응하는 항원이 존재할 경우 그 부위에 표지항체가 결합하므로 형광 현미경으로 관찰하면 원하는 목적물이 형광을 발생한다(그림 3-13). 이와 같이 해당되는 항원의 존재와 그 분포를 알 수 있게 된다. 이것을 형광항체법 혹은 면역 형광법(immunofluorescence, IF)라고 한다. 목적으로 하는 항원에 대응하는 항체에 직접 형광표지를 하는 방법을 **직접법**(direct)이라하고, 그 항체를 얻은 동물의 면역글로불린에 대한 표지항체를 또다시 반응시키는 것을 **간접법**(indirect)이라 한다. 각각의 항체를 모두 표지할 필요가 없는 이점이 있다. 예를 들면, 토기의 면역글로불린에 대한 형광항체를 지니고 있으면 토끼의 항체를 이용하여 검출하는 항원에 응용된다. 항원의 존재부위에 결합하는 표지항체의 양도 많아지므로 형광도는 보다 강하고, 보다 미량의 항원도 검출할 수 있다. 즉, 민감도가 높다. 항체를 반응시키고, 거기에 보체를 결합시킨 후, 그 보체에 대한 표지항체를 염색하는 방법도 있다.

형광항체법은 세포내의 바이러스 항원의 검출 등에 이용되지만 바이러스에 대응하는 항체의 측정에도 이용되고 있다. 바이러스 감염세포의 표본에 여러 가지 단계희석의 혈청을 반응시킨 후 다시 사람의 면역글로불린에 대한 표지항체를 반응시킨다. 그리고 어느 희석단계까지 형광염색이 가능한가에 따라 혈청중의 항체가를 결정하는 것이다. EBV바이러스, 성인 T 세포 백혈병 바이러스, HIV(AIDS 바이러스) 등에 대한 항체측정에 이용된다. 표지항체를 IgM에 대한 것, IgG에 대한 것으로 분별 사용함으로 면역글로불린의 클라스 별로 항체를 측정할 수 있는 이점도 있다. 바이러스에 대한 항체뿐만이 아니라 트레포네마, 톡소프라즈마, 크립토코카스 등에 대한 항체, 세포의 핵물질에 대한 자가 항체인 항핵 항체 등의 검출에도 이용된다.

형광항체법의 경우 항원이 존재하는 형광부분 이외의 부분은 관찰할 수 없으며, 따라서 세포의 구조와의 관계, 조직에 있어서 존재부의 위치관계 등을 명확히 알 수 없다. 그래서 항체에 특정한 효소(peroxidase등)를 표지한 효소표지항체가 이용된다. 원리는 형광항체법과 동일하며 항원의 존재부에 효소가 집합하게 된다. 그리하여 그 효소의 작용을 받으면 발색하게 되는 물질을 기질로써 반응시키면 효소의 존재부 즉, 항원의 존재부가 착색된다. 통상의 광학 현미경으로 관찰이 가능하므로 세포, 조직과 항원의 존재부와의 관계를 명확히 알 수 있다. 효소항체법에도 직접법과 간접법이 이용된다. 항원의 존재부를 전자현미경으로 관찰하는 방법이 있다. 트렌스페린 중의 철이 전자현미경에서 입자로 검출되므로 트렌스페린을 표지한 항체를 반응시키면, 항원의 존재부에 그것이

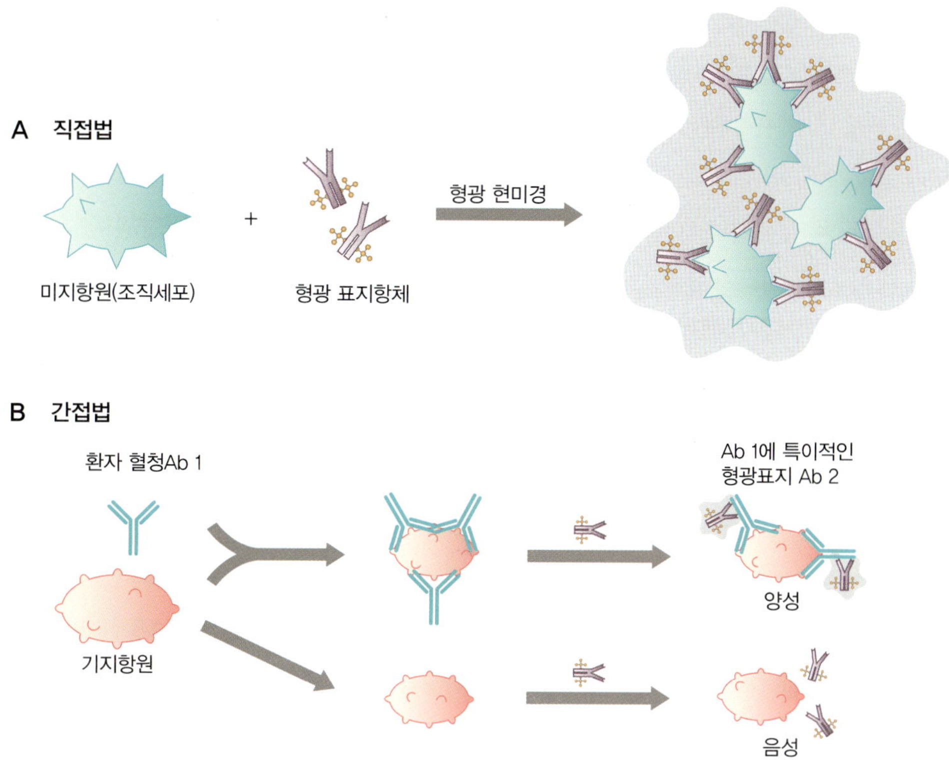

그림 3-13 _ 형광항체법

결합하여, 항원의 존재를 알 수 있게 된다.

13. 방사성면역측정법 RIA

항체나 항원에 방사성 동위원소를 표지해 두고, 항원항체 반응물의 방사능 활성을 측정하는 등으로, 항원이나 항체의 양을 정량하는 방법을 **방사성 면역 분석법**(radioimmunoassay, RIA)라고 하며, 미량의 것을 검출하는데 우수한 방법이다. 항원항체 결합물과 미반응의 항원 내지 항체를 분리하여 방사능 활성을 측정할 필요가 있다. 그러므로 항원이나 항체의 한쪽을 고체에 결합시켜 놓고, 반응 후 반응물이 존재하는 고체와 미반응의 유리한 항체내지 항원을 함유한 액체를 분류하는 **고상법**(solid phase)과 용액 상태로 반응시켜 항원항체 반응물을 침강시켜, 침강물과 미반응의 항원내지 항체를 함유한 액체를 분류하는 **액상법**(liquid phase)이 있다. 여러 가지 방법이 있지만 그 중의 몇 가지 원리는 다음과 같다.

어느 특정한 물질에 대한 항체를 측정할 때, 항원물질을 세파로스 · 젤라틴 등의 입자 · 여지판 혹은 시험관내벽 · 플라스틱 판의 내벽 등에 결합하여 고상화 시킨다. 거기에 검사할 혈청 등을 반응시킨다. 항체가 존재하면 그 양에 따라서 고상화 한 항원에 결합한다. 혈청을 제거하고, 면역글로불린에 대한 아이소토프 표지항체를 반응시킨다. 표지항체는 고상으로 결합한 항체에 또다시 결합한다. 미반응의 표지항체를 제거하고, 고상의 방사성 활성을 측정한다(**그림 3-14**). 혈청 중의 항체농도가 높을수록 반응후의 고상의 방사능 활성이 높아진다. 기지량의 표준항체를 단계희석한 것을 이용한 것의 각각의 방사능치와 비교함으로서, 피검혈청의 항체량을 정량할 수 있다. 표지항체를 IgG에 대하는 것, IgE에 대하는 것 등으로 분류사용하면 각 클라스의 항체를 개별적으로 측정할 수 있다. 알레르기 환자 혈청중의 원인항원(알러 젠)에 대한 IgE 항체를 측정하는데 이러한 방법이 이용되고 있다. RAST(radio-allergosorbent test)라고 일컫는다. HIV(AIDS바이러스)를 비롯하여 많은 바이러스 항체의 측정에도 응용된다(**그림 3-15**).

또 한 가지 방법은 표지항체와 항원과의 반응을, 피검물 중의 항체가 표지항체와 결합하여 유지하는 것을 이용한 것이다. 항체의 양이 많을수록 표지항체 결합물을 침강시켜, 침강물과 용액을 분리하여 침강물의 방사능 활성을 측정하거나, 용액 중의 방사능 활성을 측정하여 그 감소정도를 이용하여 측정할 수 있다. 항원을 미리 고체에 결합시켜 고상으로 해 놓으며, 고상에 결합한 표지항체의 양과, 미반응으로 용액 중에 잔존하는 표지항체의 양은, 각각 분리하여 방사능 활성을 측정함으로 알 수 있게 된다(**그림 3-16**).

같은 원리에 의해, 항원량의 측정이 가능하다. 일정량의 표지항원에 피검물을 가하여, 일정량의 항체와 반응시킨다. 피검물 중의 항원은 표지항원과 경합해가며, 항체와 결합하므로 피검물 중의 항원이 많을수록 표지항원의 항체에 대한 결합이 보다 강하게 된다. 각개의 방사능 활성을 측정함으로서 구분되며, 침강물의 방사능 활성의 저하도 혹은, 용액의 방사능 활성의 증가로서 피검물

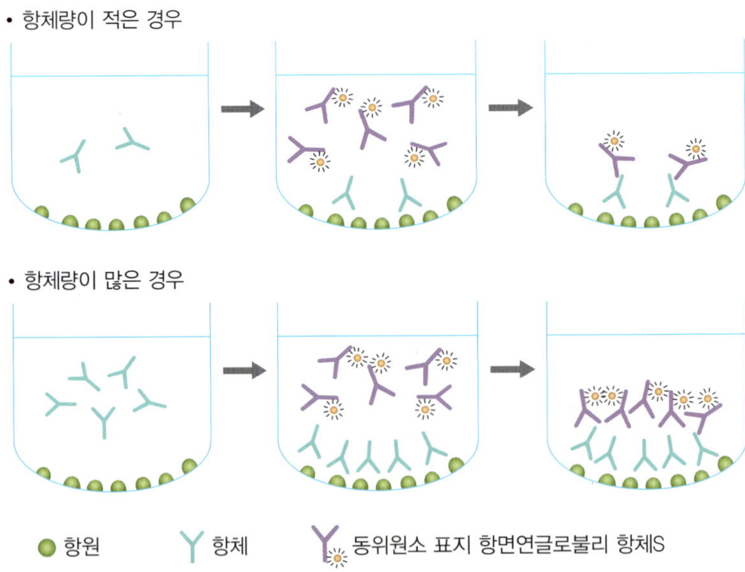

그림 3-14 _ 방사성면역측정법에 의한 항체량의 측정(샌드위치법) 항원을 프라스틱플레이트의 각 well에 입자등을 코팅시켜놓고 여기에 혈청들의 피검물을 반응시킨다. 항체양에 따라서 고상의 항원에 결합한다. 여기에 동위원소 표지 항면역글로불린 항체를 반응시키면 결합되어진 항체량에 따라서 표지항체가 반응한다. 용액을 세척하여 고상의 방사능을 측정한다. 피검물을 항체 농도가 높을수록 방사활성이 높아진다.

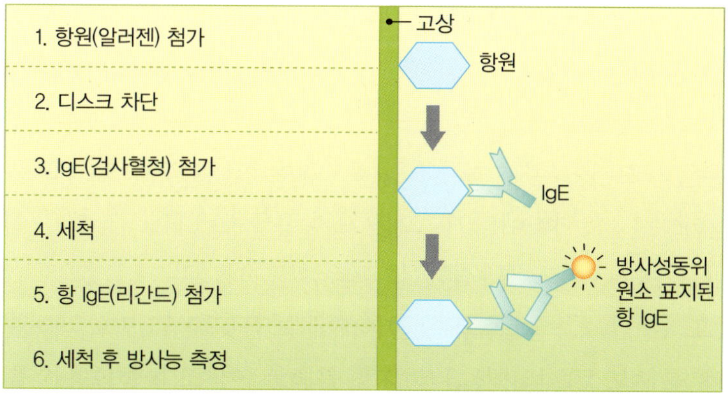

그림 3-15 _ RAST

중의 항원량을 알 수 있게 된다. 항체를 미리 고체에 결합시켜 고상으로 해 놓으면 항체에 결합한 표지항원과 미반응으로 용액 중에 잔존한 표지항원을 구분하여 측정하는 것이 용이하다(**그림 3-17**). 기지의 표준항원을 이용하여 측정한 값과 비교함으로써 피검물중의 항원량을 알 수 있게 된다.

고상으로 된 항원에 표지항체가 결합하는 것을 피검물 중의 항원이 어느 정도 저지하는 가로 항원량을 측정할 수도 있게 된다. 일정량의 표지항체와 피검물을 반응 시킨 후, 고상의 항원에 가한다. 피검물중의 항원량이 많을수록 표지항체에 더 많이 결합하여 항원결합부를 막으며, 고상항원과의 결합을 저지하게 된다. 고상에 항체를 결합시켜 놓고, 거기에 어느 정도 항원이 결합하는지는

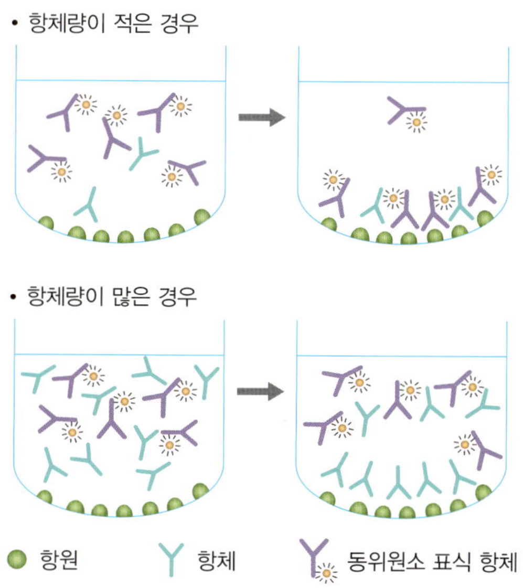

그림 3-16 _ **방사성 면역 측정법에 의한 항체량의 측정(경합법)** 일정량의 항원에 피검물과 일정량의 표지항체를 가한다. 피검물중의 항체와 표지항체와는 경합하여 항원에 결합함으로써 피검물중의 항체가 적으면 보다 많은 표지항체가 항원에 결합한다. 항체가 많으면 표지 항체에의 결합을 저지시켜 적게 결합된다. 항원 항체을 침강시켜 분리하여 방사능을 측정하거나(액상법) 그림과 같이 미리 항원을 고체에 결합시켜 놓고 비반응물을 반응하여 고체의 방사능을 측정한다(고상법).

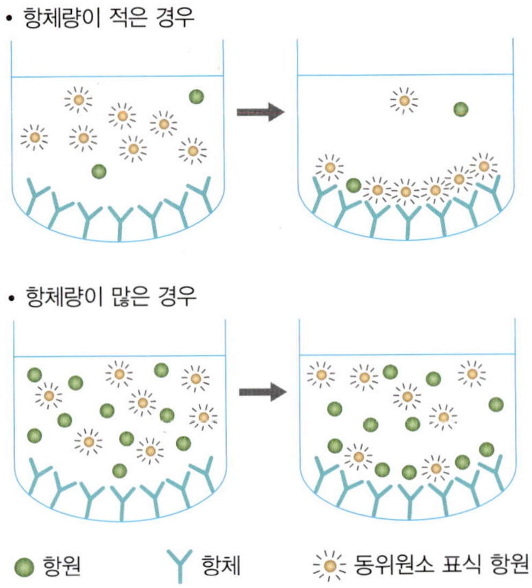

그림 3-17 _ 방사성면역 측정법에 의한 항원량의 측정 일정량의 동위원소 표시 항원에 피검물을 가하여 일정량의 항체와 반응시킨다. 표지항원과 피검물중의 항원과는 경합하여 항체와 반응함으로써 피검물 중의 항원량이 많을수록 항체에 결합하는 표지 항원량이 감소하게 된다. 그림에서 보면 미리 항체를 고상에 결합시켜 놓고 여기에 결합한 방사능 활성을 측정한다(고상법). 항체벽과 반응시켜 항원항체반응물을 침강시켜 그 침강물의 방사성 활성을 측정한다(액상법).

표지항체를 또 다시 반응시킨 후, 그 결합량을 고상의 방사능 활성을 측정함으로써 알 수 있게 된다(**그림 3-18**). 이와 같은 방법으로, 혈청중의 인슐린 · ACTH · TSH · HGH 등의 호르몬, 디기톡신. morphine 등의 약물량, IgE량, CEA (carcinoembryonic antigen)등이 측정되고 있다.

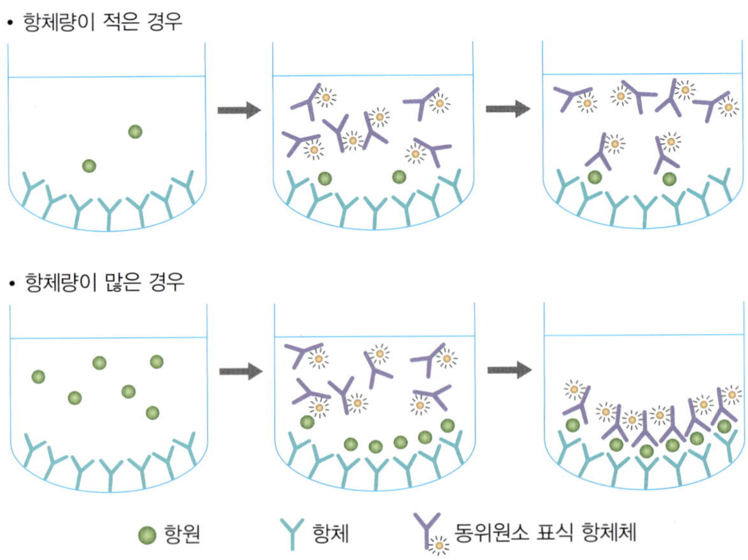

그림 3-18 _ RIA에 의한 항원량의 측정 항체를 고체에 결합시켜 놓고 피검물을 반응시킨다. 항원이 있으면 고상의 항체에 결합한다. 여기에 동위원소로 표지하여 반응시키면 항원량에 따라 방사능 활성이 높아진다.

14. 효소면역측정법 EIA

방사성면역분석법은 미량의 항원과 항체를 측정하는 매우 우수한 방법이지만, 방사성물질을 취급해야만 하는 최대의 단점을 지니고 있다. 그래서 동위원소 대신 효소를 항체에 결합시키는 방법이 사용되어 피검물 중의 항원량을 측정할 수도 있다. 원리적으로는 방사성면역분석법과 동일하며, 마찬가지로 몇 가지 방법이 있다. 방사능을 측정하는 대신, 그 효소의 작용에 의해 발생하게 된다. 효소량은 항원항체 반응의 정도를 반영한다. 효소로는 페록시다제나 β-갈락토시다제가 쓰이고 있다. 이것을 **효소 면역 분석법**(enzyme immunoasssay)라고 하며, 고상을 사용했을 때는 ELISA (enzyme linked immunosorbent assay)라고 한다. 그 예를 그림 3-19에 나타내었다. ELISA용의 프라스틱 판(96-well plate)의 각 홀의 내벽에 항원을 결합시켜 놓고, 측정하고자 하는 항체를

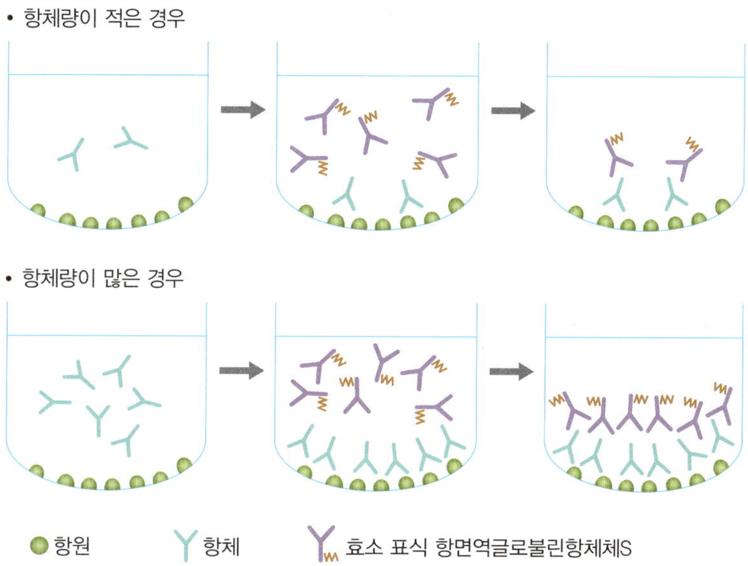

A) ELA에 의한 항체의 측정

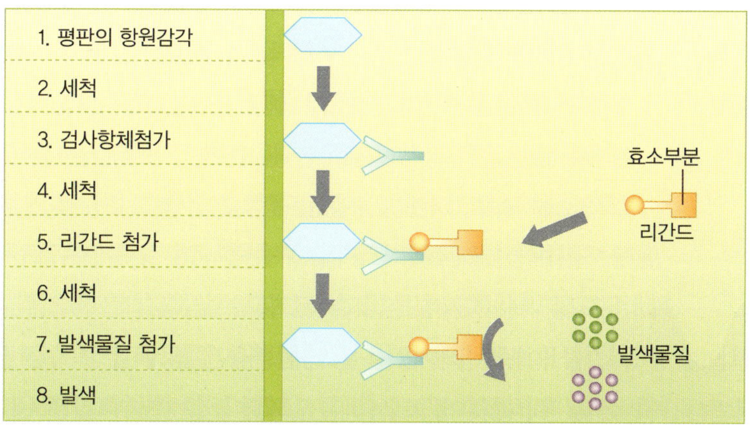

B) ELISA법에 의한 측정

그림 3-19 _ EIA와 ELISA

함유한 피검물을 가하여 반응시킨다. 항체는 고상의 항원에 결합하게 되며, 그 결합량은 피검물 중의 항체량이 많을수록 많아진다. 거기에 또 다시 효소 표지한 항면역글로불린 항체를 반응시킨다.

표지항체는 고상으로 결합해 있는 항체에 결합한다. 표지항체의 결합량은 항체가 많을수록 많아진다. 미반응의 표지항체를 제거하고, 그 효소의 작용에 의해 발색하는 기질을 가한다. 기질은 효소의 양에 비례해 발색하므로, 결합해 있는 효소표지 항체가 많을수록 강한 색조를 나타낸다. 이 용액의 색의 강도를 비색계로 측정하면, 피검물 중의 항체량을 알 수 있게 된다. 기지량의 항체를 단계희석한 것 각각에 관하여 측정해 두면, 그 값과 비교함으로써 피검물 중의 항체량을 정량화할 수 있다.

04 항체를 이용한 질환의 예방과 치료
(Prevention and treatment : The use of antibody)

항체는 본래 생체를 방어하기 위하여 생성되는 단백이다. 따라서 그것을 이용하면 질환의 예방이나 치료에 응용이 가능할 것이다. 감염증을 대상이 되는 경우가 많지만, 그 밖의 질환에도 유용하다.

1. 항체를 어떻게 해서 입수하는가?

항체는 혈청 중에 다량 존재하므로 대개의 경우 혈청을 이용하는 수가 많다. 목적하는 항체가 많이 존재하는 것이 좋으므로, 미리 항원을 주사하여(면역하여) 혈청 중의 항체를 증가시켜 놓은 개체에서 혈청을 얻는 것이 진행된다. 이와 같이 특정 항체를 많이 함유한 혈청을 **항혈청**이라고 한다. 과거에는 동물을 면역하여 생성한 항혈청이 이용되었다. 디프테리아나 파상풍은 그 세균의 생성, 방출하는 독소(균이 외부로 방출해내는 독소를 **외독소**라고 한다)가 생체에 해를 일으키는 병변이다. 그 외독소에 대한 항체를 가하면, 외독소를 중화시켜 병변 발생을 방지하거나 치유할 수 있다. 주로, 불활성화한 외독소를 말에게 주사하여 면역시킨 후, 그 혈청을 환자에게 주사하는 것이 시행되어 왔다. 이것을 **항독소 요법**이라고 한다.

그러나 동물의 혈청을 인간에게 주사하면 그것은 이종단백이기 때문에, 그것에 대한 항체가 생성되게 된다. 말의 혈청 단백과 그것에 대한 항체가 혈액 중에서 반응하고, 그것이 원인이 되어 발진이 생기거나 신염을 일으키거나, 관절염을 일으키거나, 혈압이 낮아져서 쇼크를 일으키거나 하는 수가 있다. 이와 같은 부작용을 **혈청병(serum sickness)**이라고 한다. 동물의 혈청을 주사하여 생긴 병변이기 때문이다.

표 4-1 _ 면역글로불린 제제중의 각 클라스, 서브클라스의 구성

IgG1	50∼70%
IgG2	30∼40
IgG3	0∼6%
IgG4	2∼3%
IgA	0.1∼1%
IgM	0.1∼0.5%

사람이 성인이 될 때까지는 여러 가지 미생물의 감염을 받는다. 따라서 혈청 중에는 그들의 미생물에 대한 항체가 존재한다. 그것을 이용할 목적으로 많은 성인에게서 얻어진 혈장을 한데 모아(pooled plasma), 여기에서 γ글로불린을 분리하여 생성한 것이 **사람 면역글로불린 제제**이다(표 4-1). 아직 항체를 지니지 않은 사람에게 그것을 주사해 주면 효과적이다. 전술한 바와 같이, 인위적으로 특정한 항체를 많이 지니게 하여서 형성한 면역글로불린 제재는 특별히, **고도(高度) 면역글로불린**이라고 한다.

분비형 IgA에 속하는 항체는 점막에서의 미생물의 침입 방어에 유용하며, 상기도나 소화관의 점막상에 보충함으로써 치료에 활용할 수가 있다. 혈청 중에도 IgA가 존재하지만, 분비형이 아니므로 혈청에서의 IgA는 상기의 목적으로 사용될 수가 없다. 한편, 유즙 중에는 분비형 IgA가 대량 존재한다. 그러므로 모유에서 추출한 IgA를 제재로 사용한다.

항체는 B 세포인 림프구에서 생성된다. 이 B 세포를 시험관 중에서 증식시킬 수 있게 된다면 그 생성하는 항체를 얻을 수 있을 것이다. 통상의 B 세포는 무한히 증식할 수는 없으므로 그대로는 사용할 수 없다. 한가지는, 암화된 B 세포(골수종 혹은, 형질 세포종이라는)와 항체를 형성하는 B 세포를 부착하여 1개의 세포로 만드는 것이다. 이와 같은 세포를 **하이브리도마**(hybridoma)라고 한다. 하이브리드(hybrid)는 "잡종", 오마(oma)는 "암"의 의미이며, 두 가지 세포의 잡종암세포라는 것이다. 이 하이브리도마 세포는, 암세포로서 무한히 세포 분열을 하여 증식하는 성질과, 항체 생성 세포로서 항체를 생성하는 성질의 양쪽 모두를 지니고 있다. 이것을 시험관 중에서 배양하면 다량의 항체를 얻을 수 있게 되는 것이다(그림 4-1).

한 개의 하이브리도마 세포를 배양하면 세포 분열에 의해서 자기의 카피를 대량으로 만든다. 동일한 세포의 세포집단이 생기며 이와 같은 것을 **클론**이라고 한다. 한 개의 클론에 속하는 세포는 동일한 세포이기 때문에 모두 동일한 항체를 형성한다. 따라서 한 개의 클론에서 얻어지는 항체는 순수한 한 종류의 항체이다. 특정한 항원과 반응하는 항체뿐인 것이다. 이와 같은 항체를 **단클론 항체**(monoclonal antibody)라고 한다. 순수한 한 종류의 항체로서, 다른 항체가 혼입되어 있으면 곤란한 경우의 여러 가지 목적에 응용되고 있다. B 세포를 시험관 내에서 증식을 지속시키는 또 한 가지 방법은, B 세포를 암세포화시키는 것이다. EB바이러스(Epstein-Barr virus)가 이러한 목적에 이용된다. 이 방법으로도 단클론 항체의 채취가 가능하다.

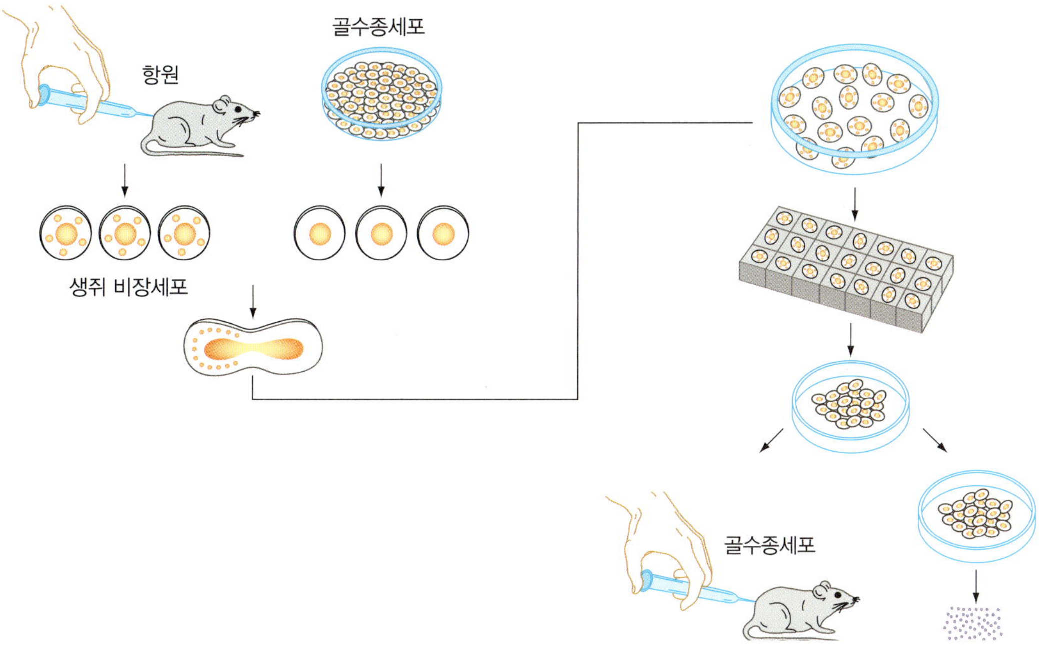

그림 4-1 _ 단클론 항체생성

2. 바이러스 감염증의 발증 예방

면역글로불린 제제는 과거부터 홍역의 질병 예방에 사용되었다. 감염 후 2~3일 이내에 주사하면 발증 하지 않고 지난다. 마진 바이러스는 대개 기도 점막으로 침입하고 그곳에서 1차 증식을 한 후 혈중에 침입하여, 전신의 장기에서 증식을 시작한다. 거기에서 마진이 발증하는 것이다. 만약, 혈중에 마진 바이러스에 대한 항체가 있으면, 혈중에 진입한 바이러스는 중화되어 확산하지 못한다. 1차 증식은 하여도 발증은 면제된다(그림 4-2). A형 간염 바이러스는 대개 장관으로 침입하며, 혈중에 들어가 간에 도달하고, 그곳에서 증식하여 간염을 발생시킨다. 혈중에 그것에 대한 항체가 존재하면 간에서 정착이 방지되어, 발증을 면하게 된다. 면역이 아직 안된 사람이 A형 간염 유행지를 여행할 시에는 미리 면역글로불린을 주사하여 항체를 지니게 해 두면 안전하다. 항체의 반감기는 약 3주이므로, 1~2개월은 예방 효과를 기대할 수 있다.

일반적으로 면역글로불린 제재는 마진이나 A형 간염의 발증을 유효하게 예방한다. 이것은 보통 건강한 성인이 이들의 바이러스에 대한 항체를 충분히 지니고 있으며, 그들로부터 채혈하여 만든 제재 중에는 높은 역가의 항체가 존재하기 때문이다. B형 간염은 바이러스를 지닌 혈액이 상피의 상처 등으로 침입하여, 바이러스가 혈중에 침투하여 순환하다 간에 정착하여 간염을 일으킨다. 바이러스가 아직 혈중에 존재하는 조기에 면역글로불린을 주사하면 발증을 막을 수 있다. 다만, 통상의 면역글로불린 제재 중에는 항체가 대체로 존재하지 않으므로, 고도 면역글로불린(HB면역글로

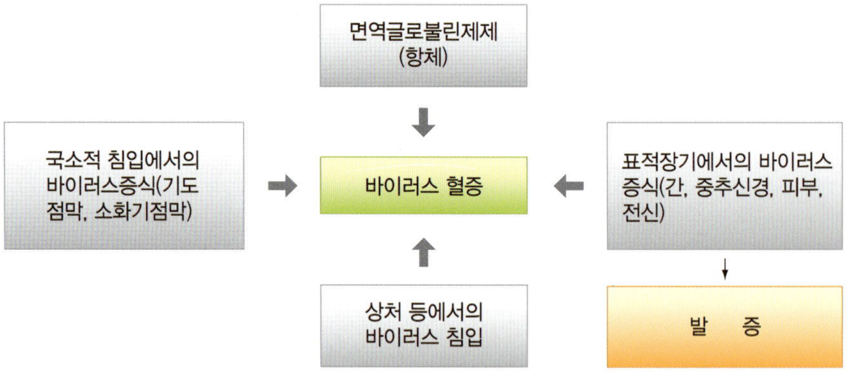

그림 4-2 _ 바이러스 감염증에 있어서 면역글로불린 제제의 발증예방효과의 작용점

불린)을 사용하지 않으면 무효하다. 수두(또는 대상성 포진) · 유행성 이하선염 · 풍진 · 골수이식의 경우 문제가 되는 사이토메갈로 바이러스 등에 대한 항체에 관해서는 통상의 면역글로불린 제제 중에 어느 정도 존재하지만, 그리 충분하지 않다. 인플루엔자 등의 감기 바이러스는 기도점막에 감염하여 그 부위에서의 바이러스 증식이 발증으로 이어진다. 한번 증식해버린 것에는 항체를 투여해도 별로 도움이 안 된다. 또 면역글로불린 제제를 주사하여도 점막상으로 분비되는 항체가 거의 없으므로 감염이전에 주사해 놓아도 바이러스의 점막으로의 감염을 막을 효과는 없다. 따라서 이와 같은 바이러스에 대해서는 면역글로불린 제제에 의한 발증 예방의 대상이 되지 않는다.

3. 세균 감염증의 치료

일반 세균은 주로 백혈구(호중구)의 식살균 작용에 의해서 처리된다. 그람 음성균에 대해서는 보체에 의한 용균도 관계된다. 그중 어느 것에도 항체의 존재, 즉 세균의 존재하에 결합에 의해서 호중구에 의한 균의 흡수가 촉진되며 보체의 활성화가 유도되기 때문이다. 또한, 항체는 세균독의 중화에도 이용이 된다.

세균감염시 그것에 대한 항체가 생성될 때까지는 수일을 소요한다. 이미 과거에 그 세균의 감염을 받은 적이 있어 항체를 지니고 있는 사람이라도, 들어온 세균에 반응하여 항체가 소비된다. 중증인 질환을 지니고 있고 새로 이 항체를 만들 능력이 열악한 사람에게는 문제가 생긴다. 중증의 세균 감염증에서는 항체의 생성 보충이 충족하지 못한 상태가 생기게 된다. 따라서 중증 환자의 세균 감염, 중증의 세균 감염에 대해 면역글로불린 제제를 주사하여 항체를 보충하는 것은 의의가 있다.

제제 중에는 포도상구균 · 연쇄구균 · 인플루엔자균 · 녹농균 · 클렙시엘라 등에 대한 항체가 상당히 들어 있으며, 그들의 감염증 치료에 유효하다는 것이 알려져 있다. 소위 항체의 칵테일이기 때문에, 이미 감염된 균이 불분명한 경우라도 효과를 기대할 수 있다. 파상풍이나 디프테리아에서는 세균을 방출하는 외독소가 발증에 중요한 의의를 가지고 있으며, 외독소에 대한 항체를 주사하는 것이 치료의 기본으로 되어 있다. 먼저 기술한 바와 같이 파상풍에는 항파상풍외독소면역글로불린이 사용되지만 디프테리아에 대해서는 말의 항혈청이 현재에도 사용되고 있다. 치료의 목적에는 이미 대량의 독소가 생성되고 있으므로, 그것을 중화하려면 대량의 항체를 주사하지 않으면 안되지만, 외상시의 발증 예방에 사용될 경우에는 소량으로 끝난다.

4. 무 · 저감마 글로불린 혈증의 감염 예방

면역계의 선천적인 결함 때문에 충분한 항체를 만들지 못하는 것이 있다. 혈청 중의 면역글로불린(γ글로불린)의 양이 적음으로 저감마 글로불린 혈증이라고 한다. 이로 인하여 자주 감염증에 이환되고 그 감염증이 잘 치유되지 않는 문제가 생긴다. 그러므로, 면역글로불린 제재를 주사하여 항체를 보충해주는 치료가 시행된다. 면역글로불린을 건강인의 것으로 바꿔놓는다는 의미에서 면역글로불린 치환 요법이라고 한다. 이와 같은 환자에서는 제재의 주성분인 IgG의 반감기가 약 4주 정도이므로, 초회는 200 mg/kg체중 정도 주사하고, 이후 1개월마다 100 mg/kg체중을 추가하여 가면, 혈액중의 면역글로불린 레벨을 일정 이상으로 보존할 수 있게 되며, 감염증이환을 감소할 수 있다(그림 4-3). 혈청 IgG량을 200 mg/dL이상으로 유지하는 것이 일단 목표가 되지만 호흡 기능의 예후를 생각하면, 더 높은 수치(400~500 mg/dL) 쪽이 바람직하다는 것이다.

근육 주사용의 면역글로불린 제재는 15%로 조정되어 있으므로, 체중 50 kg이라고 하면, 200 mg/kg을 투여하기 위해서는 약 70 mL를 주사해야만 한다. 이 양의 근육 주사용 제제를 정맥 주사하는 것은 위험하다. IgG의 중합체가 혼재하며 그 Fc부는 혈중의 보체를 활성화하여 아나필락시를 일으킬 가능성이 존재하기 때문이다. 보체 활성화작용이 없는 몇몇 정맥 주사용 제재가 개발되어

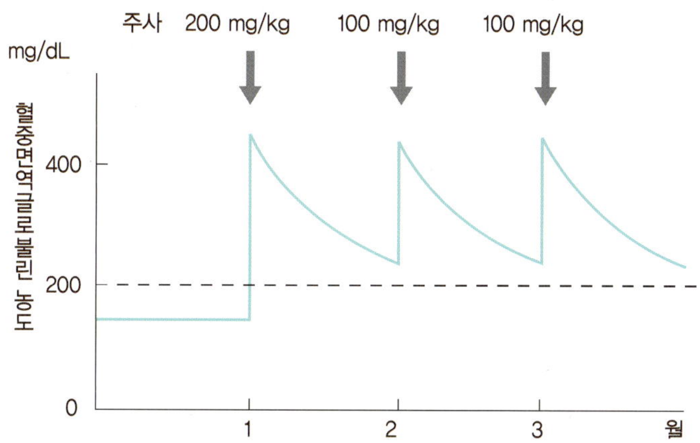

그림 4-3 _ 저γ글로불린 혈증에 대한 면역글로불린 치환

있으나, 펩신이나 플라스민 등 Fc부에 효소처리를 가한 것은 반감기가 짧고, 이 목적에는 부적당하다. 설퍼화, 환원알킬화, 폴리에틸렌글리콜 처리, pH 4처리 등의 정맥 주사용 제재가 사용된다.

5. 혈액형 부적합 임신시 감작 예방

적혈구 항원의 Rh형이 음성인 여성이 Rh양성인 아기를 임신하여 출산하면, 일부 태아의 적혈구가 임산모의 체내에 침입하여 모친은 Rh형 항원에 대한 항체를 생성하게 된다. 그림 4-4 항체를 지니게 된 여성이 두 번째 아기를 임신하면 그 항체는 태반을 경유하여 아기의 체내에 침입하여 아기의 적혈구와 결합하여 파괴시킨다. 그 결과 아기의 적혈구는 감소되고 빈혈을 일으킨다. 파괴된 적혈구의 헤모글로빈에서 빌리루빈이 생성되며, 출생 후 중증의 황달이 출현한다. 이것이 **신생아 용혈성 황달**이라고 한다.

이것을 막기 위해서, 첫 아이 출생 직후에 항 Rh항체를 모친에게 주사하여 항체를 형성하지 않도록 하는 예방법이 시행된다. Rh형에는 몇몇 항원이 있으나, 문제가 되는 것은 거의 다 D항원이므로, 실제로는 항 D항체가 사용된다. 이것은 D음성의 남성에게 양성의 이것을 막기 위해서, 첫아이 출생 직후에 항 Rh항체를 모친에게 주사하여 항체를 형성하지 않도록 하는 예방법이 시행된다. Rh형에는 몇몇 항원이 있으나, 문제가 되는 것은 거의 다 D항원이므로, 실제로는 항 D항체가 사용된다. 이것은 D음성의 남성에게 양성의 적혈구를 주사하여 항 D항체를 형성시킨 후, 그 혈액에서 γ글로불린을 분리한 것이다(항 D 사람의 면역글로불린). 분만 후 72시간 이내에 250 ug을 주사

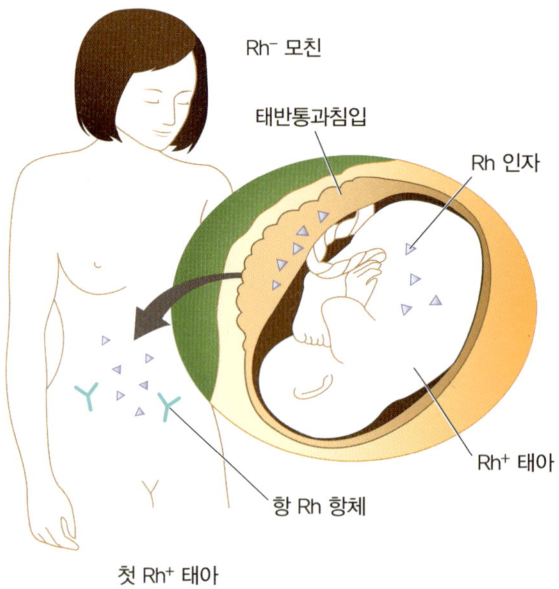

그림 4-4 _ Rh– 모친의 Rh 항체 형성

한다. 이 방법은 당초, 항체를 주사하여 침입한 아기의 적혈구를 재빨리 파괴하고 제거하여 감작의 성립(그 항원에 면역 반응을 일으키는 계기를 만드는 것)을 막는다고 알려져 있다.

6. 암의 치료

단클론 항체(monoclonal antibody)를 만드는 기술의 발달로 정상 세포에는 존재치 않으나 암세포에만 존재하는 항원과 반응하는 항체를 순수하게 만드는 것이 가능하게 되었다 즉, 그 항체는 암세포와만 반응한다. 이 항체를 환자에게 주사함으로써 암을 치료하는 것이 시험되고 있다. 항체와 결합한 암세포에 대해 대식세포(macrophage)나 일부의 림프구 killer T Iymphocyte가 작용하여 그것을 파괴하는 것을 기대하는 것이지만, 단지 항체를 주사하는 것만으로는 많은 것을 기대할 수 없다. 그리하여 항체에 독물이나 항암제를 결합시켜놓고, 그것을 주사하는 것이 시행된다. 항체는 암세포에만 결합하므로, 독물이나 항암제를 암세포에 집중적으로 작용하게 된다. 독물이나 항암제가 항체에 유도되어 암세포를 공격하는 것에서 미사일 요법이라고 일컫는다.

7. 혈소판 소모성 자반병의 치료

혈소판 소모성 자반병 환자에게 면역글로불린 제재를 대량으로 정맥주사하면 혈소판이 증가하게 된다. 그 주요 작용 기전은 비 · 간 · 폐 등 이른바 세망 내피계에서의 혈소판의 파괴를 억제하는 것에 있다고 생각된다. 대식세포의 표면에는 IgG의 Fc부에 대한 수용체가 존재하지만, 그것에 IgG가 결합하면 대식세포의 기능이 억제 된다. 특히 혈소판에 대한 항체의 결합이 혈소판 파괴 항진의 원인이 되고 있는 특발성 혈소판 소모성 자반병에서의 대식세포는 Fc수용체에 의하여 항체가 결합한 혈소판을 포착하므로 Fc수용체에 IgG를 결합시켜서 그 작용을 차단해 버리면, 대식세포는 혈소판을 포착하지 못하게 되며, 혈소판의 파괴가 억제되는 것이 된다. 이와 같은 작용 기전에 의한 혈소판의 상승은 일시적이기 때문에, 외과 수술이나 출산시 혹은 외상시에 출혈을 억제할 목적으로 사용된다. 혹은 급성형으로 여하한 자연치유가 기대되는 증례이며, 고도의 혈소판 소멸이 있는 경우에, 과다 출혈의 위험을 예방하기 위하여 사용된다. 이 치료법에 관해서는 다른 기전도 생각하게 된다. 후술하는 바와 같이 대량의 면역글로블린 투여는 항체 생성을 억제하므로, 혈소판에 대한 항체의 생성도 억제된다고 하는 것이다. 만성형에 대해 다른 치료법으로 효과가 상승하지 않는 경우에는 그와 같은 것을 기대하여 사용해 보게 된다.

8. 자가 면역 질환, 면역복합체 질환치료

자가면역 질환의 치료에 대량의 면역글로불린을 투여하는 것이 시행된다. 이 방법의 기전으로 생각되어지는 것이 바로 자기 항체 생성의 억제이다. IgG는 음성피드백을 면역계에 걸어 항체 생성을 억제 한다. 이것은 림프구 중에 IgG의 Fc부에 대한 수용체를 지닌 것이 있으며 거기에 IgG가 결합함으로 활성화되어 항체 생성을 억제하는 물질을 생성하는 것으로 생각되어진다. 항체의 생성에는 대식세포도 관여되지만, IgG의 결합에 의해 대식세포의 기능이 억제되는 것도 관계한다고 생각된다. 이런 경우 자기 항체뿐만이 아니라 다른 일반의 항체 생성도 억제된다.

또 한 가지 생각되는 것은 항이디오타이프 항체의 관여이다. 항체분자는 특정한 항원과만 결합하게 되어 있다. 그러므로 항원 결합부에 그 항체의 고유의 구조가 존재한다. 항체를 동물에 면역하면, 항체 분자의 여러 가지 부분에 대한 항체가 형성되지만 그 대부분은 어떠한 항체에도 공통적으로 존재하는 구조에 대한 것이다. 그러나 먼저 기술한 그 항체의 고유한 구조에 대한 항체도 형성하게 된다. 이것을 항이디오타이프 항체라고 한다. 동물에 면역한 것이 아니라도 어떤 항체가 형성된다고 하는 현상이 있다. 그리고 항이디오타이프 항체는 전 항체의 생성을 억제하게 된다.

자기 신체의 세포나 조직에 대한 항체 즉, 자기항체는 자기의 신체에만 상해적으로 작용하여 자가면역질환을 일으킨다. 따라서 그와 같은 항체는 형성되지 않도록 해야 한다. 자기 항체 생성을 억제하는 메커니즘은 몇 몇 있지만, 그중 하나가 항이디오타이프항체에 의한 것이다. 건강인에게서는 자기 항체에 대한 항이디오타이프 항체가 충분히 형성되어 있으며 그것은 혈청 중에도 존재할 가능성이 있다. 따라서 면역글로불린 제재 중에도 항이디오타이프 항체가 존재하며 자기 항체 생성을 억제하게 될 것으로 기대된다.

항체는 항원분자와 결합하는 성질이 있으므로, 항원과 항체와의 반응의 결과, 약간의 항원과 항체 분자가 모여서 집괴를 형성한다. 이것을 **면역 복합체**(immune complex)라고 한다. 면역 복합체가 조직에 침착하여 여기에 호중구와 보체가 결합하여 그 부위에 염증 반응을 일으킨다. 이와 같은 식으로 생긴 조직 상해를 **면역 복합체 질환**이라고 한다. 사구체 신염의 대부분은 면역 복합체 질환이다.

면역 복합체가 조직에 침착하는데 있어서 그 조직의 세포가 항체의 Fc부에 대한 수용체를 지니고 있으면 그 곳에 침착하기가 쉬워진다. 면역글로불린을 대량으로 주사하여, 그 수용체에 결합시켜 차단하면, 면역 복합체의 침착이 발생하기 어려워진다. 면역 복합체가 자기 항원과 자기 항체에 기인하는 것일 경우에는 면역글로불린 제재 중의 항이디오타이프 항체가 자기 항체의 항원 결합부에 항원과 결합하므로 면역 복합체의 형성을 방해하거나, 이미 어떤 면역 복합체를 분리시키거나 함으로써 치료 효과를 높일 가능성이 있다. 만성 관절 류머티즘의 발증에는 IgG를 항원으로 하고, 그것에 대한 **자가 항체**(류마토이드 인자, rheumatoid factor)가 형성됨으로써, 생성된 면역 복합체가 관계되어 있다고 생각된다. 항원과 항체의 결합이 그들의 집괴를 형성하기 위해서는 항원의 양과 항체의 양과의 비율이 중요하며, 항원이 과다하거나 항체가 과다하여도 항체가 면역글로불린 제재의 대량투여는 항원과잉 상태를 만들고, 면역 복합체를 해리시킬 가능성이 있다.

05
림프구의 기능
(Function of the Lymphocyte)

림프구는 림프절·비장·편도선·흉선 등에 밀집해 있는 구형 핵을 가진 세포다. 일반적으로 식작용을 나타내지 않으며 기능에 따라 여러 종류로 구분된다. 림프구는 림프관, 흉관, 혈관 등을 통하여 여러 림프조직을 순환한다. 혈중 백혈구의 약 30%는 림프구이며, 흉관 중에 순환하는 세포의 경우 대부분이 림프구다(그림 5–1).

1. 체액성 면역과 세포성 면역

세균의 독소를 중화시킬 수 있는 면역을 지닌 동물의 혈청을 면역을 지니지 않은 동물에게 주사할 경우, 혈청을 투여 받은 동물은 독소를 중화할 수 있게 된다. 이와 같은 현상은 혈액을 포함한 체액 중에 존재하는 세균의 독소에 대한 항체가 새로운 동물의 체내로 이전되기 때문에 나타난다. 이처럼 항체를 비롯하여 체액 내 방어물질에 의해 면역반응이 나타나는 현상을 **체액성면역**(humoral immunity)이라고 한다.

한편, 결핵균에 대한 면역을 지니고 있는 동물은 튜베르쿨린 양성 반응을 나타낸다. 튜베르쿨린 양성 동물의 혈청을 비면역 동물에게 주사할 경우, 비면역 동물은 튜베르쿨린 양성반응을 나타내지 않는다. 반면에, 튜베르쿨린 양성 동물의 림프구를 채취하여 음성 동물에게 주입하면 튜베르쿨린 양성 반응을 나타낸다. 이와 같이 림프구를 비롯한 면역세포에 의해 매개되는 면역 반응을 **세포매개성 면역** 혹은, **세포성면역**(cell mediated immunity)이라고 한다. 일반 바이러스에 대한 방어, 결핵균·살모넬라균·나균·리스테리아 등에 대한 방어, 진균의 방어, 이식 거부 반응을 비롯하여,

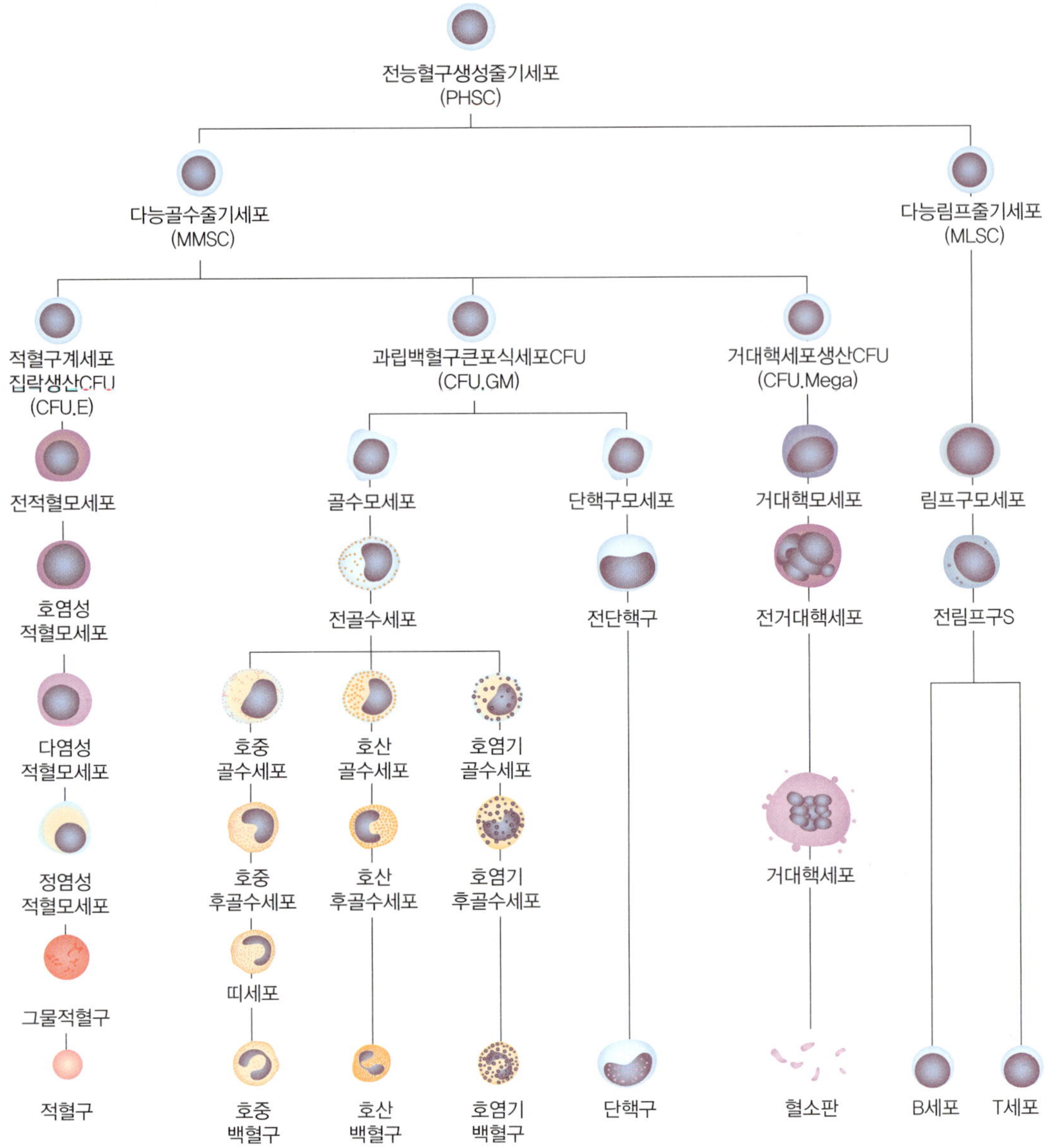

A) 모세포로부터의 혈액세포의 분화

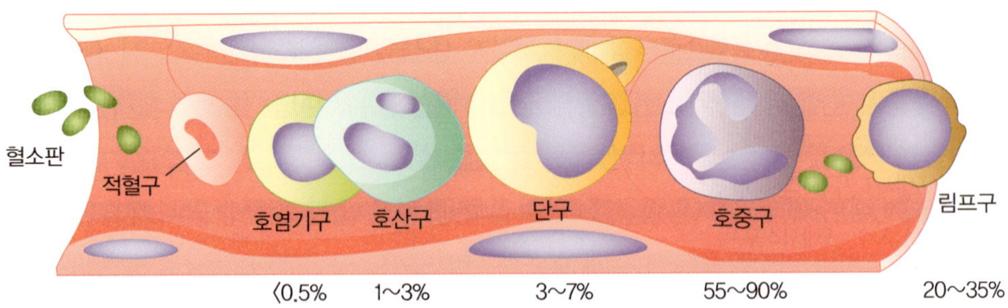

B) 혈액중 백혈구의 종류

그림 5-1 _ 혈액세포의 분화

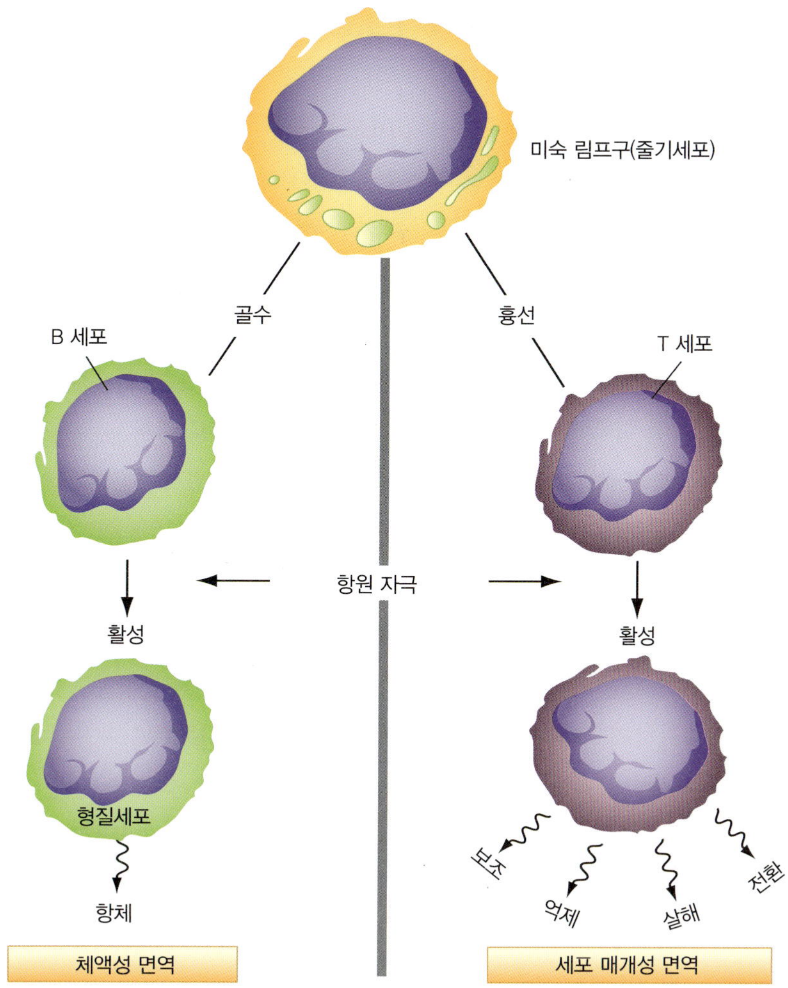

그림 5-2 _ 림프구의 면역반응

앞에서 기술한 튜베르쿨린 반응과 같은 항원에 대한 피부 반응(지연형 알레르기 반응이라고 칭하는) 등은 림프구를 중심으로 하는 세포성 면역이다.

그런데, 이와 같은 세포성 면역을 매개하는 T 림프구는 흉선에서 유래 된다. 골수에서 발생한 미성숙 림프구가 흉선 내로 이동하여 증식과 분화과정을 통하여 성숙과정을 거친다. T 림프구의 "T" 자는 흉선(thymus)의 첫 자 "T"를 따서 표기한 것이다. 참고로, 항체는 B 림프구가 만든다.

2. T 림프구의 기능

T 림프구의 주요 기능은 크게 3가지로 요약할 수 있다. 이식한 세포와 같이 자신의 것이 아닌 외부 유입 세포를 파괴하여 배제하는 일, 다른 세포를 유주시키거나 활성화 시키는 물질을 생산 · 분

비하여 균이나 이물질 제거 반응을 일으키는 일, B 림프구 혹은 다른 T 림프구의 작용을 보조 하거나 억제하여 조절하는 일 등이다.

다른 개체의 세포가 이식되면 면역 반응이 발생하고 이식된 세포는 거부되어 제거된다. 이와 같은 현상은 개체마다 조직 세포 표면에 발현되어 있는 개체 고유의 항원 때문에 발생하는데, 이와 같은 항원을 주요 조직 적합 항원이라고 한다. 이들 조직 적합 항원은 여러 종류가 존재하는데 이들을 **주조직적합성복합체**(major histocompatibility complex, MHC)라고 일컫는다. 사람의 경우는 human leukocyte antigen(HLA)이라 부른다. 주요 조직 적합 항원에는 대부분의 조직 세포에 존재하는 클라스 I과 B 세포 · 대식세포(macrophage)·수지상 세포(dendritic cell) 등 일부의 세포에만 존재하는 클라스 II가 있다. 조직 적합 항원이 같지 않은 다른 개체의 세포에 대해서는, T 림프구가 그 항원에 반응하여 상대의 세포에 상해 물질을 작용시켜 죽인다. 주로 클라스 I 주요 조직 적합 항원에 반응하지만, 클라스 II에 반응하는 경우도 있다. 이와 같이 작용 하는 T 림프구를 살해 T 세포(killer T cell) 혹은 세포 독성 T 림프구(cytotoxic T lymphocyte, CTL)라고 한다. 살해 T 림프구의 적절한 기능을 보조하는 T 림프구를 보조 T 세포(helper T cell, Th cell)라고 한다. 바이러스는 세포 속에서 자기복제를 하는 미생물이므로, 바이러스를 제거하려면 감염된 세포를 완전히 제거해야만 한다. 살해 T 세포는 바이러스 감염세포를 제거하기도 하며 종양세포를 파괴하기도 한다(그림 5-3).

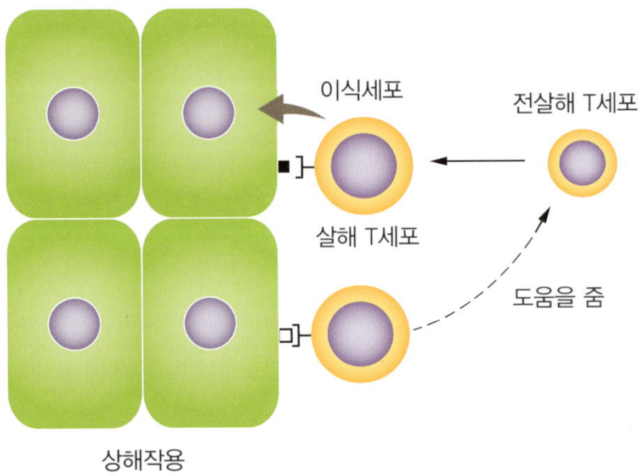

그림 5-3 _ 살해 T 세포는 이식세포 상의 조직적합항원에 반응하여 이식세포를 공격한다. 이 과정을 보조 T 세포가 도와준다.

T 림프구는 세균 등의 항원과 반응하면 림포카인(lymphokine)을 생산하여 방출한다. 림프구가 만드는 작용 물질(카인 kine)이라는 뜻을 지닌 림포카인은 종류와 기능이 다양하다. 일부 림포카인은 주화 인자(chemotactic factor)로서의 작용을 나타내어 대식세포(macrophage)를 균이나 이물질의 침입부위로 모으는 기능을 수행한다. 다른 림포카인은 활성화 인자(activating factor)로써, 균이나 이물을 탐식한 대식세포(macrophage)의 살균력이나 소화력을 높인다(그림 5-4). 튜베르쿨린 반응은 결핵균 항원과 반응한 T 림프구가 림포카인을 방출하여 일으키는 염증 반응이다.

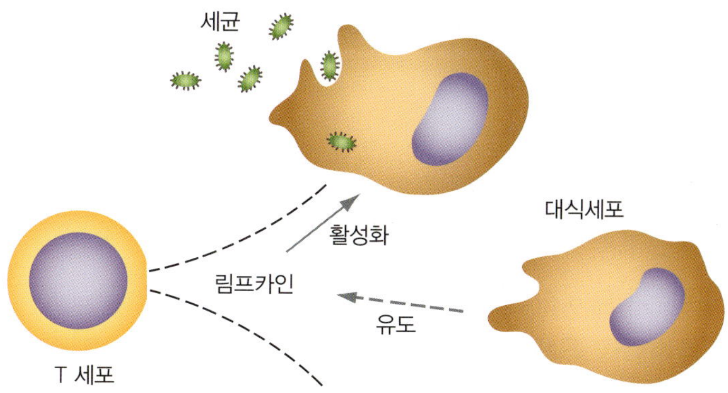

그림 5-4 _ T 세포는 림포카인을 방출하고, 대식세포를 모아 활성화시켜 외부 물질의 처리에 임하게 된다.

투베르쿨린을 주사한 후, 두번째 날 즈음에 최대의 반응이 일어나기 때문에, 이와 같은 반응을 지연형 피부 과민 반응(알레르기 반응)이라고 한다. 결핵균의 감염 경험이 없는 사람은 음성반응을 나타내며 이러한 반응 양상을 결핵 감염 진단에 응용하고 있다.

항체의 생성량과 생성 기간은 적절하게 조절되어야 하는데, 이러한 기능을 수행하는 세포를 억제 T 세포라고 일컫는다. 억제 T 세포는 보조 T 세포나 B 림프구에 작용하여 항체 생산을 억제하며, 이외에도 살해 T 세포를 억제하거나, T 림프구에서의 여러 물질 생산을 억제한다(**그림 5-5**). 림프구의 표면에 여러 가지 분자가 존재하며 단클론 항체를 이용하여 분석이 가능하다. 분석 결과에 의하면 T 림프구는 CD4분자와 CD8분자를 지닌 것이 있으며 억제 T 세포의 대부분은 전자에 속해 있다. 림포카인을 생산하는 T 림프구는 주로 전자에 속하나, 후자에 속하는 것도 있다. CD8분자를 지닌 T림프구는 대부분 바이러스 감염 세포를 직접 제거하는 세포독성 기능을 나타낸다. 최근에는 CD8분자를 발현하는 억제세포의 존재도 보고되었다.

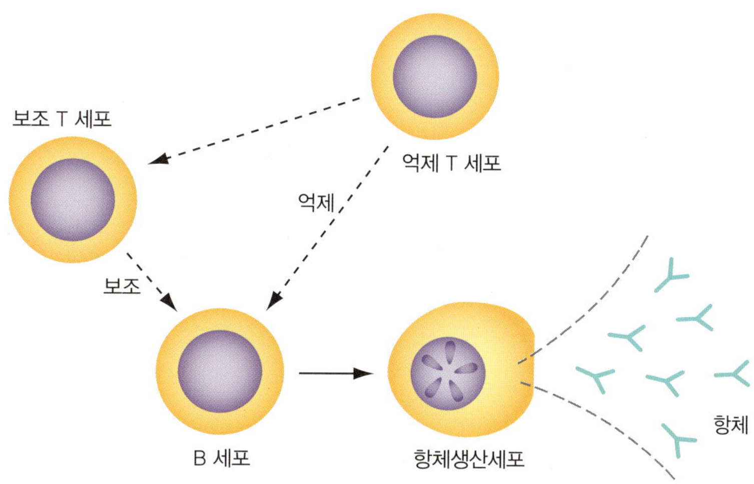

그림 5-5 _ B 세포의 항체생산은 보조 T 세포에 의해 보조되고, 억제 T 세포에 의해서 억제되어 조절된다.

3. T 림프구의 항원 인식과 T 림프구 서브세트

T 림프구의 활성은 그 표면에 존재하는 항원 수용체에 항원이 결합함으로써 시작된다. **T 세포 수용체**(T-cell receptor)는 항체의 Fab부분과 마찬가지로 항원과 1대 1의 대응성을 나타낸다. T 세포 수용체는 2개의 폴리펩타이드사슬로 구성된다(그림 5-6 A, B). 대부분의 T 세포 수용체는 α사슬과 ß사슬이 이중황화결합을 통해 결합되어 있지만, 일부 γ사슬과 δ사슬의 T 세포 수용체를 지닌 것도 있다. 어느 것이나 **가변(V) 영역**과 **불변(C) 영역**으로 구성되어 있으며, 2개 사슬의 가변 영역으로 둘러쌓듯이 항원과 결합한다.

α사슬은 분자량이 45,000~50,000 Da이며 가변 영역은 V영역의 유전자와 J영역의 유전자를 짝지어서 만든 활성 유전자에 의해 생성된다. V영역에는 50~100종류, J영역에도 50~100종류의 유전

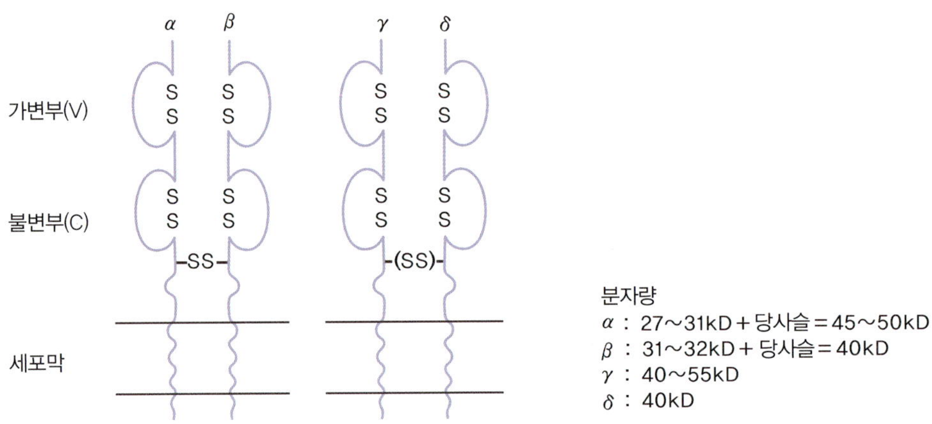

A) T 세포의 항원수용체. 주로 αβ사슬로 이루어져 있으며, γδ사슬을 지닌 T 세포도 일부 존재한다.

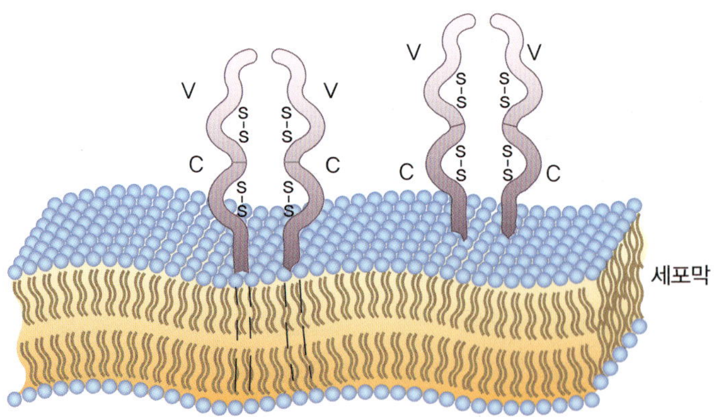

B) T세포항원수용체의 구조 모형도

그림 5-6

자가 있으므로 수천종류의 조합이 가능하며, 결합부에 유래불명의 염기가 가해져 10종 정도의 상이한 것이 생기므로 결과적으로 수만 종류의 유전자가 만들어지게 된다.

ß사슬은 40,000 Da이며 가변영역은 50~100종류의 V영역 유전자, 2종류의 D영역, 13종의 J영역 유전자로 짝지어진 활성 유전자에 의해 생성된다. 수천개의 조합이 구성되지만, a사슬과 마찬가지로 결합부의 반입 염기에 의한 다양성이 10종류 생기고 또 다시 짝바뀜으로 세 종류가 생겨서, 합계 수만 종류가 만들어 지게 된다. 따라서 a사슬 ß사슬로써 구성되는 T 세포 수용체는 계산상 1×10^9 종류가 생성될 수 있다.

γ사슬은 분자량 50,000 Da며 가변영역은 6~8 종류의 V영역 유전자와 3~5종류의 J영역 유전자를 짝지은 활성유전자에 의해 생성된다. 그 조합에, 결합부의 염기 반입에 의한 10종 정도의 다른 조합이 생기고, 합계 수백 종류의 조합이 생성된다. 불변영역은 두 종류($C\gamma_1$, $C\gamma_2$)가 있다.

δ사슬은 분자량 40,000 Da며, 3~7종류의 V영역, 2종류의 D영역, 3~5종류의 J영역 유전자로 형성된다. γδ형 T 세포 수용체의 특징은 V, J 영역 사이에 끼어 있는 접합부위(junctional region)의 아미노산 배열이 매우 다양해서 αß보다 적은 유전자를 쓰면서 1억 종류나 되는 수용체를 생성할 수 있다는 점이다. γδ형 수용체를 지닌 T 림프구는 피부나 소화관에 많이 분포하고 있으며, 이들 부위의 면역 기능에 관여하고 있을 뿐만 아니라, 세포상해 활성을 지닌다.

T세포 항원 수용체와 항원 간의 결합은 특이성을 나타내는데, 이는 수많은 림프구 가운데 특정 항원과 결합하는 수용체를 지닌 림프구만 선택되어 활성화 된다는 것을 의미한다. 림프구 측에서 보면, 수많은 항원 중에서 자기가 대응해야 할 항원을 찾아내서 반응을 나타낸다 볼 수 있다. 이 때문에 림프구 항원 수용체의 **항원 인식**(antigen recognition)이라는 표현이 사용된다.

T 림프구의 경우, 항원을 인식하려면 수용체와 항원간의 결합만으로는 불충분 하며 항원 제시 세포(antigen presenting cell)라고 하는 다른 세포를 필요로 한다. 항원 제시 세포는 일반 세포와 마찬가지로 클라스 I 조직 적합 항원을 표면에 발현하며, 클라스 II 조직 적합 항원도 발현하고 있다(**그림 5-7**). 조직 적합 항원과 결합된 해당 항원을 인식하는 방식에 대하여 여러 가지 가설이 존재한다. 우선, 주요 조직 적합 항원과 해당 항원을 각기 따로 따로 인식한다고 하는 가설과, 주요 조직 적합 항원이 해당 항원과의 결합에 의해 변형된 것[변형된 자기의 주요 조직 적합 항원(modified self)]을 항원 수용체로 인식한다고 하는 가설이 있다(**그림 5-8**).

전술한 바와 같이, CD4분자를 발현하는 T 림프구는 MHC 클라스 II 항원을 통하여 특이 항원을 인지하며, CD8분자를 발현하는 T 림프구는 MHC 클라스 I 항원을 통하여 특이 항원을

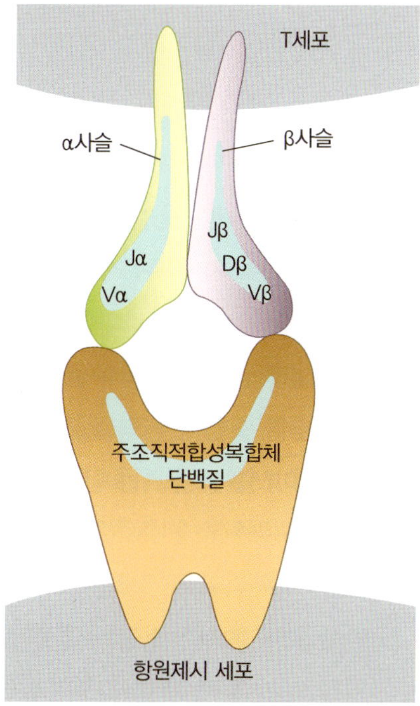

그림 5-7 _ 항원제시 세포

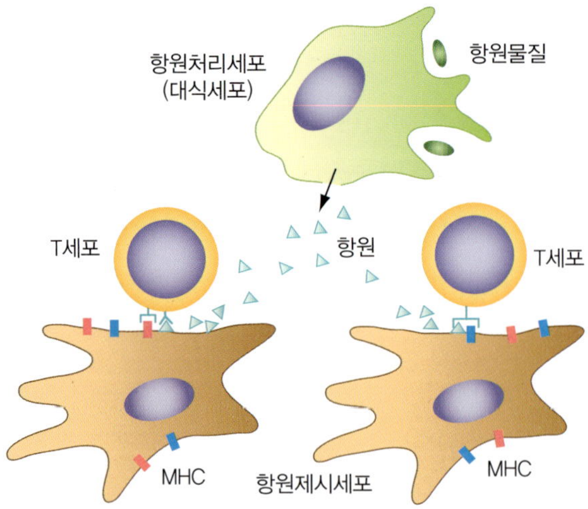

그림 5-8 _ T 세포에 의한 항원인식 항원과 항원제시세포상의 MHC(주요조직적합항원)를 개별로 인식하거나(좌), MHC에 항원이 가해져서 수식되어 인식한다(우).

인지한다(표 5-1).

표 5-1 _ T 세포 서브세트

CD4	CD8
항원인식에 MHC클라스 II를 이용 MHC 클라스 II를 지닌 항원제시 세포가 필요	항원인식에 MHC클라스 I을 이용
보조 T 세포 억제 T 세포 살해 T 세포의 일부	살해 T 세포 억제 T 세포

4. B 림프구의 기능

B 세포는 항체(면역글로불린)를 합성하여 분비하는 기능을 수행한다. 항체는 형질세포에 의해 생산되며, 형질세포는 항원과 반응한 B 림프구에서 분화된다. B 림프구가 항체 생산 세포로 분화하려면, 항원과 반응하는 것 이외에 T 림프구의 작용도 필요하다. 이러한 일을 하는 T 림프구를 보조 T 세포라고 한다. B림프구는 항원과 1대 1의 반응성을 나타내는 표면 항원 수용체를 발현한다. 이들 표면 항원 수용체는 B 림프구가 항체 생산 세포인 형질세포로 분화된 후 생산하는 항체와 동일한 것이다. 즉, B림프구는 면역글로불린을 항원 수용체로써 사용하고 있는 것이다.

5. 면역글로불린 유전자 재배열

면역글로불린을 합성하기 위해서는 면역글로불린 유전자가 활성화되어야 한다. 항체는 무한히 존재하는 여러 종류의 항원 개개에 대한 특이성을 지녀야 한다. 보통 단백질처럼 1개의 유전자에 따라 1개의 항체가 합성 된다면, 무수히 많은 수의 유전자가 존재해야 한다. 그러나, B림프구는 제한된 수의 유전자를 이용하여 무수히 많은 종류의 항체를 합성하기 위해서 유전자의 재배열이라는 특별한 방법을 이용한다.

마우스의 경우, 면역글로불린 H사슬의 유전자는 약 100 종류의 V(variable)영역, 약 10종류의 D(diversity)영역, 4종류의 J(joining)영역으로 구성된다. 각 영역 중 한 종류씩만 선택되어 가변부 발현을 위한 활성화 유전자를 형성하게 된다(**그림 5-9**). 따라서, 단순 계산으로 $100 \times 10 \times 4 = 4 \times 10^3$ 종류의 활성화 유전자가 형성될 수 있음을 알 수 있다. L사슬의 가변부 유전자는 약 300종류의 V영역 유전자와 5종류의 J영역 유전자로 구성된다. 각각에서 하나씩 유전자가 선택되어 새로운 활성화 유전자를 만들기 때문에, $300 \times 5 = 15 \times 10^2$ 종류의 활성화 유전자가 형성될 수 있다. H사슬의 가변부와 L사슬의 가변부가 항원 결합부를 형성하기 때문에, $4 \times 10^3 \times 15 \times 10^2 = 6 \times 10^6$종류의 항원에 대응할 수 있는 항체를 마련할 수 있게 되는 것이다. 또한, V, D, J의 결합에 있어서 두벌씩 염기의 차질에 의한 차이가 생김으로, H사슬에 부착하여 2개소, L사슬에 부착하여 1개소 결합이 있을 것이므로 $2 \times 2 \times 2 = 8$종의 다른 조합이 발생한다. 따라서, 전부 합계하면 $6 \times 10^6 \times 8 = 4.8 \times 10^7$ 종류의 항체를 만들 수 있는 잠재 능력이 존재하는 셈이다.

면역글로불린 유전자의 재배열이라는 현상은 임상적으로도 응용되고 있다. 백혈병이나 림프종

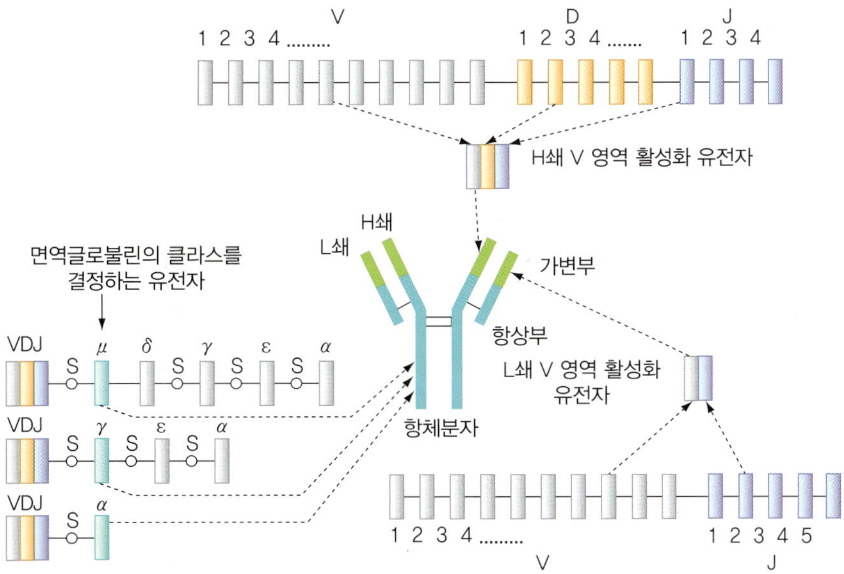

그림 5-9 _ 면역글로불린 유전자 재배열과 가변부형성 및 클라스의 결정

에 관하여, 종양 세포가 림프계인가 아닌가, B 세포인가 T 세포인가 하는 것 등은, 치료법의 선택과 예후 예측에 있어서 매우 중요하다. 세포 표면에 면역글로불린을 보유하고 있으면 B 세포라고 동정되지만 보유하고 있지 않다 하여도, 세포 내에서 면역글로불린 유전자의 재배열이 생겼다면, 그 세포는 B 세포의 분화가 개시되어 있다는 것을 암시한다. 이러한 이유로 종양 세포를 대상으로 면역글로불린 유전자 재배열의 유무를 검사하는 일이 시행된다.

6. 면역글로불린의 클라스 전환

면역글로불린에는 IgM, IgG, IgA, IgE, 및 IgD 등의 클라스가 있다. 항체 분자들간의 이 클라스 전환도 유전자의 재배열에 의해서 진행된다. H쇄 항상부의 면역글로불린 클라스를 결정하는 유전자는 IgM(μ), IgD(δ), IgG(γ), IgE(ε), IgA(α)의 순으로 배열해 있다. 서브 클라스까지 진입하면 μ, δ, γ3, γ1, α1, γ2, γ4, ε, α의 순으로 되어 있다(그림 5-9). 각각 그 전에는 S영역이라고 일컫는 염기 배열이 존재한다. 가장 먼저 V 영역의 VDJ활성화 유전자의 다음에 μ가 결합해 있으므로, IgM이 생산된다. γ이전의 S를 이용하여, μ·δ의 부분을 넘겨서 γ가 VDJ의 다음에 결합하면 IgG의 항체를 결합하는 유전자가 형성하게 된다. 이런 방식으로, 같은 항체이면서 IgM에서 IgG로 혹은, IgA로 개조되는 것이다. 이것을 **면역글로불린의 클라스 전환**(switch)라고 한다(그림 5-9). 항원 결합부 및 L쇄가 κ형인가 λ형인가는 변함없이, 클라스만이 바뀌는 것이다. 유전자(DNA)는 바뀌지 않고 그것을 전달하는 mRNA 수준에서 클라스 전환을 일으키는 기전도 존재하는 것 같다.

항원과 반응한 성숙 B 림프구는 항체 생산 세포로 분화하여, 항체를 합성, 분비한다. 그 생산하는 항체의 특이성 및 L쇄가 κ형인가, λ형인가는 B 림프구 단계에서의 표면 면역글로불린과 동일하지만, 이소타이프(클라스)는 변화한다. 처음에는, IgM 항체가 생산되지만, 일부의 B 세포에서는 클라스 스위치가 생기고, IgG 항체를 생산하여 표면에 IgG를 발현하게 된다. IgA 생산 세포로 분화되는 것도 있다. 표면에 IgG나 IgA를 발현하는 B 세포 일부는 항체 생산 세포로 분화하지 않고, **기억 B 세포**(memory B cell)로서 남아, 동일한 항원이 재침입이 발생할 경우, 보다 빠르게, 보다 많은 항체를 생산한다.

한개의 B 세포는 오직 한 종류의 항원수용체(표면 면역글로불린)를 발현하며, 항원과 만날 경우 항원에 대응하는 수용체를 지닌 B 림프구가 반응한다. 반응 후 B 림프구는 증식하여 수가 증가하고(동일세포 집단 즉 클론의 확대), 항체생산 세포로 분화하여 항원 수용체와 동일한 항체를 생산한다(그림 5-10).

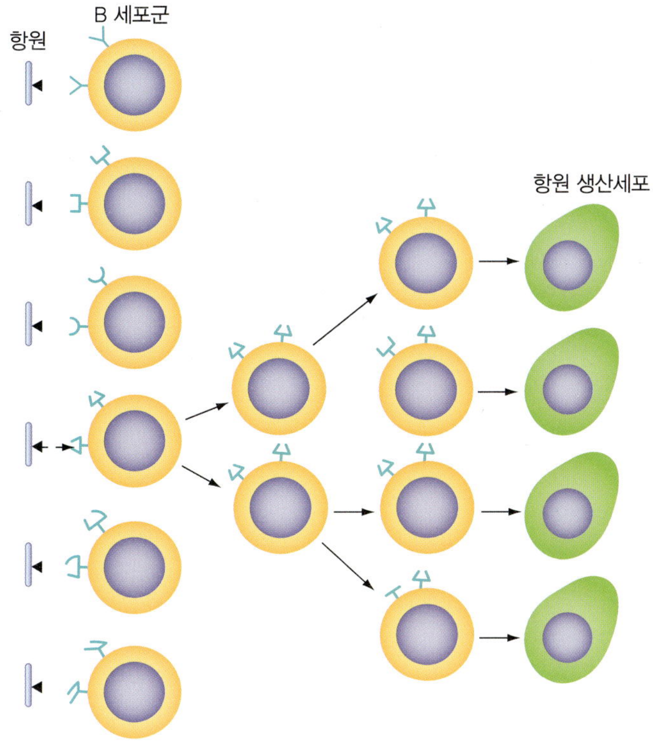

그림 5-10 _ 항원에 대응하는 수용체를 가진 B 세포만이 증식하여 항체 생산세포로 분화된다.

7. 살해K(Killer) 세포

식세포는 그 표면에 항체의 Fc부분에 대한 수용체(Fc receptor)를 지니고 있으며, 항체가 결합한 균이나 이물을 수습하여 세포내로 끌어들여 처리한다. 림프구 중에도 Fc수용체를 지닌 것이 존재하며, 그것을 이용하여 항체가 결합해 있는 세포에, 항체를 교량으로 하여 결합해 그 세포를 파괴한다. 이러한 작용을 지닌 림프구를 지칭하여 **살해K**(killer)**세포**라고 한다. 이와 같은 형태의 세포 상해작용을 **항체 의존성 세포독성(상해)작용** ADCC (antibody dependent cell-mediated cytotoxicity)이라고 한다(그림 5-11). B 림프구나 T 림프구와는 다른 종류의 림프구가 주체가 되는 것으로 생각되지만, T 세포의 일부가 ADCC작용을 보이는 것도 있다. 종양세포 · 바이러스 감염 세포의 제거, 이식 거부 반응의 일부분을 담당하고 있는 것으로 여겨진다.

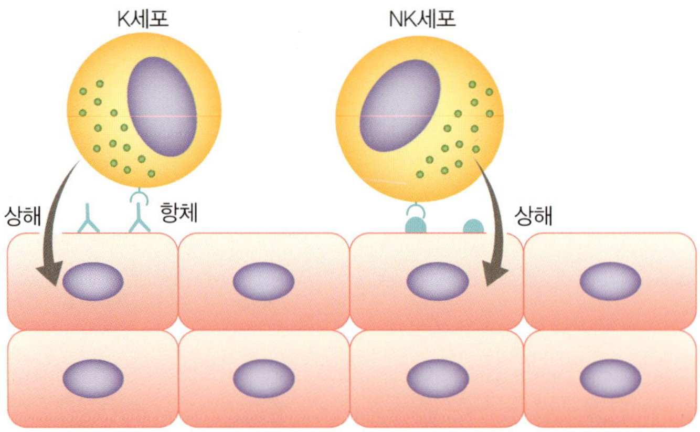

그림 5-11 _ K세포와 NK세포의 표적세포상해작용

8. 자연 살해NK(natural killer)세포

살해 T 세포가 표적 세포(target cell)를 제거하기 위해서, 살해 T 세포의 전단계세포(precursor) 즉, 전살해 T 세포가 표적 세포상의 항원에 반응하고, 보조 T 세포의 도움으로 증식하여, 살해 T 세포로 분화된다. 이때, 수일을 소요하게 된다. 그렇지만, 종양 세포나 바이러스감염 세포를 만난 순간에 공격할 수 있는 림프구가 존재하는 것이 발견되었다. 분화 과정을 거치지 않고 최초부터 상해작용을 지닌 세포의 존재를 의미하며, 이들을 **자연살해**(natural killer, NK)**세포**라고 일컫는다. 면역반응을 통하지 않고도 자연히 형성되는 항체를 자연항체(natural antibody)라고 하는 것과 유사하다. 자연살해세포의 대부분은 크기가 크며 신장모양인 핵을 지니고 있고, 세포질에는 다량의 원형질 과립을 포함하는 형태학적 특징을 지니고 있다. 이와 같은 림프구를 **대과립림프구**(large granular lymphocyte, LGL)라고 일컫는다.

자연살해세포가 살해 T 세포와 다른 또 한가지 점은, 한 개의 자연살해세포가 몇 개의 상이한 표적 세포를 상대할 수 있다는 것이다. 살해 T 세포와 표적 세포의 관계가 항체와 항원의 엄밀한 일대일 대응성을 가진 점과는 대조적이다. 그렇지만, 자연살해세포가 상해할 수 있는 세포의 종류는 종양세포(특히, 림프계 종양)의 일부, 바이러스 감염 세포 일부에 국한되어 있다. 자연살해세포는 종양 세포나 바이러스 감염세포 상에 발현되는 당단백을 인지한 후, 결합하여 상해 작용을 나타내는 것으로 여겨진다(그림 5-11).

9. 림포카인 활성화 살해(LAK)세포

T 림프구가 생산, 방출하는 림포카인 중에는 인터루킨-2(IL-2)라고 하는 물질이 있다. 이 물질은 T 림프구의 증식을 초래하는 역할을 하여 T 림프구 증식 인자라고 호칭되기도 한다. 인터루킨-2에 의해 활성화되고 세포를 죽이는 기능을 나타내는 **림포카인 활성화 살해 세포**(lymphokine activated killer cell, LAK cell)가 존재한다. 이 세포는 자연살해세포보다도 여러 가지 종양 세포를 폭 넓게 파괴할 수 있다. 암환자의 혈액에서 림프구를 채취하여 IL-2를 작용시킨 후 배양하여 LAK세포를 만들어 환자에게 주사하는 암 치료법이 이루어지고 있다.

상기의 림프구의 종류와 각각의 기능을 표 5-2에 요약하였다.

표 5-2 _ 림프구의 종류와 기능

림프구의 종류	기능
B 세포	항체생산
살해 T 세포	이질세포의 파괴 및 제거
DTH효과(effector)	림포카인 산생에 의한 대식세포의 식살균, 이물소화, 항종양 작용의 증상
보조(helper)	B 세포의 항체 생산의 보조 살해 T 세포 발현의 보조
억제(suppressor)	항체 생산의 억제 살해 T 세포의 억제 DTH효과 T 세포의 억제
K세포	항체와 결합한 세포의 파괴 및 제거
NK세포	종양세포, 바이러스세포의 파괴 및 제거
LAK세포	종양세포의 파괴 및 제거

Delayed type hypersensitivity(DTH)–지연형 알러지 – T 세포

06 림프구의 발생 (Lymphocyte Development)

1. B림프구의 유래

사람의 경우 통상의 B 세포는 조혈장기인 골수에서 유래한 미숙 림프구로부터 성숙된다. B림프구 전단계의 세포를 전B 림프구라고 부른다. 이들은 표면에 면역글로불린을 발현하지 않지만, 세포질 내에 불완전한 IgM의 H사슬이 존재한다. B 림프구는 성숙 단계에 따라 표면 분자의 발현 패턴이 변화한다. 전 B림프구보다 더욱 미숙한 단계에서는 CD19항원이 출현한다. 전 B림프구의 단계에서는 CD20항원이, B림프구의 단계에서 CD21항원이 나타나고, 항체 생산 세포로 분화하면 소실된다. B 림프구의 분화는 골수에서 림프 조직으로 이행하는 동안에 진행되는 것으로 생각된다. 이렇듯 골수에서 유래하는 특성으로 인해 B 림프구의 이름이 부여된다. 조류에서는 총배설강 근처에 있는 bursa of Fabricius가 B 림프구의 분화장소로 알려져 있다. 한편, 골수에서 유래하는 것이 아닌 별도의 B 림프구 계열이 존재한다. 대부분 복강에서 발견되지만, 림프절에는 보이지 않고, 비장으로의 이동은 있는 것으로 여겨진다. 이들 B 림프구는 표면에 CD5항원을 지니고 있으며 류마티스 관절염에서 증가한다.

2. B 림프구계의 발생 및 분화과정

미숙한 B 림프구계 림프구는 면역글로불린 유전자의 재배열이 진행함에 따라서 성숙한 B 림프구로의 분화가 진행한다. 우선 H사슬 D-J의 재배열, 다음으로 V-DJ의 재배열이 생긴다. DJ의 재배열이 되면 IgM의 H사슬이 합성된다(그림 6-1). 이 단계의 림프구를 **전 B 세포**라고 일컫는다. 계속하여 L쇄의 V-J의 재배열이 발생하면, H쇄, L쇄가 구비된 완전한 IgM이 합성되며, 세포 표면에 늘어서게 된다. 이 표면 IgM은 B 림프구가 항원과 반응할 때의 항원 수용체 기능을 수행한다. 표면에 면역글로불린을 보유하고 있는 림프구를 **B 림프구**라고 한다. 이 B 림프구가 보다 성숙하면 표면에 IgM과 IgD를 지닌 성숙형의 B 림프구가 된다. 여기까지의 분화과정은 항원과의 반응과는 관계없이 진행한다.

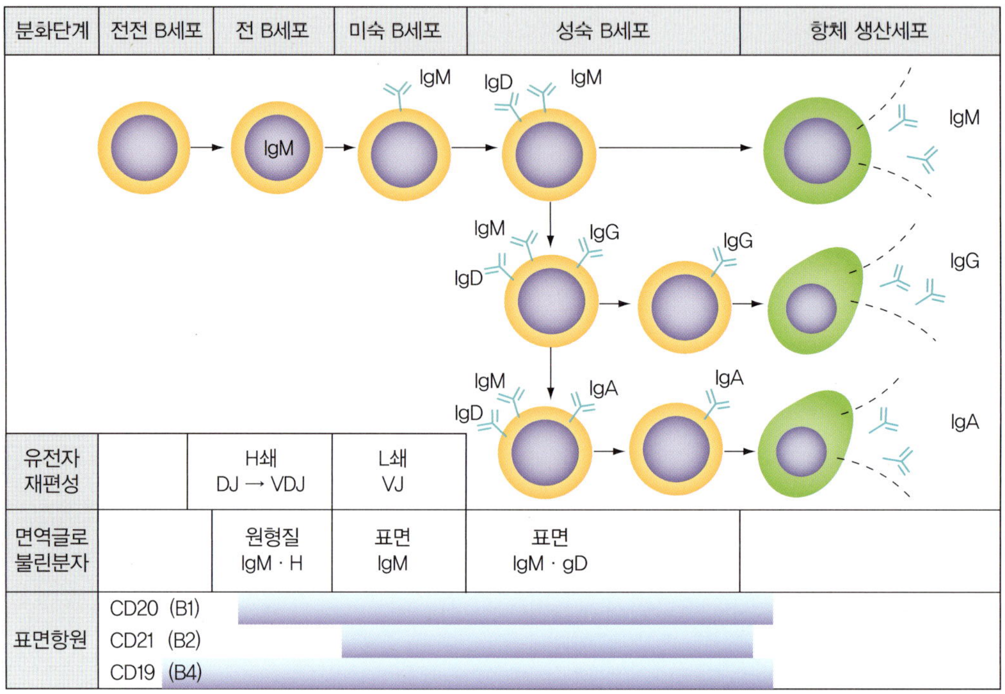

그림 6-1 _ B 세포계 림프구의 발생 및 분화과정

3. B 림프구 분화에의 T 림프구의 관여

T 림프구가 존재하지 않아도 항체가 생산될 수 있는 항원을 지칭하여 **T 림프구 비의존성 항원** 혹은, 흉선 비의존성 항원이라고 한다. 다당류·리포, 다당류·덱스트란, 폴리비닐 피롤리돈 등이며 동일 항원 결정기가 몇 개씩 되풀이하여 배열해 있는 공통된 성질을 가지고 있다. 또, 생산되는 항체는 IgM에 국한되어 있으며, 항원의 재 침입 시 보다 많은 항체가 형성되는 현상(booster 효과)이 보이지 않는다. 그 밖의 일반 항원은 **T 림프구 의존성 항원**이며, 형질세포 분화를 보조하는 T 림프구는 CD4 분자를 발현하며, 보조 T 세포라고 한다.

보조 T 림프구의 작용방식은 두 가지이다. 첫 번째 기전은 인터류킨(interleukin, IL)이라는 액성

물질을 생산, 분비하여 B 세포에 작용시켜, B 림프구의 증식과 항체 생산세포의 분화를 유도하는 것이다. 휴지기(Go)에 있는 B 세포의 항원 수용체(표면 면역글로불린)에 항원이 결합하고 IL-4가 작용하면 B 세포는 G_1기에 들어가 세포 분열의 준비상태로 된다. 여기에 IL-2, IL-5가 작용하면 B 림프구는 세포분열을 일으켜 증식한다. 계속하여, 그 B 세포는 IL-2, IL-4, IL-5, IL-6 혹은 인터페론 감마(interferon-γ)의 작용에 의하여 항체생산세포로 분화한다.

보조 T 림프구의 두 번째 작용기전은, 항원 분자를 매개로 하여 B 림프구와 T 림프구가 접촉하는 방식이다. T 림프구가 반응하는 항원결정기와 B 세포가 반응하는 항원결정기와는, 그것들이 동일 분자 상에 있는 것이라면, 서로 다른 것이라도 상관없다. 이 때, T 림프구가 유래하는 개체의 클라스 2 HLA와 B 세포가 유래하는 개체의 그것이 동일해야 하며 이것을 **MHC제한**(MHC restriction)이라고 한다. T 림프구는 HLA항원이 다른 사람의 B 림프구를 돕지 않는다. 보조 T 세포가 항원과 반응하기 위해서는 클라스 2 HLA 항원을 지닌 항원제시세포의 중재를 필요로 하므로, 이 경우, T 림프구·B 림프구·항원제시세포 등 세 종류의 세포가 서로 접촉하게 된다(**그림 6–2**).

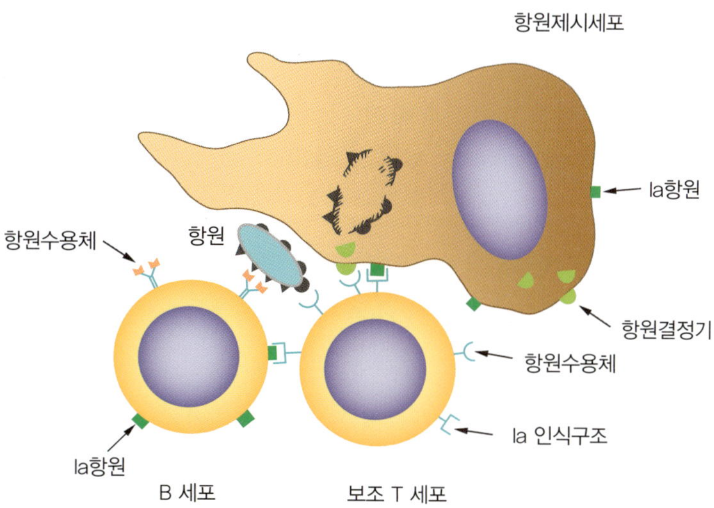

그림 6–2 _ 접촉형 인식에 의한 보조 T 세포에 의한 B 세포 분화의 보조 Ia항원 : 사람인 경우는 클라스 II HLA항원

B 림프구의 면역글로불린의 클라스 전환을 유도하는 보조 T 세포의 존재도 알려져 있다. 소화관의 림프조직에는 IgA의 클라스 전환과 관련된 T 세포가 많으며, IgA를 점막상에 생산, 분비하는 과정을 보조하는 것으로 생각된다. 이와 같은 T 림프구는 IgA 생산을 유도하기 쉬운 IL-5를 잘 분비한다. 알레르기의 원인이 되는 IgE항체의 생산을 유도하는 보조 T 세포나 그 액성인자도 알려져 있다. IL-4는 IgGl과 IgE와의 생산을 유발하기 쉽다.

4. T 림프구의 유래

혈구는 태생기에 간에서, 그 후에는 주요 조혈장기인 골수에서 형성 · 발생한다. 그 중의 일부가 흉선으로 이동하여 T 림프구로 분화한다. 전 T 세포는 흉선중의 상피세포 · 대식세포 · 수지상 세포 등과의 접촉에 의해서, 또는 그들이 생산하는 물질의 작용에 의해서 분열 · 증식되며 각각 특정한 항원에 대한 T 세포 수용체를 지닌 T 세포로 분화되어 간다. T 림프구 중에도 서로 상이한 기능을 수행하는 몇 가지 종류가 있으며, 이들을 T 세포 서브세트subset라고 한다. 각 서브세트는 흉선 내에서 분화한다.

5. T 림프구의 발생 · 분화 과정

T 림프구계 세포는 흉선에서 분화하여 성숙하며, 그 과정 중에 T 세포 수용체나 그 밖의 세포표면분자가 생성 · 발현된다. T 림프구로 분화하게 될 운명을 가진 림프구에는 우선 CD3분자의 유전자 발현이 일어나 세포질 내에 CD3가 합성된다. 그러나, 그것은 성숙 T림프구와 달리 세포표면에 발현 되어 있지 않다. 이 단계의 T 림프구는 T 세포 수용체T cell receptor γ유전자와 δ유전자의 V-J 재배열을 진행시킨다. 동시에 ß유전자의 D-J재배열도 진행된다.

γδ의 활성유전자의 산물이 생성 되어 γδ형의 T 세포 수용체T cell receptor가 합성되고, 동시에 CD3분자도 세포막에 발현된다(**그림 6-3**). γδ형 T 세포 수용체를 지닌 T 림프구는 흉선 내에서 분화하기도 하며, 흉선 외에서 분화하기도 한다. 흉선 내에서 분화한 γδ형 T 림프구는 동시에 CD8 분자도 발현 하지만, 흉선 외에서 분화한 경우 CD4, CD8를 발현하지 않는다. γ·δ의 활성 유전자를 생성하지 못한 T 림프구는, ß유전자에 대하여 V와 DJ의 재배열이 발생 하고, ß 활성유전자가 생성되면, 다음으로 α유전자의 V와 J의 재배열이 시작된다. ß의 활성 유전자가 생성되지 못한 세포는 사멸한다. 재배열에 의해서 α의 활성 유전자가 생성되면, 세포 표면에 αß형의 T 세포 수용체가 형성 되고, 동시에 세포막에 CD3분자가 표출되기 전에 CD4와 CD8 쌍방이 표출되고, 이윽고 CD4 내지 CD8의 한편만이 표출된다.

말초 혈액에서 γδ형은 3% 이하, 흉선 내에서는 0.5% 이하이다. γδ형 T 세포 수용체를 지닌 T 세포의 기능으로는, 독성세포(cytotoxic cell)로서의 활성이 있다는 것이 알려져 있지만 αß형의 세포독성세포과 달라서, 항원인식에 있어서 자기의 MHC의 인식을 필요로 하지 않는 것 같다. γδ형의 살해 T 세포(killer T cell)은 MHC 비의존성 항원을 인식한다. 억제 T 세포의 항원 수용체에 대해서는 아직 명확하지 않으나, 최소한 일부에 α쇄, ß쇄의 존재가 증명되고 있다. 흉선이 없는 동물인 누드 마우스(nude mouse)에서는 γ쇄를 지닌 T림프구가 증가해 있으므로, 흉선이 있고 αß형의 T 세포가 생성되면, γ형의 T 림프구의 생성이 억제되는 기구의 존재가 예상된다.

T 림프구의 표면 분자의 출현 시기는 T 림프구의 분화단계에 따라 다르다(**그림 6-4**). CD5분자는 미숙 림프구가 T 림프구계에 분화를 개시한 단계를 의미하며, 흉선에 진입하기 전부터 표면에 출현하고, 성숙 T 림프구에 이르기까지 지속적으로 존재한다. CD3도 생성하지만, T 세포 수용체가 형성될 때까지 세포 내부에 존재한다. 미숙한 T 림프구는 주로 흉선피질에 국한되어 존재한다. 어느 정도 분화가 진행하면 CD1 분자가 출현하고, 전후하여 CD4와 CD8이 동시에 표출 된다. T 세포 수용체 유전자의 재구성이 완성되고, T 세포 수용체와 CD3가 세포표면에 발현하게 되면, CD1은 소실된다. 이와 같은 T 세포들은 점차 흉선 수질로 이동하여 분화를 진행한다. 성숙한 T 세포는 CD4 혹은 CD8 중 하나를 발현 한다. CD4 · CD8 양쪽을 지닌 것과 CD4 · CD8 각각 단독으로 지니는 것과의 관계는 아직 불명확하지만, 양쪽을 지닌 것에서 단독의 것이 분화해 온다고 하는 주장이 유력하다. αß형의 수용체를 지닌 성숙한 T 세포는 CD3, CD2 및 CD5를 표면에 지니고, CD4와 CD8 중의 어느 하나를 지닌다. 이와 같은 T 림프구는 흉선수질의 어느 단계에서 이미 보조 T 세포나 세포 독성 T 세포로서의 기능을 갖추고 있다.

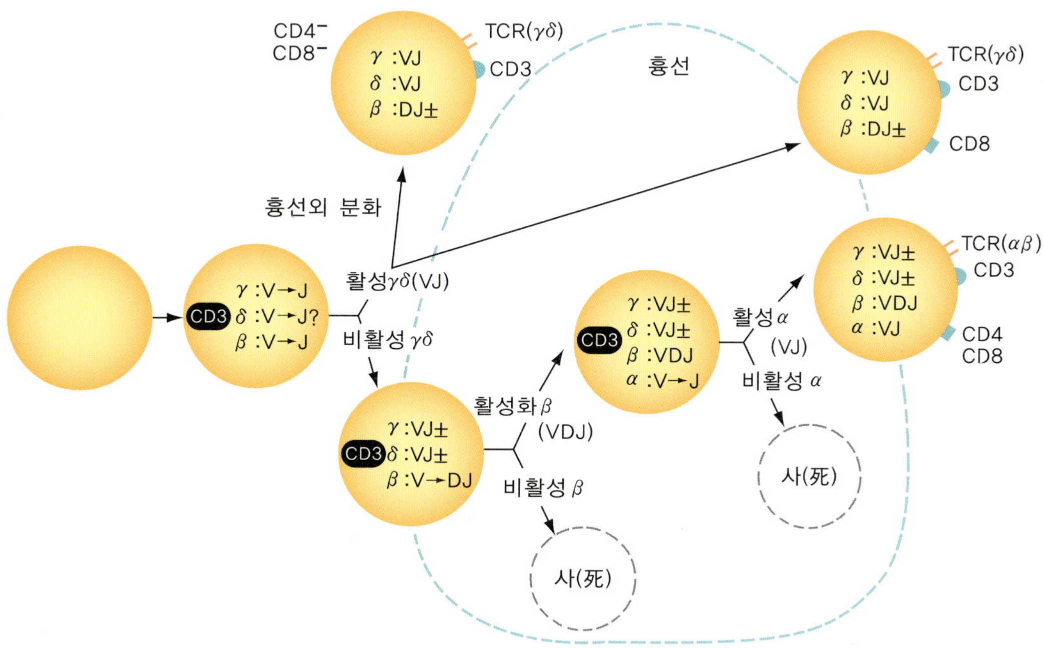

유전자 재배열		pro T세포	pre T세포	T세포
	α			VJ
	β	DJ	VDJ	VDJ
	γ	VJ		VJ
	δ	VJ		VJ
간세포		pro T세포	pre T세포	T세포

그림 6-3 _ T 세포 수용체(TCR) 유전자의 재배열과 T 세포의 분화

6. T 림프구의 분화와 흉선

T 림프구의 분화에는 흉선이 중요한 역할을 담당한다. 흉선에서 분화 과정을 거치면서 T 림프구는 몇 가지 형질을 획득된다. T 세포 수용체(T cell receptor)의 발현, CD3, CD4, CD8 등의 기능분자의 발현, CD4, CD8 각각의 분화와 분담기능(helper · inducer · suppressor · cytotoxic 등)의 획득, 구속되는 MHC의 결정, 자기조직항원에의 반응성의 상실, 림프절에 정착하기 위한 수용체의 출현 등이다. 이런 분화나 형질발현이 발생하는 상세한 기전들은 아직 불명확 하지만, 흉선에 존재하는 여러 가지 세포와의 접촉이나 생성하는 물질의 작용을 받는 것으로 여겨진다(**그림 6-5**, 표 6-1).

흉선은 태생 6주경, 제3, 4기 중에서 발생하게 되는 상피성 기관이다. 그 상피성 세포의 망상구조 중에 골수 혹은 태아기 간 유래의 미숙 림프구가 유입되어, 림프성 장기로 구별된다. 흉선상피세포는 T 림프구의 분화를 유도하는 여러 가지 호르몬 형태의 물질을 분비한다. 이들은 **흉선 호르몬**이라고 총칭된다(표 6-2). 그리고, 미숙 림프구를 불러오는 주화인자도 분비한다. 몇 개의 인터루킨(백혈구간 상호작용물질의 총칭)도 생성되어 T 세포의 증식과 분화를 유도한다. 상피세포 표

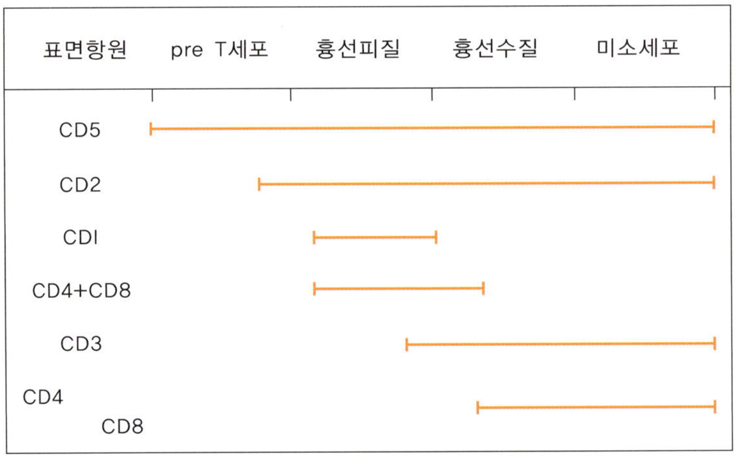

분자	검출하는 단클론항체	기능
CD5	OKTI, TI, LeuI, NU-Tpan	양의 적혈구등의 LFA-3에 대한 수용체
CD2	OKTII, TII, Leu5b, NU-TI	
CD I	OKT6, T6, Leu6, NU-T2	항원수용체에 관련된 분자
CD4	OKT4, T4, Leu3a, NU-TH/I	
CD8	OKT8, T8, Leu2a, NU-TS/C	
CD3	OKT3, T3, Leu4	

그림 6-4 _ T 세포계의 분화와 표면에 출현하는 항원

표 6-1 _ 흉선에 존재하는 세포의 T세포 분화와 연관된 역할

세포	기능
상피세포	1) MHC클라스 II(Ia항원) LFA-3 분자의 표출 2) 흉선호르몬(표 6-2), IL-2, IL-3 림프구 주화인자의 생산, 분비
대식세포	1) MHC클라스 II의 표출 2) IL-1의 생산, 분비
수상세포(수상세포)	MHC클라스 II의 표출
보육(nurse) 세포	1) 증식보조(?)

IL : interleukin
MHC : 주요조직적합성 복합체
LFA : Lymphocyte function associated antigen

표 6-2 _ 흉선호르몬

명칭	보고자	분자량
thymosin	Goldstein AL	3,100
thymic humoral factor(THF)	Trainin N	3,200
thymopoietin	Goldstein G	5,600
thymulin	Bach J-F	900

면에 발현되어 있는 MHC 클라스 II 와 LFA-3가 미숙 T 림프구와 상피세포와의 접촉을 보조하는 것으로 생각된다.

대식세포는 피질과 수질 모두에 위치하며, 인터루킨을 생성하여 T 림프구의 증식·분화를 보조하고 있는 것으로 생각된다. 또 그 표면의 MHC 클라스 II는 수질에 존재하는 수지상세포와 함께 T 림프구와의 접촉이나 T 림프구가 자기의 MHC에 대한 반응성을 상실하는 것, T 림프구의 항원인식을 할 때에 짝이 될 만한 MHC를 결정하는 것 등의 중요한 작용을 하고 있는 것으로 생각된다.

자기의 몸을 구성하고 있는 조직의 항원에 대응하는 항원 수용체를 지닌 성숙 T 림프구는 존재하지 말아야 한다. 자기의 몸에 대한 면역반응이 발생할 경우 자가면역질환이 발생할 수 있다. 뿐만 아니라, 자신의 MHC 항원에 반응하지 않는 수용체를 지닌 성숙 T 림프구가 존재할 경우에는 외부로부터 침입한 항원에 대한 적절한 면역반응을 일으킬 수 없을 것이다. 이렇게 자가 조직에 반응하는 T 세포수용체를 지닌 T 림프구나 자기 MHC에 반응하지 않는 T림프구의 경우 흉선에서 제거되는 것으로 여겨진다. 상피성세포 등의 MHC와 과도하게 반응하는 T 세포 수용체를 지닌 것은 흉선 중에서 사멸되며(negative selection), MHC와 반응성을 나타내지 않는 T 림프구들 역시 사멸되거나 활성을 상실한다. 결과적으로 적절한 정도의 MHC 반응성을 갖는 T 세포 수용체를 지닌 성숙 T 림프구만 살아남게 된다(positive selection). 흉선 내에서는 세포분열이 빈번히 이루어지고 있지만, 실제로 흉선에서 탈출하여 공급되는 것은 생성된 T 림프구의 1% 이하라고 산정되고 있다.

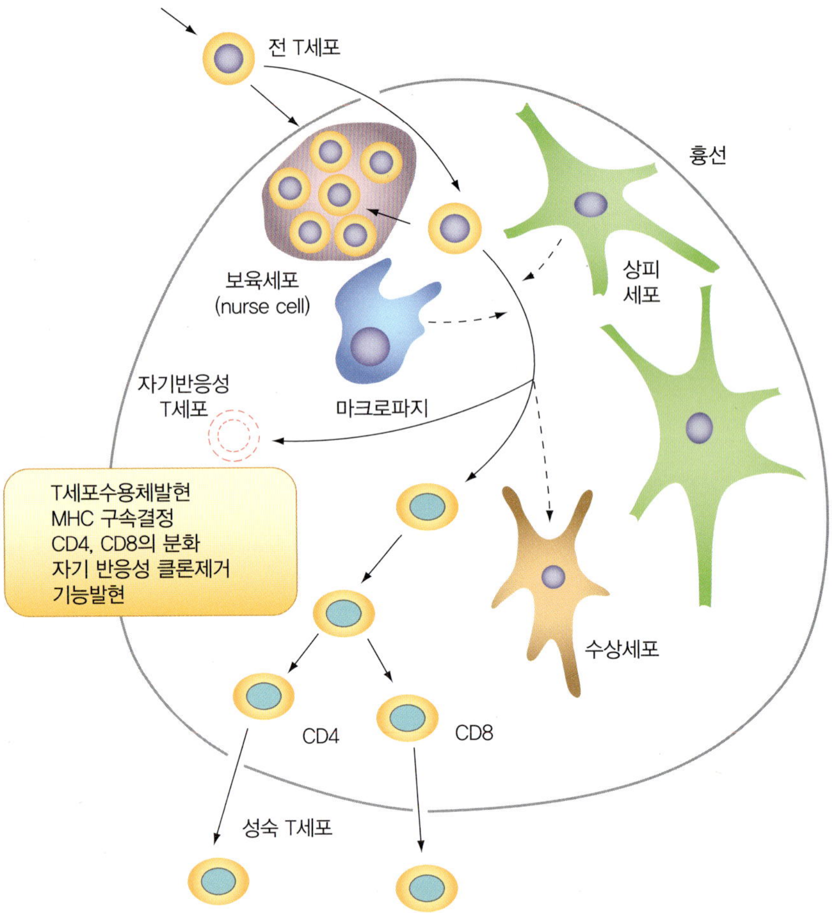

그림 6-5 _ T 세포의 분화에 관계되는 흉선중의 세포

매우 비효율적으로 보이는 이 현상은 자기항원에 대응하는 T 세포 수용체를 지닌 세포를 제거하기 위한 기전을 반영하고 있을 가능성이 있다.

07

림프구의 검사
(Test for Lymphocytes)

1. 림프구계의 상태파악

림프구는 면역계의 중심이 되는 세포이다. 면역계에 이상이 있는 경우에, 그것을 해석하려면 림프구계가 어떠한 상태에 있는가를 파악해야 한다. 다양한 종류의 림프구 구성에 발생한 변화를 검사해 보는 것이 필요하며, 다음으로는 림프구의 여러 가지 기능을 검사해야 한다.

2. 림프구 아군의 측정

림프구 아군 각각의 구성비율이 어떻게 되어 있는가를 검사하려면 각 아군의 림프구를 구별하여야 하는데 B 림프구나 T 림프구에는 각각 이들만의 특이한 세포표면의 구조나 항원이 존재하므로, 그것을 이용하여 동정할 수 있다(표 7-1). 이들 세포 표면 항원을 검출하려면, 그것에 대한 단클론 항체를 이용한 형광항체법이 유용하다.

살아 있는 상태의 림프구 표면 항원에 대한 형광항체를 반응시키므로 검출할 수 있다. 형광현미경으로 관찰하면 세포주변이 환상으로 형광을 발하고 있어서 염색되지 않는 림프구와 구별된다(그림 7-1). 이와 같은 방법에 의한 측정에서는 측정자의 주관이 들어갈 수 있으므로, 유세포분석기(flow cytometry)로 염색하여 양성 세포수를 측정하는 것이 보다 유용하다(그림 7-2). 림프구나 백혈구의 표면항원은, 그 특정의 항원물질과 반응하는 유사단클론 항체가 몇 개 있음으로서 그것들은 총괄 하여 CD(cluster of differentiation)번호로 표시할 수 있게 되어 있다. 예를 들면, T 세포

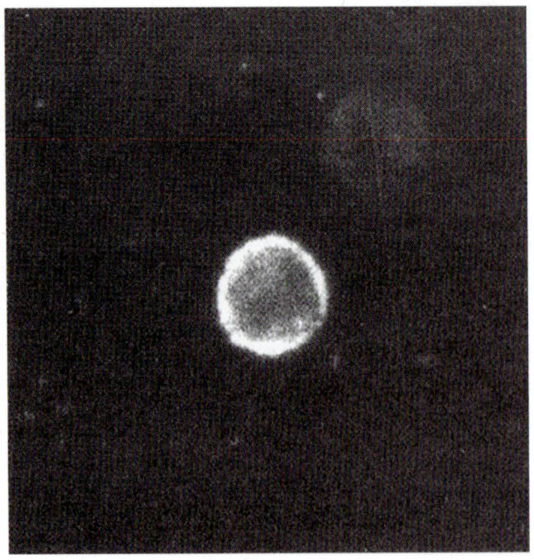

그림 7-1 _ 형광항체염색에 의한 림프구

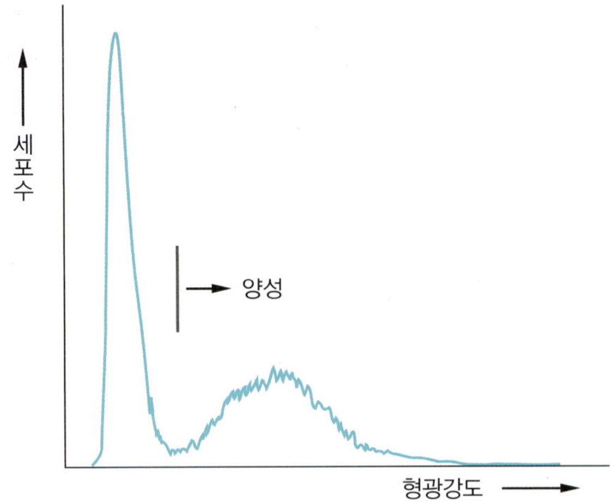

그림 7-2 _ 유세포분석기에 의한 형광항체 염색양성세포수 산정

표 7-1 _ 림프구 아군을 동정하는 표면구조 및 항원

림프구 아군	표면구조	표면항원
B 세포	면역글로불린 보체(C3d) 수용체	CD19 CD21
T 세포	T 세포 수용체 결합분자 LFA-3수용체	CD3 (OKT3, T3, Leu4) CD2(OKT11, T1, Leu5)
NK세포	Fc수용체	CD16(Leu11)

상의 T 세포 수용체에 결합해 있는 분자는 CD3라고 하는 단클론 항체로 검출되기 때문에, 그 항원 및 단클론 항체군을 CD3라고 일컫는다.

전 B 세포 pre B cell는 세포질에 IgM의 H사슬을 지니고 있기 때문에, 세포를 고정한 후 IgM에 대하는 형광항체로 염색함으로써 검출할 수 있다. 전 B세포는 L사슬을 구성하는 κ나 λ를 지니지 않기 때문에 성숙한 세포들로 부터 구별된다. 통상 말초혈액에는 존재하지 않고 골수 혹은 태아 간의 림프구 중에서 발견된다. B 세포는 표면에 면역글로불린을 지닌 림프구 혹은 CDl9, CD2l 등의 항원을 지닌 림프구로써 동정된다. CD2l은 보체 제3성분(C3d)과 결합하는 수용체이다. 보체를 표면에 결합시킨 적혈구 등의 입자를 이용하여, CD2l을 지닌 림프구를 검출할 수 있다(그림 7-3).

T 세포는 표면에 CD3, CD2항원을 지니고 있다. CD3는 T 세포 수용체와 결합해 있으며, T세포 수용체와 항원간의 결합 시 발생하는 신호를 세포내로 전해준다. CD2는 양의 적혈구 막 등에 존재하는 LFA-3 물질에 대한 수용체이며, CD2를 지닌 림프구는 양적혈구의 결합에 의한 rosette형성에 의해서도 검출될 수 있다. NK세포는 표면에 CD56(NKH-1)항원을 발현하고 있지만, IgG의 Fc부

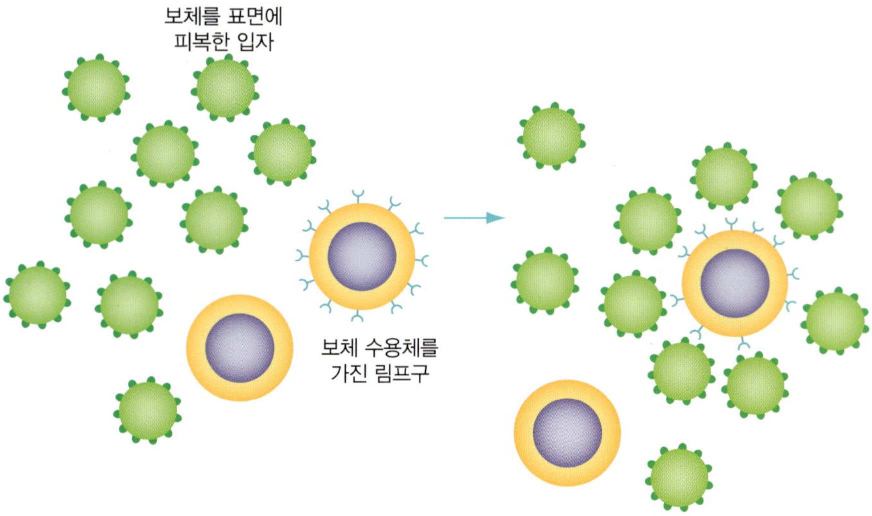

그림 7-3 _ B 세포는 보체수용체를 가지고 있어서, 보체를 피복한 입자(적혈구 등)와 반응시키면 입자들을 표면에 결합시켜 Rossette을 형성한다.

위에 반응하는 수용체인 CD16 항원 발현이 중요하다. 이들 세포는 CD3와 CD8을 저밀도로 발현한다. LAK세포는 CD16을 지닌 NK형이 주종이지만, CD3, 일부 CD8을 지닌 T 세포형도 있다. 이 세포는 활성화되는 동시에 CD56(NHK-1)항원을 발현한다.

건강인의 말초혈액의 림프구에서의 개개의 아군의 구성비는 표 7-2에 잘 나타나 있다. T, B 세포의 비율에 변화가 생기는 전형적인 질환은 표 7-3에서 확인할 수 있다.

표 7-2 _ 림프구 아군의 말초혈 림프구중에서의 비율

B 세포	5~15%
T 세포	70~80%
CD4	35~45%
CD8	20~30%
NK세포	10~20%

표 7-3 _ T 세포 B 세포의 구성비에 변화를 가져오는 질환의 대표적인 예

	T 세포	B 세포
증가	T 세포 백혈병 전염성 단핵구증	B 세포 백혈병 흉선 무형성증
감소	흉선 무형성증 중증 복합면역부전증 Wiskott-Aldrich 증후군 AIDS	X염색체성 무γ글로불린 혈증의 일부 저 γ글로불린 혈증의 일부 중증 복합면역부전증

3. T림프구 아군 T cell subset

T 림프구는 표면에 CD4를 지닌 것과 CD8을 지닌 것으로 대별된다. 각각은, CD4 및 CD8의 단클론 항체를 이용하여 검출된다. CD4를 지닌 아군은 클라스 II HLA 항원을 지닌 세포의 항원제시에 반응하고, CD8 아군은 클라스 I HLA 항원을 지닌 세포의 항원제시에 반응한다. 보조(helper)와 억제(suppressor · inducer)는 CD4 아군에, 일부 억제와 세포독성 T림프구는 CD8 아군에 존재한다. 이들 중 면역활성 물질인 림포카인을 유리하고, 대식세포를 활성화 시키는 T림프구는 주로 CD4 아군에 속한다(표 7-4).

표 7-4 _ T세포의 항원 발현 조합에 따른 기능 구분

	다른 항원	기능
CD4	CD45R(2HA4)$^{+}$ CD29(4B4)$^{-}$	Suppressor Inducer
	CD45R(2HA4)$^{-}$ CD29(4B4)$^{+}$	Helper
CD8	CD11b(Leu 15, Mo 1)$^{+}$ CD28(9.3)$^{-}$	Suppressor
	CD11b(Leu 15, Mo 1)$^{-}$ CD28(9.3)$^{+}$	Killer

CD4 아군와 CB8 아군의 숫자 변동과 연관된 질환은 표 7-5에서 확인할 수 있다.

표 7-5 _ 억제 T 세포의 변화로 인한 질환 예

	CD4	CD8
증가	성인 T 세포 백혈병 Sezary 증후군 세균감염증	LGL 백혈병의 일부 전염성 단핵구증 원발성 면역부전증 일부
감소	AIDS 저감마글로불린 혈증	류마토이드관절염의 일부 전신성 홍반성 낭창의 일부

림프구의 활성에 따라서 출현하는 물질들이 있다. IL-2 수용체 a사슬인 CD25(Tac), 트랜스페린 수용체(transferrin receptor)인 CD7l(T9), 클라스 II HLA(la) 항원들이다. 예를 들어, CD3와 Ia항원을 동시에 발현하는 림프구는 활성화된 T 림프구로 짐작할 수 있다. 이와 같이 림프구 아군이나 T 림프구 아군(subset)의 수적 변동만 이 아니라, 그들의 활성 상태의 평가도 가능하다. 2개의 항원을 동시에 발현하는지 여부는 각각의 항원을 색상이 다른 형광항체로 동시에 염색하여, 유세포분석

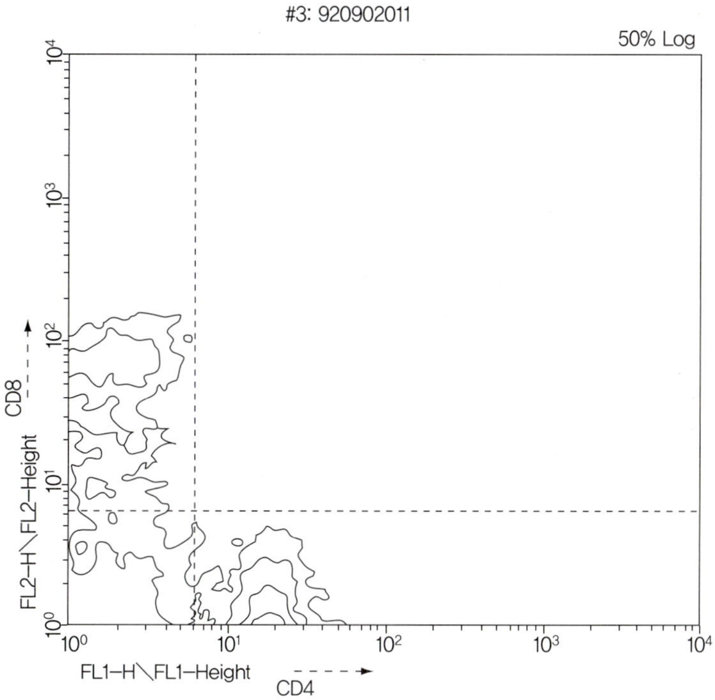

#3: 920902011

——— Quad Stats ———

File: #3:920902011 Sample: T.H.YOO PB 0901 011
Date: 9/ 2/92 Gate G1=R1
Parameters: FL1-H (LOG), FL2-H (LOG) Quad Location:
Total= 5000 Gated= 3142

Quad	Events	% Gated	% Total	Xmean	Ymean
1 UL	706	22.47	14.12	2.17	52.22
2 UR	8	0.25	0.16	14.07	30.23
3 LL	1094	34.82	21.88	2.09	1.81
4 LR	1334	42.46	26.68	19.10	1.47

그림 7-4 _ 유세포분석기(FACS)를 이용한 CD4 CD8의 측정(CD4=42.46%, CD8=22.47%)

기를 통하여 분석가능한데, 이를 2 colors 분석이라고 한다. 두 색상으로 염색되는 세포, 어느 한 쪽만 염색되는 세포, 양쪽 모두 음성인 세포 등 4종류의 비율이 산정된다(**그림 7-4**).

4. 림프구의 기능 검사

1) 증식반응

림프구가 항원과 반응하여 기능을 발휘할 때 대개의 경우, 세포분열을 일으켜서 증식한다. 이러한 림프구의 증식능은 세포분열 유도물질인 마이토젠(mitogen)을 작용시켜서 검사한다. T 세포의 마이토젠으로서는, phytohaemagglutinin(PHA), concanavalin A(Con A) 등이 자주 사용된다. B 세포의 마이토젠으로는 황색포도구균 Cowan I주(SAC)가 사용된다. 림프구에 마이토젠을 가하여 3일간 배양하면 증식이 왕성해 진다. 이때, 현미경으로 세포를 관찰하여 보면 이들 세포는 대형이며 미숙한 림프구 아세포(lymphoblast)의 형상을 하고 있다. 이 반응을 림프구 아구화반응이라고 일컫는다. 증식반응의 정도를 알아보려면 핵산의 합성도를 측정한다. 동위원소 ^{3}H를 표지한 티미딘(thymidine: DNA의 합성인자의 한 가지)을 배양액에 가하여, 일정시간 후에 세포만을 분리하여 그 방사능을 ß-counter [액상 섬광 계수기(liquid scintillation counter)]로 측정하는 것이다. DNA의 합성이 많을수록 세포내로 유입되는 thymidine의 양이 많아지고 방사능이 높아진다(그림 7-5). 이 값은 배양조건에 영향을 받음으로 mitogen을 가하지 않은 것과 동시에 측정하여 그 값을 비교하며 평가하는데 이것을 자극지수(stimulation index, SI)라고 한다. PHA 증식반응의 저하와 연관된 주요 질환을 표 7-6에서 확인할 수 있다.

표 7-6 _ PHA림프구 증식반응 저하의 주요 질환

중증복합면역부전증
흉선무형성증
WISKOTT-ALDRICH증후군
저감마글로불린혈증의 일부
AIDS(후천성면역결핍증후군)
급성바이러스감염증
단백성 영양실조
Hodgkin병
면역억제제 투여시

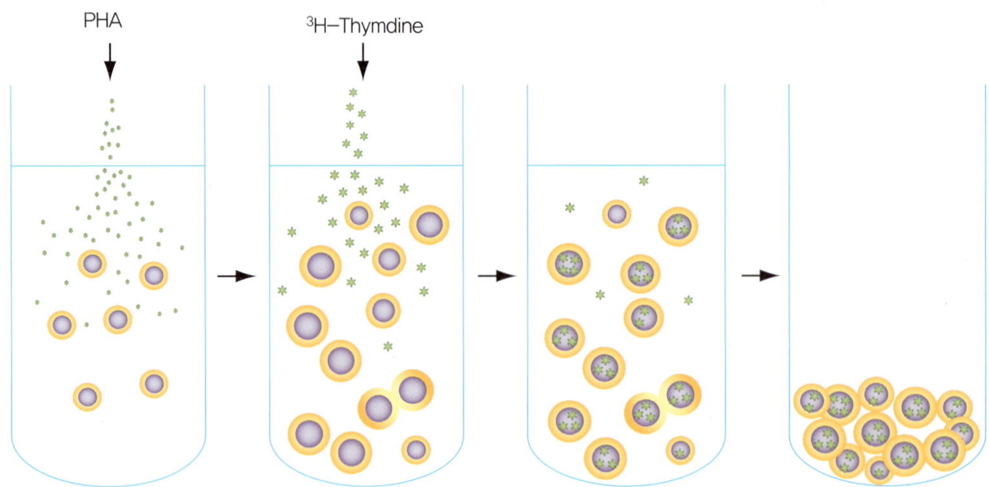

그림 7-5 _ PHA 림프구 증식반응의 측정. 림프구에 PHA를 가하면 T 세포의 증식이 발생하여 DNA합성으로 동위원소 표지된 thymidine을 세포내로 끌어들인다. 세포내로 끌어들여진 방사능을 측정하여 DNA합성도, 즉 세포증식도를 판정한다.

2) 림포카인 생성

림프구는 항원과 반응하면 여러 가지 활성물질을 생성, 방출한다. 그들 물질을 **림포카인**(lymphokine)이라고 총칭한다. 자주 측정되는 림포카인으로는 **대식세포 유주저지인자**(macrophage migration inhibitory factor, MIF) · **백혈구 유주저지인자**(leukocyte migration inhibitiory factor) · **대식세포 활성인자** · **인터루킨 2**(IL-2) 등이 있다. 림프구를 활성화하여 림포카인을 생성시키는 물질로서는 PHA 등의 mitogen이 이용된다. 자극물질을 가하여 림프구를 배양하고, 그 배양액 중에 생산되는 림포카인의 양을 측정한다. MIF의 고전적인 측정법은 모세관에 실험용 쥐의 복강 대식세포를 충전하여, 그것을 페트리 접시의 배양액 중에 넣는 방법이다. 대식세포는 모세관 끝부분으로부터 선상으로 확산하게 된다. 배양액 중에 검체를 섞어주고, 검체 중의 MIF가 많을수록 그 확산은 억제된다. 선상부분의 면적을 비교하여, 면적의 감소에 따라 검체 중의 MIF양을 정량한다(**그림 7–6**).

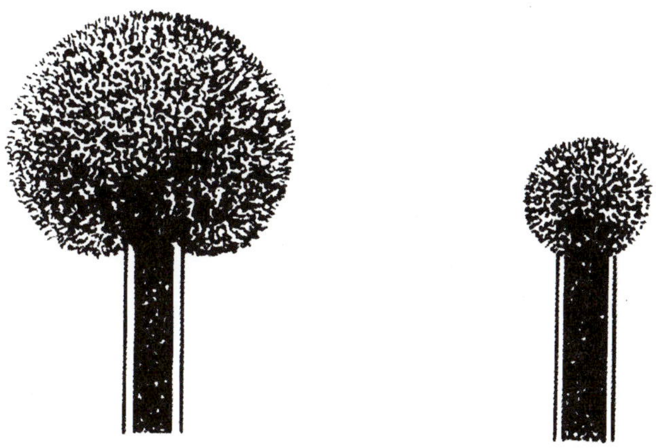

그림 7–6 _ 대식세포를 모세관에 넣어 방치시키면 관의 끝에서 눈물모양으로 확산이 일어난다(좌). 눈물방울모양의 면적으로 MIF를 정량할 수 있다.

IL-2는 활성화된 T 세포를 증식시키는 인자로서 알려져 있다. 그 활성의 측정은 T 세포의 증식을 어느 정도로 증가 시켰는가에 따라서 진행된다. T 세포의 증식정도는, ^{3}H 표지 thymidine의 세포 내 유입을 통해 측정된다.

3) 면역글로불린 생성

B 세포의 기능은 면역글로불린을 생성하는 것이지만, B 세포에 자극을 가하는 것만으로는 충분한 면역글로불린의 생성이 얻어지지 않으며, 많은 경우 T 세포 내지 T 세포가 생성하는 물질(B 세포 자극인자)의 공존을 필요로 하고 있다.

림프구에 pokeweed mitogen(PWM)라고 하는 세포분열 유도물질을 가하면, B 세포의 활성화와 동시에 T 세포의 활성화도 발생하며, 그 보조작용에 의하여 B 세포는 면역글로불린을 생산한다. B 세포만의 기능을 평가할 때는 B 세포만을 활성화하는 물질을 사용하며, T 세포 유래의 보조인자를 추가 하여 배양한다. 일반적으로 SAC로 B 세포를 자극시키고 T 세포인자로는 IL-2가 쓰인다. 면역글로불린 양은 주로 방사성면역측정법(radioimmunoassay, RIA)이나 또는 효소면역 측정법(enzyme immunoassay, EIA)으로 측정한다. B 세포, 보조 T 세포, 억제 T 세포의 종합작용의 결과로서의 면역글로불린 생성능력을 알 수 있는 적합한 방법이다. 면역글로불린의 생성이 감소하였을 경우에는, B 세포 자신의 결함 · 보조 T 세포기능의 저하 · 억제 T 세포 기능 증강 등을 모두 고려해서 분석해야 한다(**그림 7-7**).

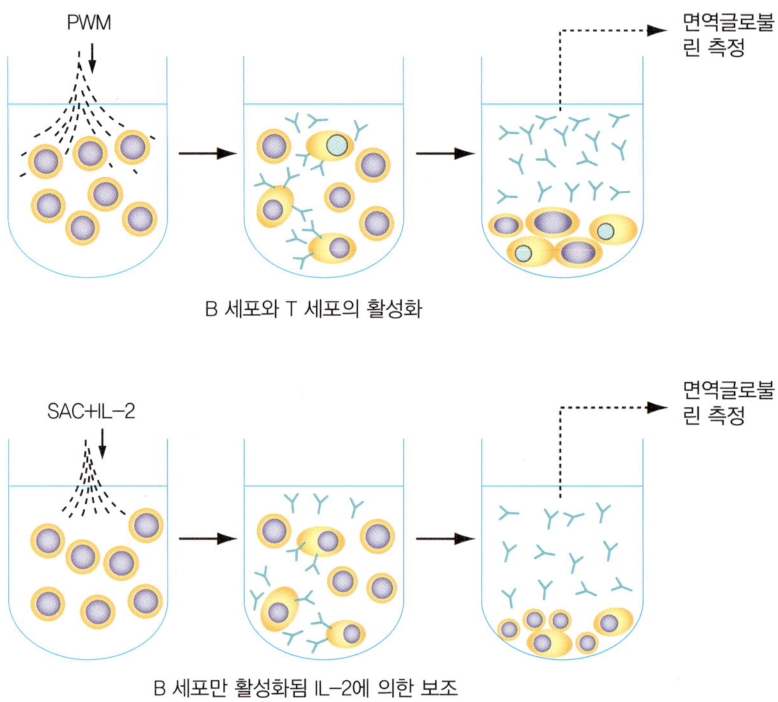

그림 7-7 _ B 세포의 면역글로불린 생산성을 보려면 T 세포의 존재하에 PWM으로 자극하거나(위) SAC로 B 세포를 자극하여 검사한다.

4) 세포독성세포

이식세포 · 바이러스 감염세포 등을 상해하는 림프구에는 세포독성 세포(cytotoxic T cell) · 자연살해 세포(NK cell) · 살해세포(K cell) 및 LAK cell 등이 있다.

표적세포(target cell)를 림프구와 함께 배양하면, T 세포는 표적세포 표면 항원에 반응하여 증식해서, 수일 후에는 세포 독성 세포(cytotoxic T cell)가 출현하게 된다. 이 기간 동안 자극을 유발하는 표적세포는 증식하지 않도록 미리 방사능 조사를 해 두거나 마이토 마이신C로 처리해 둔다. 유도된 세포 독성 세포를 방사성 동위원소 화합물질(^{51}Cr의 크롬산 나트륨이 많이 사용된다)을 처리하여 표지한 표적세포와 섞어준다.

세포독성 세포(cytotoxic T cell)의 활성으로 인해 표적세포의 상해가 발생할 경우, 배양액 내 방사능이 상승하므로, 세포독성 세포의 활성을 평가하는 것이 가능하다(그림 7-8). NK세포의 경우에는 세포독성 세포 유도 과정을 거치지 않고 방사 표지된 표적세포에 가하여 검사를 진행한다. 이때, NK세포에 의해서 상해되는(NK감수성이 있는) 세포는 한정되어 있음으로, NK감수성을 나타내는 표적 세포(K562, Molt4 등의 배양세포주) 이용할 필요가 있다. K 세포활성을 보기 위해서는 표적세포에 대한 항체를 제작하고, 그것을 표적세포에 결합시킨 후 NK 세포의 경우와 마찬가지로 검사한다. 이때, 표적세포로서 NK활성에 저항성이 있는 것(R_{AJI} 등의 배양세포주)을 사용해서 NK 세포활성과 구별해야 한다. LAK세포활성을 검사하려면 림프구에 IL-2를 가하여 3~6일 배양 하고, LAK세포를 유도하고 나서 방사 표지 표적세포를 가하여 방사능 유리도를 측정한다.

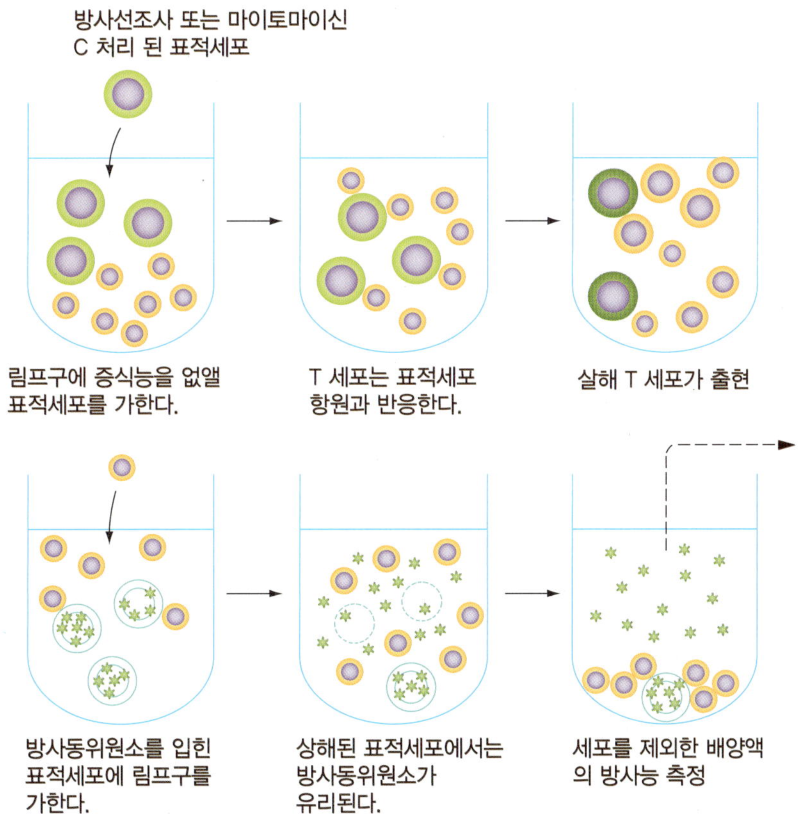

그림 7-8 _ 림프구의 세포상해활성 측정법. 살해 T 세포 유도법(위), 림프구의 세포상해화성 측정의 원리(아래)

08

보체와 그 작용

(The complement system)

1. 보체란 무엇인가?

콜레라균에 항-콜레라 기니픽 혈청을 섞어주면 콜레라균이 용해(bacteriolysis)되는 파이퍼현상(Pfeiffer phenomenon)이 관찰된다. 그런데 그 항-콜레라혈청을 56℃에서 30분간 열처리하면 세균의 응집은 생기지만, 콜레라균에 대한 용균은 더이상 발생하지 않는다. 그럼에도 이 열처리한 항-콜레라혈청을 주사하면 콜레라균 감염에 대한 저항력(수동면역)은 생성되며, 응집반응이 나타나므로 항체가 손상하게 되는 것은 아님을 알게 되었다. 이 실험 결과는, 용균이 생기기 위해서는 열에 안정성이 있는 항체 외에 열처리에 약한 어떠한 혈청 성분이 동시에 용균 현상에 관계한다는 점을 시사한다. 이러한 경로로 발견된 것이 **보체(complement)** 이다. 보체는 일종의 단백질 이지만, 단일 물질은 아니며, 그 작용에는 적어도 20 가지의 서로 다른 혈청단백질이 관계되고 있다. 그 중에서 보체라는 명칭으로 일컫는 것은 9가지 성분이며 complement의 머리글자 “C”를 따서 발견된 순서에 따라 아라비아 숫자를 붙여 Cl부터 C9으로 표시한다. Cl은 Clq, Clr, Cls의 3개의 분자로 이루어진 성분으로 보체성분 각각은 활성화되기 전에는 아무런 작용도 할 수 없는 단백질들이다. 그리고 보체가 활성화되었다는 의미는 다음 단계의 보체성분을 분해시킬 수 있는 단백분해효소 기능을 수행하게 된다는 것이다. 활성화된 성분은 $C\bar{1}$와 같이 아라비아 숫자위에 줄 bar을 기재하여 표시한다. 보체의 활성화는 연쇄반응이며, 활성화된 성분이 다음 성분을 활성화하는 방식으로 진행된다. 대체로 숫자의 순서에 따라 진행되지만, C4는 예외다. 활성화 보체성분은 C3a, C3b와 같이 표시하는데, 일반적으로 분할된 것으로 유리되는 쪽을 a, 크고 단편이며 전자의 성분이나 물체에 결합하여 잔존하는 쪽은 b로 표시하지만(C3, C4, C5), C2의 경우는 반대로 표기된다.

활성화된 보체성분은 여러 가지 작용을 보이지만, 개별 성분의 활성을 조절하는 물질도 존재한다. 보체계의 물질과 그 성상을 표 8-1에 정리하였다.

표 8-1 _ 보체계 분자

	분자량 (KD)	전 기 영동도	혈청농도 (㎍/mL)		분자량 (KD)	전 기 영동도	혈청농도 (㎍/mL)
보체성분				이차경로관여인자			
Clq	410	γ2	180	프로페르딘(P)	160	γ2	20
Clr	85	β	110	B인자* (B)	93	β2	300
Cls	85	α2	110	D인자** (D)	23	α	2
C4	210	β1	400				
C2	110	β2	25	불활화인자			
C3	180	β1	1,200	Cl불활화인자(ClNH)	110	α2	180
C5	180	β1	80	C3b 불활화인자(I)	90	β1	50
C6	128	β2	60	βlH글로불린(H)	15	β1	500
C7	121	β2	50	아나필라톡신	310	a1	40
C8	153	γ2	50	불활화인자(AI)			
C9	79	α1	60	S단백질	8.8	α	300~600

* C3 proactivator, glycin rich β-glycoprotein
Bb : C3 proactivator, glycin rich γ-glycoprotein
**C3 proactivator convertase

2. 활성화 보체의 작용

보체계의 활성화에 관해서는 후술하기로 하고, 활성화에 의해서 어떠한 기능이 수행되는가를 우선 기술한다(표 8-2, 그림 8-1 A, B).

세균은 주로 백혈구 중에서 호중구에 의한 식균 작용을 통해 처리되지만 세균에 반응한 항체 혹은 세균막 물질에 의해서 보체가 활성화되고, C3b가 세균 표면에 결합하여 호중구가 세균을 포착하여 식작용이 더욱 원할하게 진행된다. 이러한 현상을 옵소닌화 라고 한다. 호중구 표면에는 IgG의 Fc부분에 대한 수용체와 더불어 보체 C3b에 대한 수용체가 존재하여 세균에 대한 옵소닌화 작용을 한다. 바이러스에 대한 항체의 결합은 바이러스를 중화시키기도 하지만, 이때 보체의 활성화도 발생하여 C4b, C3b가 바이러스에 결합하면, 그것들은 바이러스의 외막을 상해하여 더욱 강한 바이러스 중화작용이 발생한다.

생성된 C3a, C5a는 호염구나 비만세포에 작용하며, 그것들의 세포에서 히스타민 등을 방출케

한다. 히스타민은 혈관에 작용하여 혈관의 확장과 투과성의 항진을 초래하고, 혈관의 확장에 의한

표 8-2 _ 보체 활성화산물의 작용

	작용	관여물질
옵소닌화	상대에 결합하여 보체수용체를 가진 식세포가 그것을 포착하는 것을 보조	C4b, C3b,
바이러스중화	외막을 가진 바이러스를 상해하며, 감염성을 소실	C4b, C3b,
아나필락신	비만세포, 호염기구에서 히스타민을 방출하여 혈관확장에 의한 혈압저하, 혈관투과성 항진초래	C3a, C5a,
호중구 주화	호중구를 반응부에 불러 모은다.	C5a, $\overline{\text{C5b67}}$
세포막 파괴	세균막 · 세포막 천공 → 융해	$\overline{\text{C5b678}}$, $\overline{\text{C5b6789}}$
항원항체 복합체 가용화	항원항체 재결합 저지, 집괴융해 → 가용성이 작은 면역복합체 형성	C3, C3b, B.D.P
ADCC의 증강	항체결합된 표적세포에 K세포 결합 강화	Clq, C3b
면역점착현상	보체수용체를 가진 세포끼리의 결합 → 응집형성	C4b, C3b

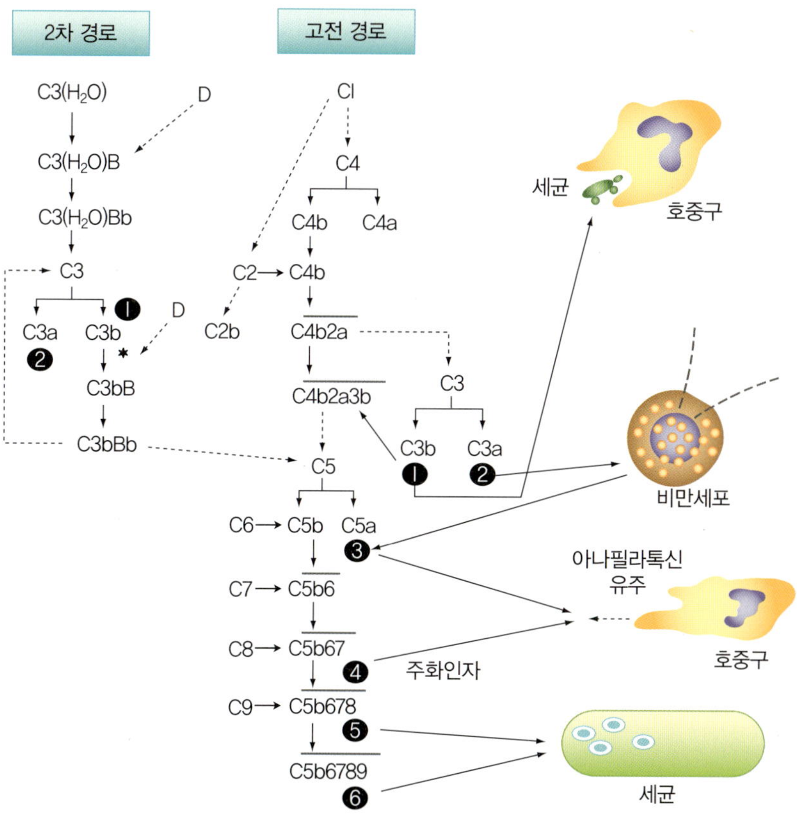

그림 8-1 _ A. 보체계 활성화 산물의 작용. 보통 이 단계에서 저지인자가 작용하여 반응을 확대하지 않는다. 그렇지 않으면 계속 진행을 한다.

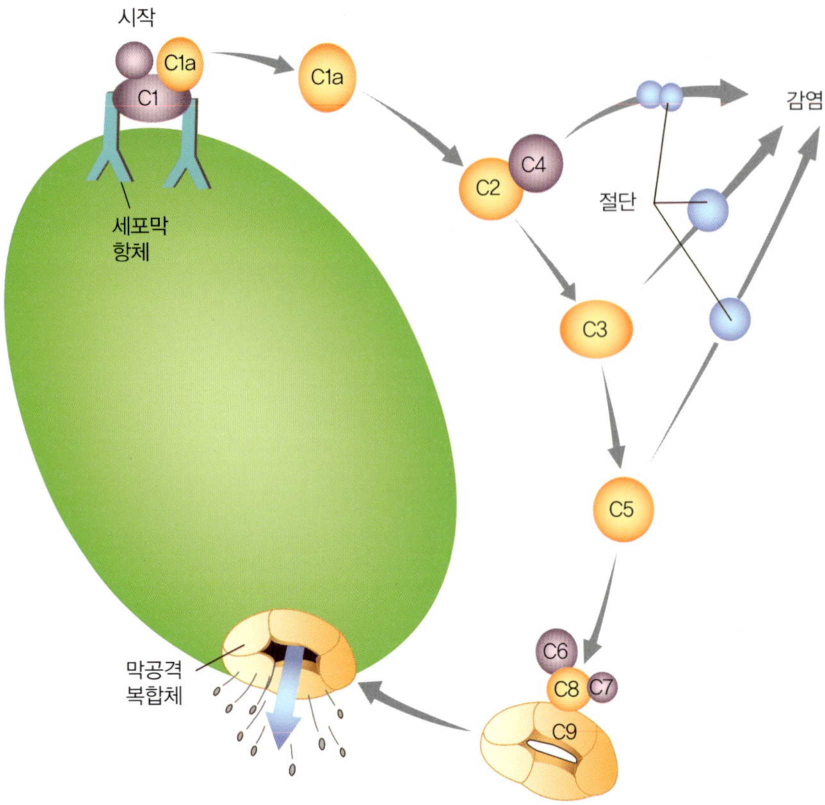

그림 8-1 _ B. 고전경로 과정의 모식도

혈압의 저하가 생겨서, 심하면 쇼크증상을 일으킨다. 혈관의 투과성 항진은 혈장 성분이나 백혈구의 혈관외 유출을 초래하여, 염증반응을 일으킨다. 히스타민은 평활근의 수축이나 점막의 점액분비 항진 등도 초래함으로, 기관지수축이나 점막의 부종 및 점액저류에 의한 호흡곤란이 발생하는 수도 있다. 아나필락시스 쇼크(anaphylactic shock)(항원항체반응의 결과로 생기는 쇼크증상)과 마찬가지의 반응을 일으키게 됨으로, C3a, C5a를 **아나필라톡신**이라고 호칭하기도 한다.

C5a및, $C\overline{5b67}$(활성화 C5, C6, C7의 합성체)는 백혈구 주화인자로서의 작용을 나타낸다. 즉, C5a나 $C\overline{5b67}$이 생기면, 그곳에 백혈구를 모아 보다 효과적으로 세균을 탐식하게 한다. $C\overline{5b6789}$이 세균막 내지 세포막상에서 형성되어 2개가 결합하면 원통형의 구조물이 형성된다(**그림 8-2**). 그것으로 인하여, 세포막을 형성하고 있는 이중지질막에 구멍이 생기고, 그 구멍부위와 주변의 극간을 통하여 세균외부의 물이나 이온이 세균(세포)내에 침입하여, 세균(세포)은 파괴된다. 이때, 리소자임에 의한 세포벽 성분인 펩티도글리칸(peptidoglycan)의 분해도 관여한다. 이것을 면역용균현상이라고 한다. 상대가 적혈구인 때는 용혈이다. 이 C5b6789 복합체는, 이와 같이 세균(세포)막을 공격하여 파괴함으로 이를 **세포막 공격복합체**(membrane attack complex)라고 한다. C8까지가 결합한 C5b678이라도 세포막을 공격할 수 있지만, C5b6789쪽이 효과가 강하다(**그림 8-3**).

이상과 같은 보체의 작용은 세균감염이 발생하였을 경우, 혈관의 투과성을 높여서 호중구의 혈관외부 유출을 유도하고, 호중구를 국소로 불러 모은 후, 옵소닌화를 통해 세균을 포식/제거하는 것이다. 보체결손증에서는 세균감염방어에 결함이 발생한다.

항원과 항체와의 결합이 발생하여 항원과 항체로 구성된 복합체를 면역 복합체라고 한다. 면역복합체가 조직에 침착하면 호중구 등이 반응하여, 단백분해 효소나 활성효소 등이 방출되어 그 부위의 조직이 상해를 입는다. 사구체신염이나 교원병의 병변 대부분이, 그와 같은 방식으로 발생한다. 이 면역복합체의 항원과 항체간 결합은 어느 정도 가역적이며, 일부는 해리되기도 한다. 거기에 C3의 활성화에 의해서 C3b가 결합하면 항원과 항체와의 재배열이 저해되어, 처음 면역복합체는 작아지게 되어 용해되고 만다. 이것을 보체에 의한 **면역복합체의 가용화**라고 한다. 보체는 어떤 경우, 면역복합체를 가용화하여 조직이 상해를 방지한다. 선천적으로 보체를 형성할 수 없는 사람(선천성 보체 결손증)에게 사구체 신염이나 교원병의 합병이 흔하다. 그것은 보체에 의한 면역복합체의 가용화가 발생하지 않기 때문이다.

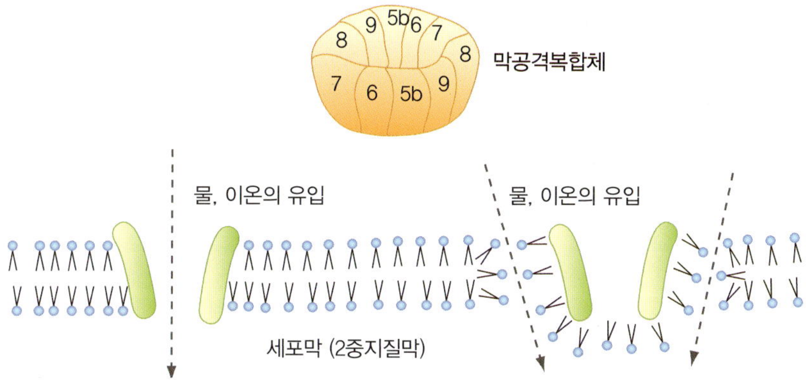

그림 8-2 _ $\overline{C5b6789}$의 세포막파괴작용 세포막상에서 형성된 C5b6789는 두 개가 모여 통상 구조의 membrane attack complex를 만든다(위). 이 통의 구멍을 통하거나 또는 양 옆을 통하여 외계의 물이나 이온이 세포내에서 침입하여 세포가 파괴된다.

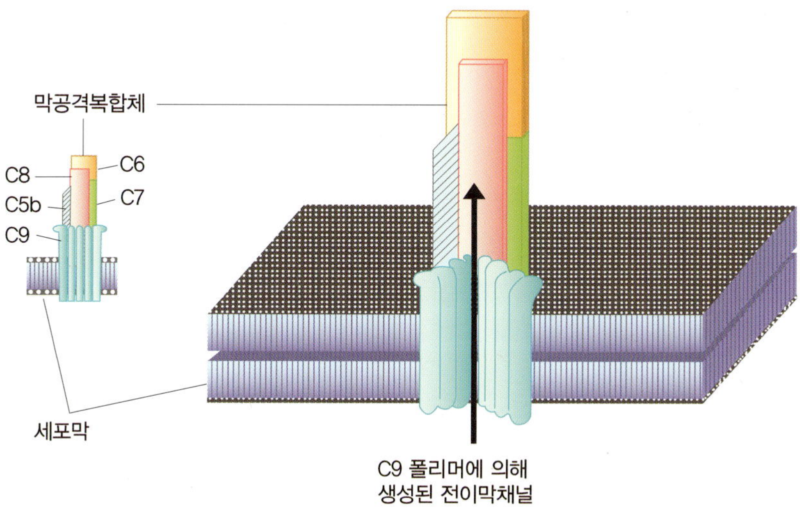

그림 8-3 _ 막공격복합체 membrane attack complex(MAC)의 구조도

3. 보체의 활성화

활성화된 보체의 작용에 관해 기술하였지만, 세균의 침입 등 필요한 경우에만 보체의 활성화가 발생해야 한다. 보체 활성화가 시작되는 경로에는 두 가지가 있는데 하나는 항원과 반응한 항체에 의해 Cl부터 활성화되는 것이며, 이것을 보체 활성화의 **고전경로**(classical pathway)내지 표준경로라고 일컫는다. 또 다른 한 가지는 항원 항체 복합체가 관여하지 않고 세포막 등에 의해 직접 C3가 활성화되는 것이며, 그것을 보체활성화의 **이차 경로** 내지 부경로(alternative pathway)라고 일컫는다.

보체 제1성분(그림 8-4)은 통상 항원과 결합한 항체의 Fc부분에 의하여 활성화된다. IgM, IgG3, IgGl에 속하는 항체 보체 활성이 강하며, IgG2, IgA, IgE는 약한 활성화 작용을 지닌다. 그외 보체활성화의 고전 경로를 유발하는 물질들을 표 8-3에 정리하였다. 혈액응고계가 활성화되어 생성되는 플라스민은 보체계를 활성화 시킨다. 통풍발작시 요산결정이 조직에 활성화 되어 발생하는 염증에 보체가 관여한다. 심근 미토콘드리아에 의한 보체의 활성화는 심근경색시의 염증을 일으킨다.

Clq분자의 입체구조에 변화가 발생하여 활성화되기 시작하는데, 이를 위해서는 항체의 Fc부분

표 8-3 _ 보체 활성화 고전경로 유도물질

1. 면역글로불린
   항원과 결합한 항체(IgM, IgG3, IgG1)
2. 중합성 물질
   C다당류-CRP 결합물
   중합 DNA
3. 단백분해효소
   트립신
   플라스민
4. 기타
   요산결정(통풍)
   심근미토콘드리아(심근경색)
   바이러스의 일부

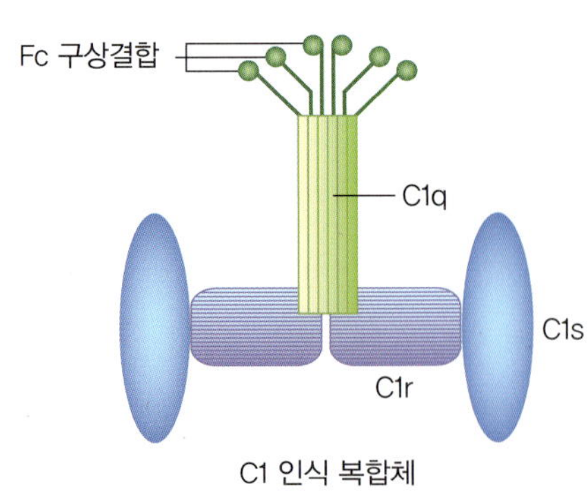

그림 8-4 _ 보체 Cl단백

이 2개 이상 필요하다. IgG의 경우, 최저 2분자가 근접하여 항원에 결합하지 않으면 보체의 활성화를 유도하지 못한다(**그림 8-5**).

IgM의 경우, Clq는 Fc부분중 CH4부분에 결합하지만, IgM에는 1분자 중에 Fc가 5개 있음으로, 1분자가 항원과 결합한 것으로 Clq를 활성화할 수 있어 효율적이다. Clq는 그것에 Ca^{2+} 존재하에 결합된 C$\overline{lr}$을 분할하여 활성화시킨다. C$\overline{lr}$은 또 다른 Cls를 분할하여 활성화한다. C$\overline{ls}$은 또 다른 Cls를 분할하여 활성화한다. Cls는 에스테르분해 및 단백 분해효소 작용을 하여, C4변환효소 convertase로서 C4를 분할한다. 생성된 C4b는 항체의 Fab부분이나 근접한 세포막에 결합하여 Mg^{2+}의 존재하에서 C2와 결합한다. 그 C2에 Cls가 작용하여 분할한다. C4b · C2a복합체는 프로테아제이며, C3변환효소로서 근접한 C3를 C3a와 C3b로 분할한다. 형성된 C4bC2aC3b 복합체는 C5변환효소로서 C5를 C5b로 분할한다.

대부분의 C5b는 C3b근방의 세포막에 결합한다. C5b는 C6와 결합하여 C6를 활성화 한다. C$\overline{5b6}$은 C7을 결합하여 활성화하여 C$\overline{5b67}$을 형성한다. 유리되어 있는 C$\overline{5b67}$은 백혈구 주화인자로서 작용한다. 세포막상의 C$\overline{5b67}$은 견고한 결합을 하고, 또 다시 C8, C9와 결합한다. C$\overline{5b6789}$ 2개 모여서 원통형구조를 형성하고, 세포막에 구멍을 낸다. 이상이 고전경로의 개요이다(**그림 8-1**, b).

일부 C3의 경우, N 말단의 S-CO에 물이 합성하여 SH, COOH로 변형된 C3(H-20)가 존재한다. C3(H-20)에는 Mg^{2+} 존재하에 B인자가 결합한다(**그림 8-4**). 거기에 프로테아제인 D인자가 작용하여 B 인자를 Ba와 Bb로 분할한다. C3(H-20) · B복합체를 안정화하고 작용이 충분히 발생하도록 보조한다. 생성된 C3b는 C3b불활화인자(I)와 ßIH글로불린(H)에 의하여 즉시 불활화되고, 반응은 종료한다. 만일 C3b가 활성을 유지하여 Bb와 복합체를 형성하면, C3b · Bb 복합체는 증폭 C3변환효소로서 새로운 C3에 작용하여 그것을 분할한다. 프로페르딘은 C3b · Bb복합체에 결합하여, 그것도 안정화한다. 생성된 C3b는 C3b · Bb의 근방에 결합하여 그곳에는 C5가 결합하며, C5는 C3b · Bb의 작용으로 C5a와 C5b로 분할된다. C5는 근방 세포막 등에 결합한다. 이후의 과정은 고전경로 (**그림 8-5**)와 마찬가지이다. 이것이 보체활성화의 이차경로이다. 이차경로의 활성화가 생기기 위해서는, C3b를 H, I작용에서 보호할 수 있는 물질이 필요하다. 그와 같은 것으로는 **표 8-4**에 표시 한 것이 있다. 세균 중에는 그 구성물질에 의하여 보체계를 활성화하고, 스스로를 C3b의 결합을 받아서 옵소닌화 하거나, C$\overline{5b6789}$까지도 형성시켜서 용균을 일으키게 된다. 항체와 관계하지 않아도 보체는 세균방어적으로 작용할 수 있게 되는 것이다. 이차경로가 작용하기 위한 조건으로는, C3b를 H, 1에서 보호하는 물질과 B인자, D인자, 프로페르딘의 존재가 필요하다.

악성 증식성 사구체신염 환자의 혈청 중에는 보체활성화 이차경로를 유도하는 물질이 있으며, C3 nephritic factor라고도 칭하고 있지만, 이것은 일종의 자가항체이며, C3b · Bb를 안정화시키는 프로페르딘과 마찬가지 작용을 나타낸다.

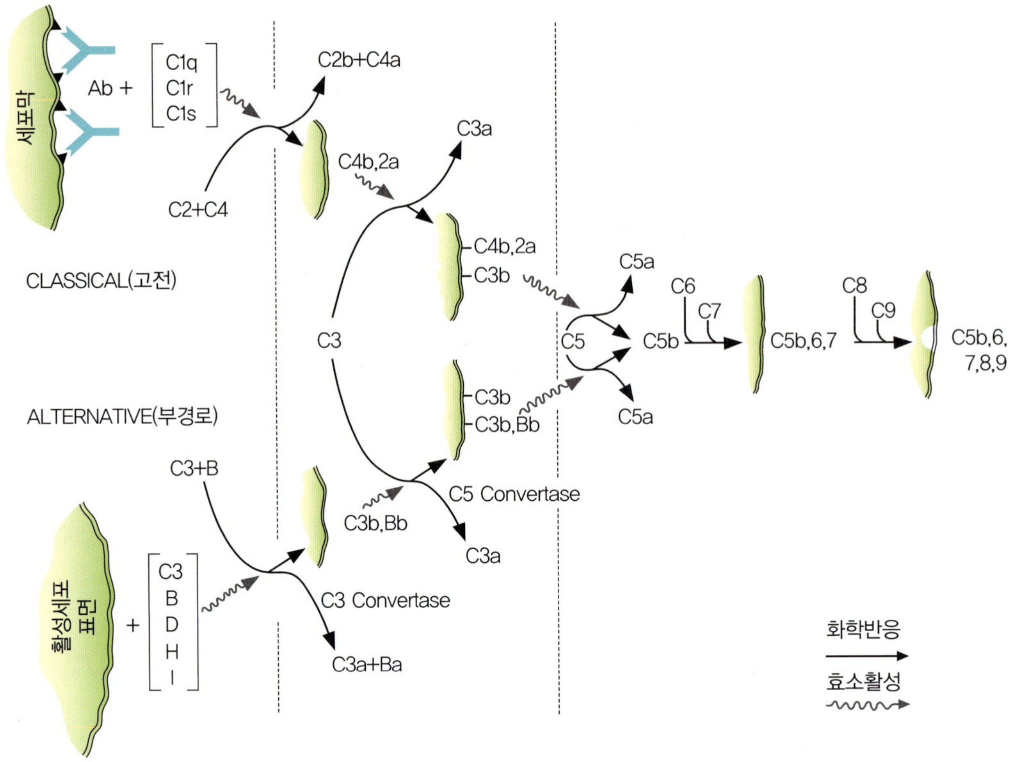

그림 8-5 _ 보체경로

표 8-4 _ 보체 활성화 2차경로 유도물질

1. 중합성 물질
   Zymogen (효모, 그람 음성균의 균막)
   세균리포다당체 (endotoxin)
   세균벽 펩티도글리칸
2. 면역글로불린
   응집한 IgA, IgD, IgE, IgG
3. 미생물
   트리파노조마
   이질아메바
4. 세 포
   바이러스 감염세포
   종양세포
5. 기 타
   코브라 독
   트립신

4. 활성화 보체의 불활화

고전경로 · 이차경로 어느 것이라도 C3b가 형성되면, 그것에 B인자가 결합, D인자에 의해서 C3b · Bb가 생성되고, 그것은 C3에 작용하여 C3b를 형성한다는 positive feed back의 증폭회로가 작용하게 된다(그림 8-1). 보체 활성화의 과도한 반응이 발생하지 않도록 조절이 필요하다. 그것에는 몇 가지 불활화인자 inactivator가 관계한다. $\overline{C4b}$에 대해서는 C3b/C4b 불활화 인자(I인자)가 C4결합단백의 존재 하에 작용하여, a쇄를 2곳에서 절단한다. C4b는 C4c와 C4d로 분할되어서 불활화된다(그림 8-6). C3b에는 I인자가 작용하여 ßIH글로불린(H인자)의 존재하에 a쇄를 1개소 절단한다. 또 다시 플라스민에 의하여 다른 곳이 절단되어, C3b는 C3c와 C3d로 분할되어 불활화된다(그림 8-6). C2a, Bb, C5b는 특히 다른 작용을 받지 않더라도 자연히 불활화하게 된다. H인자 단독으로도 C3b, Bb를 불활화하는 작용을 지니고 있다.

Cls에는 Cl저지인자(Cl inhibitor)가 Cls, Clr에 결합하여 복합체를 형성함으로써, 그것을 불활화한다. 유전성혈관신경성부종hereditary angioneurotic edema(HANE)은 Cl 저지인자의 결손에 의한 질환이다. 어떤 이유로 보체가 활성화되면, 이 저지인자가 평생 결핍됨으로 보체의 활성화가 멈추지 않게된다. C3a, C5a에는 아나피라톡신 불활화인자가 작용하고, 아르기닌의 부분을 분해하여 불활화한다. $\overline{C5b67}$에는 S단백 등이 결합하여, 그것이 세포막에 결합하는 것을 저지한다. 보체가 활성화되어 세균 등이 파괴되는 것은 바람직하지만, 생체의 세포에 상해가 발생되면 곤란하다. 그리하여 세포막에는 보체에서 스스로를 막는 기구가 존재한다.

괴사촉진인자decay accelerating factor(DAF)는 분자량 70KD의 리포단백이며, 혈구, 혈관내피세포, 상피세포의 표면에 존재한다(그림 8-7). C4b, C3b에 결합하며, 그것에의 C2, B 인자의 결합을 저지하며, 보체의 활성화가 세포막상에서 진행하지 않도록 작용한다. 보체의 불활화를 촉진하고 있는 인자라고 하는 의미로 그 명칭이 있다. 또 하나의 분자는 C8 결합단백(C8bp) 혹은 ho-

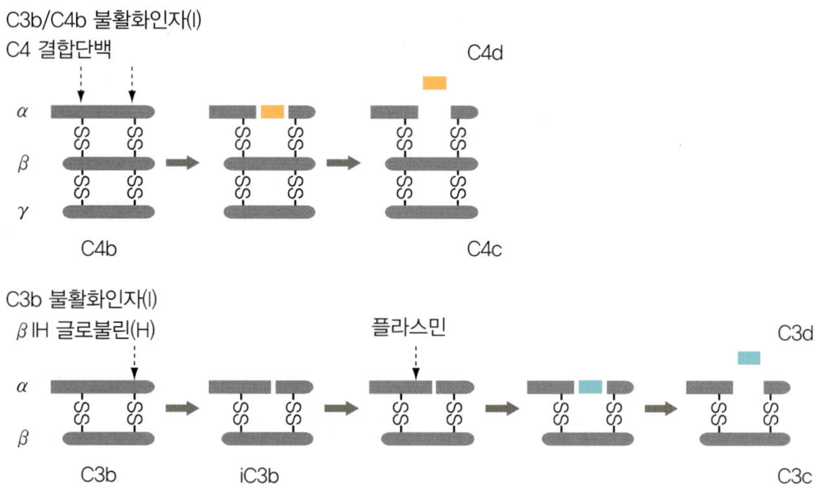

그림 8-6 _ C4b 와 C3b의 불활화

mologous restriction factor(HRF)라고 일컫는 분자량 65KD의 단백이며 C8, C9의 작용을 저지하여 세포를 보호한다. 발작성야간혈색소뇨증(paroxysmal nocturnal hemoglobinuria, PNH)이라고 하는 병변은 야간 혈액의 pH가 저하한 때에 적혈구가 용혈을 일으켜, 유출된 혈색소 hemoglobin가 요중에 출현하는 질환이며, DAF와 HRF의 결손이 관계되어 있다. 두 물질 모두 결손되어 있는 증례가 가장 용혈을 일으키기 쉽고, DAF만의 결손 되어 있는 예는 그것보다 경미하다. DAF, HRF 다 같이 존재하는 병례는 경증이다.

5. 보체 수용체(complement receptor)

보체 각 성분에 대한 수용체receptor를 지닌 세포가 있으며, 보체의 작용을 받거나, 그 세포가 기능을 수행하는데 관계하고 있다. 그것들은 표 8-5에 정리하였다. 보체 수용체(complement receptor, CR)1은 C3b, C4b, iC5b에 대한 수용체이며, 탐식세포가 그것들이 결합한 세균 등을 탐식하는데 사용된다. 적혈구 상의 보체 수용체는 면역복합체(보체가 결합해 있는)를 표면에 결합하여 세망내피계에 운반하고, 그곳의 대식세포에 의해 파괴되는 일에 관계되어 있다. 또, I 인자의 작용을 보조하여, C3b가 C3c와 C3d로 분해되는 것을 촉진한다. 전신성 홍반성 낭창 질환이나 류마토이드 관절염 · 자가면역성 용혈성빈혈 등의 질환도 적혈구상의 CR1이 감소되어 있다는 것이 알려져 있다.

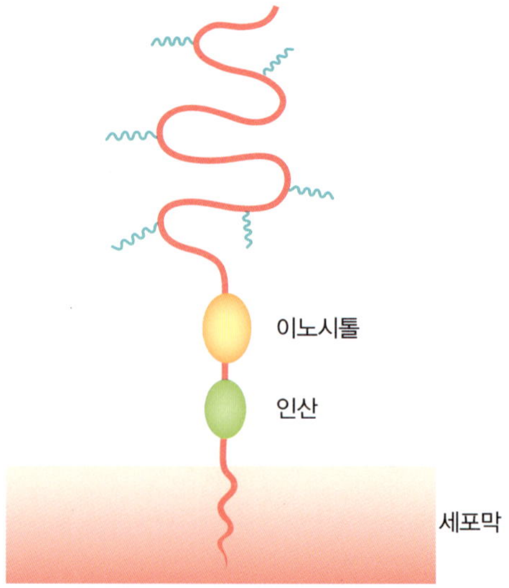

그림 8-7 _ 붕괴촉진인자(decay accelerating factor)의 구조

표 8-5 _ 보체 수용체

수용체	결합성분	보유세포	분자량(KD)
C3b 수용체 (CRl)	C3b · C4b · iC3b	적혈구 · 호중구 · 단구 · 대식세포 · 미숙B 세포 · 신사구체 상피 · T 세포의 일부	190, 220, 160
C3d 수용체 (CR2)	C3b · iC3b · C3dg	B 세포	140
iC3b 수용체 (CR3)	iC3b · C3b	호중구 · 단구 · 식세포 · 대과립림프구(LGL)	265 a165 ß95
(CR4)	iC3b · C3dg	호중구 · 대식세포	
Clq 수용체	Clq	호중구 · 단구 · B 세포	
C3a 수용체	C3a	비만세포 · 호염기구 · 호중구 · 단구 · 평활근 · T 세포의 일부	
C5a 수용체	C5a	호염기구 · 호중기구 · 호산구 · 단구	
C3e 수용체	C3e	호중구	

CR는 iC3b, C3b결합하는 수용체이며 식세포가 세균 등을 포착하여 탐식하는 것을 보조한다. 대식세포(macrophage)나 NK 세포가 종양세포에 결합하여 그것을 공격하는 일에도 이용되고 있다. Clq에 대한 수용체(receptor)는 식세포가 상대를 포착하거나, 대식세포나 K 세포가 표적 세포에 결합하여 상대를 공격하는 일에 관계한다. C3a나 C5a는 호염기구, 비만세포상에 존재하며, C3a, C3b의 작용을 입어서 히스타민 등을 방출하고, 아나필락시스 염증반응을 일으키는 일에 관계하고 있다. 평활근에도 C3a 수용체가 있으며, C3a의 결합 이후 수축하고, 아나필락시스 증상의 발현을 중요한 역할로 인정받고 있다.

6. 보체의 생산과 소비

보체가 어디에서 생산되는 것인가, 아직 완전히 밝혀져 있다는 것은 아니지만, 식균작용이나 염증반응에 관계되는 Cl-C5의 성분, 프로페르딘 · D인자 · B인자 · C3b/C4b불활화 인자 · ßIH글로불린은 대식세포에 의해서 형성된다. 간은 보체의 모든 성분(Cl-C9), Cl 저지인자를 생성한다. 그 밖에 림프조직 · 소화관 · 폐 · 신장 등도 일부의 보체성분의 생성에 관여하고 있는 것 같지만 상세한 것은 알지 못한다. 항원항체 반응이 생기고, 보체활성화의 고전경로가 발동하거나, 세균감염 등에 의해서 이차경로가 활성화 되면 보체의 소비가 발생한다. 그러한 경우 반응성 보체생성 항진이 생기지만, 생성과 소비의 균형에 의해 혈청보체량은 상승하거나 저하된다.

보체계 전체적인 양을 알기 위한 간편한 방법으로써 혈청의 50% 용혈가(CH50)가 측정된다. 적혈구에 항체를 결합시키고, 그것에 보체를 가하면 용혈(적혈구의 파괴)이 생기지만, 그것에는 보체의 전 성분이 관계하고 있다. 어느 성분이 감소되어 있어도 용혈을 일으키는 작용은 감소한다. 실제 방법은 양의 적혈구에 항체를 결합시킨 것(EA, erythrocyte)에 배수희석한 피검혈청을 각기 첨가하여 반수의 EA가 파괴 되는 혈청 희석도로써 혈청중의 보체역가를 알아내는 것이다(**그림 8-8**). 기타 보체 각성분에 대한 항체를 형성, 침강반응에 의하여 각각의 성분의 양을 측정하는 것도 시행된다. 이것은 단백의 양을 측정하는 것일 뿐 활성과는 반드시 연관되지 않는 경우가 있다.

세균 감염증 · 류머티즘열 · 류마토이드 관절염 · 심근경색 · 통풍 등 염증이 생겼을 때, 생성의 자극이 되어 혈청 보체가가 상승하는 경우가 있다. 한편, 항원항체반응이 강하게 발생하여 보체의 소비가 생산을 상회했을 때 등에는 혈청보체가의 저하가 관찰된다. 이러한 경우는 전신성 홍반성 낭창의 활동기 · 급성 사구체 신염 · 막성 증식성 사구체 신염 · 급성혈청병 · 유전성 혈관신경성 부종 · 자가 면역성 용혈성 빈혈 · 야간 혈색소요증 등이 있다(표 8-6). 그 저하도는 병세와 연관되어 있기 때문에 질병의 경과를 모니터하는데 유용하다. 고전경로의 활성화의 경우에는 C4는 정상이며 C3가 저하한다. 혈청보체량의 이와 같은 패턴분석을 통해서 병변부에서 어떠한 반응이 발생하고 있는가를 측정하는 것이 가능하다. 선천적인 보체생성부전이나 간경변으로 인한 생성부전의 경우에도 혈청보체는 저하한다.

표 8-6 _ 혈청보체의 저하에 의한 질환

1. 소비항진	2. 생산저하
전신성홍반성낭창	선천성보체결손증
급성사구체신염	간경병증
급성혈청병	
자가면역성용혈성빈혈	
야간혈색소뇨증	
한랭응집소증	
파종성혈관내응고	
뎅귀출혈열	
유전성혈관신경성부종	
Cryoglobulin혈증	

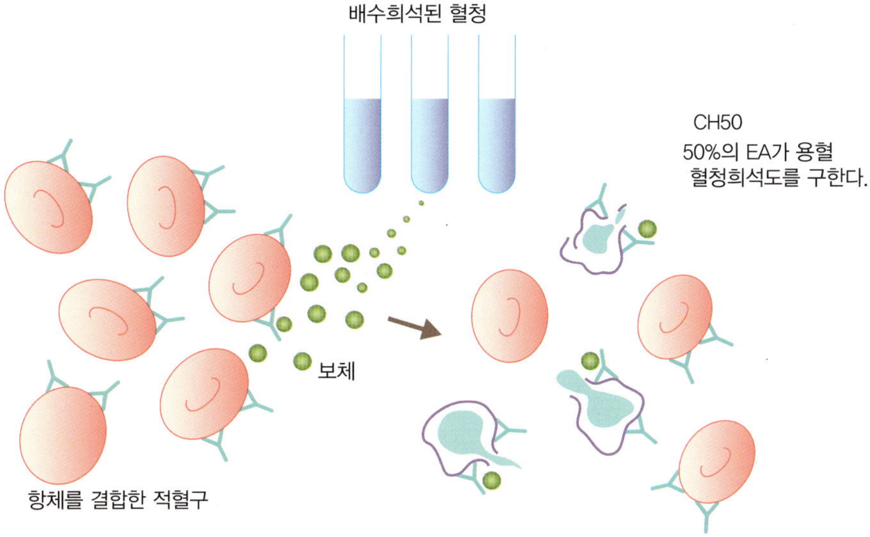

그림 8-8 _ 혈청보체의 50% 용혈가(CH50)의 측정

09 싸이토카인 (Cytokines)

세포가 세포질 내에서 합성하여 세포 외부로 분비하는 모든 물질들을 통칭하여 싸이토카인(cytokine)이라고 부른다. 'Cytokine'은 그리스어로 둥근 구형 또는 세포를 뜻하는 'cyto'와 이동을 뜻하는 'kine'을 결합하여 만든 단어인데, 이들 싸이토카인은 5~20 kDa 크기의 작은 단백들로써 다른 세포를 자극하여 세포 사이의 신호(cell signalling)를 조절하는 중요한 역할을 담당한다. 이러한 세포 신호에는 자기가 분비한 싸이토카인에 자기 세포가 반응하는 경우도 있다(autocrine signalling).

면역학에서는 면역세포가 생성, 분비하는 모든 싸이토카인을 **'림포카인'**(lymphokine: lympho+-kine)이라고 통칭하는데, 선천면역세포에 해당하는 단핵구(monocyte)나 이것이 분화한 큰포식세포(macrophage)가 생성하는 싸이토카인은 '**모노카인**(monokine)'이라 부르기도 한다. 면역학에서 이러한 싸이토카인들의 기능은 대단히 중요하게 다루어진다. 면역세포의 싸이토카인들은 미생물 감염, 염증, 염증 조직의 수복, 등 상황에서 백혈구들(white blood cells, leukocytes)의 면역반응을 유도하기 위하여 필수적이기 때문이다. 백혈구의 싸이토카인, 즉 림포카인은 유전적, 기능적 배경에 따라 대부분 '**인터루킨**(interleukin, IL)'이라는 그룹으로 분류한다. 상황에 따른 다양한 면역반응에 있어서 이들 싸이토카인이 어떠한 역할을 하는지는 표 9-1에 정리하였다. Interleukin (약어로 'IL') 그룹은 2016년 7월 현재까지 약 36종이 밝혀져 있으나 지속적으로 새로운 것들이 발견되고 있다(표 9-1).

표 9-1 _ 주요 싸이토카인의 종류

싸이토카인	유래 면역세포	유래 기타 세포	주표적 세포	주요 기능
IL-1α IL-1β	큰포식세포, 대과립성림프구, B 림프구	내피세포, 섬유아구, 성상세포 등	T 림프구, B 림프구, 큰포식세포, 내피세포, 조직세포	림프구 활성, 큰포식세포자극, 백혈구/상피세포 부착, 발열, 급성기 단백질 생성
IL-2	T 림프구 (T_H1)		T 림프구	T 림프구 증식 및 분화, 세포독성 림프구 및 큰포식세포 활성
IL-3	T 림프구(T보조)		근간세포	다연속성 집락 자극 인자
IL-4	T 림프구 (T_H2)		B 림프구, T 림프구	B 림프구 성장인자, 아이소타입 선택, IgE, IgG1
IL-5	T 림프구(T_H2)		B 림프구	B 림프구 성장 및 분화 IgA선택
IL-6	T 림프구, B 림프구, 큰포식세포	섬유아구	B 림프구, 간세포	B 림프구 및 T 림프구 증식
IL-7		골수, 간질세포	전 B 림프구, T 림프구	B 림프구 및 T 림프구 증식
IL-8	단구		호중구, 호산구	화학주성
IL-10	T 림프구		T_H세포	싸이토카인 합성 억제
TNF-α	큰포식세포, 림프구, 비만세포		큰포식세포, 과립구, 조직세포	큰포식세포, 과립구 및 세포독성 세포활성 백혈구/상피세포 부착상승
$TNF_β$(LT)	T 림프구			악액질, 발열, 급성기 단백질 자극 유도 혈관 생성 자극, MHC class I생산 증가
$IFN_α$	백혈구	상피세포, 섬유아세포	조직세포	MHC class I유도, 항바이러스 효과, NK세포 자극
$IFN_β$ $IFN_γ$ M-CSF	 T 림프구, NK세포 단구	 상피세포 섬유아세포 내피세포, 섬유아세포	 백혈구, 조직세포, T_H2세포	MHC class I 및 II유도, 큰포식세포 활성, 큰포식세포 또는 림프구 유도 상승, 싸이토카인 합성 저하, 큰포식세포 전구세포의 증식
G-CSF	큰포식세포	섬유아세포	근간세포	분리와 분화의 자극
GM-CSF	T 림프구, 큰포식세포	내피세포, 섬유아세포		과립구, 대립세포 전구세포 및 활성세포의 증식
MIF	T 림프구		큰포식세포	유주억제

이 표에 기재된 싸이토카인들은 모두 게놈의 클로닝에 의해서 그 종류와 기능이 명확하게 확인된 것들이다. 이 표에 열거된 표적 세포와, 기능을 눈여겨 보아야 한다. 대부분의 싸이토카인은 생체내에서 각각의 생물학적 기능을 나타내기 위해 다른 싸이토카인들과 공조를 이루는 경우가 많다.

1. 인터루킨

1) Interleukin-1 (IL-1)

Interleukin-1(IL-1)은 큰포식세포가 생성하여 분비하는 물질로, 세포내에서 분자량 31 killo dalton(kDa)의 전구체로서 합성되어, 세포 외로 분비될 때에는 17.5 kDa, 등의 크기로 분할(쪼개짐)되어 활성을 보인다. 일반적으로 interleukin-1은 염증의 발생에 관여하는데, 어떠한 염증성 질환이 치유된 후에는 IL-1의 억제자(IL-1 inhibitor)가 IL-1 분자에 결합함으로써 염증반응을 종료하게 된다. 따라서, IL-1은 면역현상에 직접적으로 관여할 뿐 아니라, 조직 염증의 수복과도 길항적으로 관련되어 있는 물질이다. 표 9-2에 알려져 있는 그 작용을 정리하였다.

IL-1은 활성화된(미생물을 인지하여 탐식을 수행한) 대식세포(macrophage)에 의하여 주로 생성된다. 예를 들면, 큰포식세포가 인체에 감염한 세균의 lipopolysaccharide(LPS)를 인지함으로써 활

표 9-2 _ IL-1의 여러 가지 작용

작용대상	작 용
● T 림프구	· 세포분열능력 유도 · 항원과 반응한 T 림프구의 다른 림프카인 생산보조 · 세포독성 T 림프구의 발현보조
● B 림프구	· Pre-B 림프구 분화 촉진 · 항원과 반응한 B 림프구 증식 · 분화보조
● NK세포	· 세포살해활성 증가
● 큰포식세포	· 주화기능 촉진 · 종양세포살해작용 증강
● 호중구	· 주화기능 촉진 · 라이소자임 물질 · 활성산소 생산 촉진
● 혈관내피세포	· 증 식 · 백혈구 부착을 쉽게 함 · 혈액응고 · 염증관여 물질 생산
● 섬유아세포	· 증 식 · 염증관여물질 생산
● 간	· 급성기 반응물질의 생산촉진
● 신경	· 체온중추에 작용 → 발열 · 신경교세포 증식 · 식욕저하
● 골	· 파골세포 활성화시킴 · 골아세포 증식
● 근육	· 단백분해 · 프로스타그란딘 생산

성화(탐식을 수행)되면, IL-1을 생성하게 되는데, 분비된 IL-1은 혈류내 백혈구가 감염된 조직 부위로 이동하도록 돕거나, 탐식작용을 촉진시키며, 체온을 상승시킴으로써 감염현상에 저항하는데 도움을 준다. 한편, IL-1은 혈관 내피세포(endothelial cell)나 섬유아세포(fibroblast)에 작용하여 모세혈관이나 섬유아세포를 증식시키며, 염증이나 혈전형성에 관여하는 물질들을 생성함으로써 염증반응의 형성에도 관여한다. 또, IL-1은 다른 백혈구들에도 작용하여 전신적인 면역반응을 조절하는데, 세포독성 T 림프구의 분화, NK세포의 활성, 큰포식세포의 탐식 작용, 등의 촉진에도 관여한다.

IL-1은 경우에 따라 대식세포(macrophage) 뿐 아니라, 일부 림프구나 호중구, 더욱이 여러 가지 조직의 세포에 의해서도 생성된다. 예를 들어, 흉선의 큰포식세포나 수지상세포에서 생성되는 IL-1은 흉선 림프구의 증식 및 T림프구의 분화를 촉진한다. 또한, 면역응답의 바탕에서 형성된 IL-1은 T림프구나 B림프구의 기능 발현도 보조한다. 이와 같은 기능을 수행하는 IL-1에는 IL-1α와 IL-1β의 2종류가 있으며, 각각을 생성하는 세포의 종류 및 기능에 차이가 있다.

IL-1α는 주로 활성화된 큰포식세포(activated macrophage), 호중구(neutrophil), 각종 상피세포(epithelial cell)나, 내피세포(endothelial cell)에 의하여 생성되며, 분비된 IL-1α는 T, B 림프구를 활성시키며, 탐식세포의 포식작용을 촉진시킴으로써 면역반응의 조절에 있어서 중추적 기능을 담당한다. IL-1α는 혈관 내피세포에 영향을 미침으로써 세포접착분자(ICAM-1, 등)나 주조직적합성복합체(major histocompatibility complex 또는 MHC)의 발현을 증가시켜서 다른 대식세포와 호중구(neutrophil)가 혈관벽에 높은 빈도로 부착하여 혈관 외부로 유출되는 현상을 촉진한다. 이는 감염이 발생한 조직 부위로 백혈구가 다량 유출되도록 하여 감염을 효과적으로 방어하기 위함이다. 또한, IL-1α는 호중구에서의 용해소체(lysosome: lysis + enzyme) 생성이나 활성산소의 방출을 초래하여, 염증반응 형성에도 관여한다.

IL-1β는 1984년에야 그 존재와 기능이 규명되었다. 활성화된 큰대식세포(activated macrophage)에서 IL-1 전구체가 생성된 뒤에 세포 외부로 IL-1이 분비될 때 쪼개지는 17.5 kDa 크기의 단백이 IL-1β이다. IL-1β는 전신적으로 발열(fever) 반응을 일으켜서 체온을 상승시키기 때문에 내인 발열원(endogenous pyrogen)이라고 불린다. 체내에서 미생물 감염에 따른 탐식작용이 발생하였을 때, 큰포식세포가 분비한 IL-1β는 혈류를 타고 시상하부로 이동하여 체온 조절 중추를 자극하게 되며, 전신적으로 근육 및 지방세포의 에너지 대사를 변화시킴으로써 열을 발산하도록 유도하기 때문이다. 대부분의 세균과 바이러스는 정상 체온보다 약간 낮은 35℃ 전후에서 잘 증식하기 때문에 이처럼 IL-1β에 의한 발열(체온 상승)은 미생물의 증식을 억제함으로써 감염 방어에 도움이 된다. IL-1β 뿐 아니라, 뒤에 소개하게 될 TNF-α나 IL-6도 비슷한 pyrogen으로써 작용한다. 또한, IL-1β는 IL-6의 생성을 유도하는데, 그 결과로 간에서는 급성기반응(acute phase response)가 유발되어 급성기단백질(acute phase protein)의 발현 양이 증가한다. 급성기반응은 감염 초기의 선천면역반응을 효율적으로 수행하기 위하여 필요하다. 앞서 보체반응에서 학습하였듯이, 보체 활성은 일종의 급성기단백질인 C-반응단백질(C-reactive protein 또는 CRP)에 의하여 유도될 수 있다. CRP는 효율적으로 감염 미생물을 사멸시키기 위하여 특이항체 없이도 죽어가는 세균이나 곰팡이의 세포벽에 발현되는 지질다당질(lysophosphatidylcholine)에 결합함으로써 C1q 보체단백 조각을 매개로 하는 보체 고전경로의 활성을 유도할 수 있다. 간혹, 이와 같은 면역반응이 혈관 직경이 매우 좁은 사구체(nephron)나 관절(joint)에서 일어나는 경우, 사구체 신염이나 관절염과 같은 부작용이 유발되기도 한다.

2) Interleukin-2 (IL-2)

IL-2는 항원과의 반응, 등 자극으로 인하여 활성화된 $CD4^+$ T 림프구(T lymphocyte 또는 T cell)가 생산한다. IL-2는 T 림프구의 증식에 관여하는 싸이토카인이다. IL-2는 IL-2 수용체를 경유하여 T 림프구 표면에 결합하는데, 그 결과로써 IL-2는 활성화된 T 림프구($CD4^+$, $CD8^+$)의 증식을 유도하며, 다른 림포카인들의 생성을 촉진한다. 또한, IL-2는 아직 항원을 인지하지 못 한 $CD8^+$ T 림프구도 활성화시켜서 세포독성 T 림프구(cytotoxic T lymphocyte; 실질적으로 감염성 미생물을 사멸시키는 능력을 보유한 CD8 T^+ 림프구)로 분화시키는 역할도 한다. 즉, IL-2는 활성화된(항원과 반응한) $CD4^+$, $CD8^+$ T림프구의 클론 세포들을 증식시킴으로써 T 림프구들의 기능을 촉진한다(표 9-3, 그림 9-1).

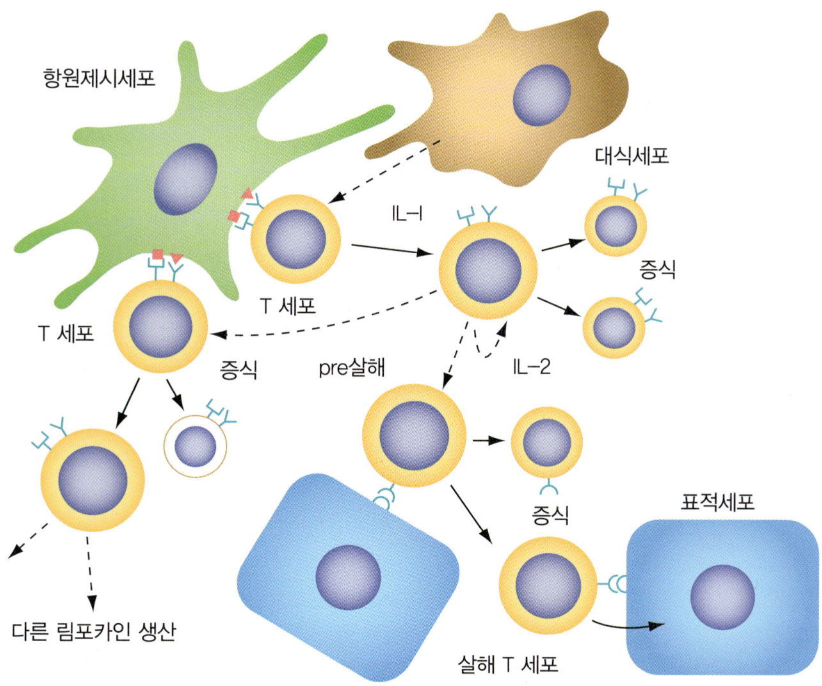

그림 9-1 _ **IL-2의 T 림프구에 대한 작용.** 항원과 반응하여 IL-1의 작용을 받은 T 림프구는 IL-2를 생산하다. 항원과 반응하여 IL-2수용체를 표출시킨 T 림프구를 IL-2에 의하여 증식하여 림포카인을 생산하거나, 세포독성 T 림프구로 분화한다.

표 9-3 _ IL-2의 작용

작용대상	작 용
T 림프구	· 항원과 반응한 T 림프구를 증식시킴 · 림포카인 생산보조
B 림프구	· 항원과 반응한 B 림프구를 증식시킴 · 항체 생산세포 분화 보조
NK세포	· 증식 · 인터페론 생산 · 세포살해활성 증강
전 LAK세포	· LAK 세포분화

활성화된 NK 세포(natural killer cell 또는 NK cell)도 IL-2를 생성한다. NK cell은 미성숙 T 림프구의 일종이라고 간주되며, IL-2의 영향을 받는 것으로 알려져 있다. NK cell은 휴지기에도 IL-2 수용체를 표출하고 있으므로 쉽게 자기 또는 $CD4^+$ T 림프구가 분비하는 IL-2의 영향을 받는다. IL-2가 NK cell에 미치는 영향은 2가지이다. 첫째로, NK cell은 IL-2의 영향으로 인하여 인터페론 감마(interferon gamma 또는 IFN-γ)을 생성한다. IFN-γ은 대표적인 세포독성 싸이토카인으로, 감염 방어에 있어서 대단히 중요한 작용을 한다. 둘째로, NK cell은 IL-2의 영향으로 인하여 여러 가지 종양세포를 살해하는 능력을 지닌 LAK 세포(lymphokine-activated killer cell)로 분화할 수 있다. NK cell은 면역세포 중에서 가장 강력한 종양 억제 능력을 보유하고 있어서(최근 연구에서는 $CD8^+$ T 림프구도 종양 억제능력을 가진다고 함), 이러한 배경 때문에 일부 병원에서는 NK cell에 IL-2 자극을 주고, 특정 종양 세포의 항원을 인식시킨 뒤에 암환자를 치료하는 'NK cell therapy'를 실시하기도 한다(현재까지 NK cell therapy는 임상시험 단계에 머물고 있다).

IL-2와 결합하는 세포표면 IL-2 수용체는 α, β, γ의 3 가지 chain이 결합하여 구성되며, 이들은 각각 CD25, CD122, CD132이다. 이들 chain이 어떠한 조합으로 분포하느냐에 따라 IL-2가 수용체에 결합하는 빈도가 달라지며, T 림프구의 증식 자극이 조절된다(그림 9-2). IL-2 수용체는 억제 T 세포(suppressor T cell 또는 regulatory T cell; $CD4^+/CD25^+/FOXP3^+$)의 기능과도 관련이 있으니, 관련 부분을 참고하기 바란다.

3) Interleukin-3 (IL-3)

IL-3는 활성화된 T 림프구나 호염구에서 생성되는 림포카인으로서 발견되었지만, 조혈기관 세포의 증식 및 분화 유지가 그 주요 작용이다(표 9-4). IL-3는 골수 내에서의 조혈과정에 관여하는데, 조혈기의 전능줄기세포(multipotent hematopoietic stem cell)를 상황에 따라 혈액계 세포(myeloid lineage cell) 또는 면역계 세포(lymphoid lineage cell)로 분화시킨다.

IL-3가 IL-7의 영향 없이, erythropoietin과만 작용할 경우에는 전능줄기세포는 적혈구, 등의 혈

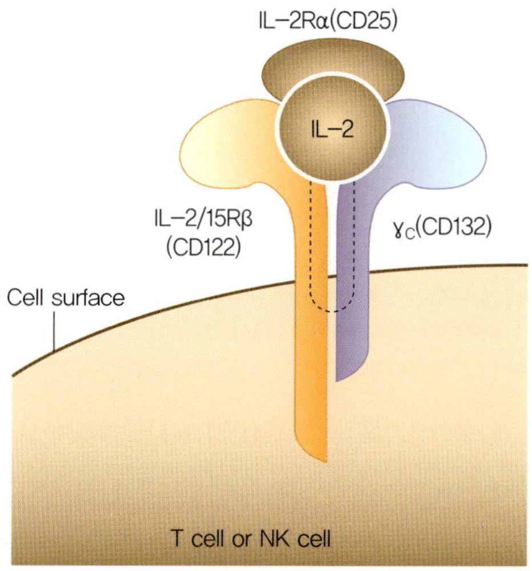

그림 9-2 _ IL-2 수용체의 구조

액계 세포로 분화하지만, IL-7 존재하에서는 granulocyte macrophage (또는 monocyte) colony-stimulating factor(GM-CSF), 등이 함께 작용하여 면역계 세포의 증식 및 분화를 유지한다. 표 9-4에 보인 것과 같이, 각각의 계열적 분화에서 과립구와 단핵구는 GM-CSF와 과립구집락자극인자(G-CSF)에 의해서, 단핵구는 IL-4나 M-CSF에 의해서, 비만세포는 IL-4에 의해서, 호산구는 G-CSF와 IL-5에 의해서 자극된다. IL-3는 T 림프구나 B 림프구의 전구세포의 증식유지에도 관계

표 9-4 _ IL-3의 작용

작용대상	작용
조혈 미성숙세포	· 증식을 유지시킴
호중구계	· GM-CSF, G-CSF에 의해 분화 촉진
단핵구계	· IL-4, M-CSF에 의해 분화 촉진
거핵구계	· Meg-P에 의해 분화 촉진
호산구계	· G-CSF, IL-5에 의해 분화 촉진
비만세포계	· IL-4에 의해 분화 촉진
T 림프구 전구세포	· 증식
B 림프구 전구세포	· 증식을 유지
NK세포 전구세포	· NK세포로 분화
파골세포 전구세포	· 파골세포로 분화

가 되는 것 같다. 조혈기의 미성숙세포에 IL-3와 공동으로 IL-2와 큰포식세포를 공존하게 하면 NK 세포가 분화하게 된다.

4) Interleukin-4 (IL-4)

IL-4는 활성화된 T 림프구로부터 생성되는 B 림프구 자극인자로서 알려져 있다. IL-4는 활성화된 B 림프구에 작용하여 세포 증식과 분화를 촉진하는 기능을 가진다. 이 과정에서 B 림프구는 IL-4의 영향으로 인하여 항원제시세포(antigen presenting cell 또는 APC)나 항원을 표지한 T 림프구와 결합하여 항원자극을 받아들이기에 적합한 형태로 활성화되어 클론으로서 증식한다. 증식한 활성화 B 림프구는 IL-4에 의하여 형질세포(형질세포, plasma cell; 단일 클론 IgG1, IgE 항체를 대량으로 생산하는 B 림프구)로 분화한다(표 9-5, 그림 9-3). IL-4는 또한 T 림프구에도 작용하여 항

표 9-5 _ IL-4의 작용

작용대상	작용
B 림프구	· B 림프구의 증식 및 분화 촉진 · IgG1, IgE생산세포(형질세포)로 분화 · IgM, IgG2a, IgG3 생산 억제 · CD23 분자유도 · Ia항원 증식 → 항원제시능 높임
T 림프구	· 미성숙 T 림프구를 증식 · 항원과 반응한 T 림프구 증식 보조 · 세포독성 T 림프구 발현보조
비만세포	· 미성숙 비만세포 증식 · 미성숙 큰포식세포 증식
큰포식세포	· 미성숙 큰포식세포 증식 · CD23분자 유도 · Ia 항원증식 → 항원제시능 높임

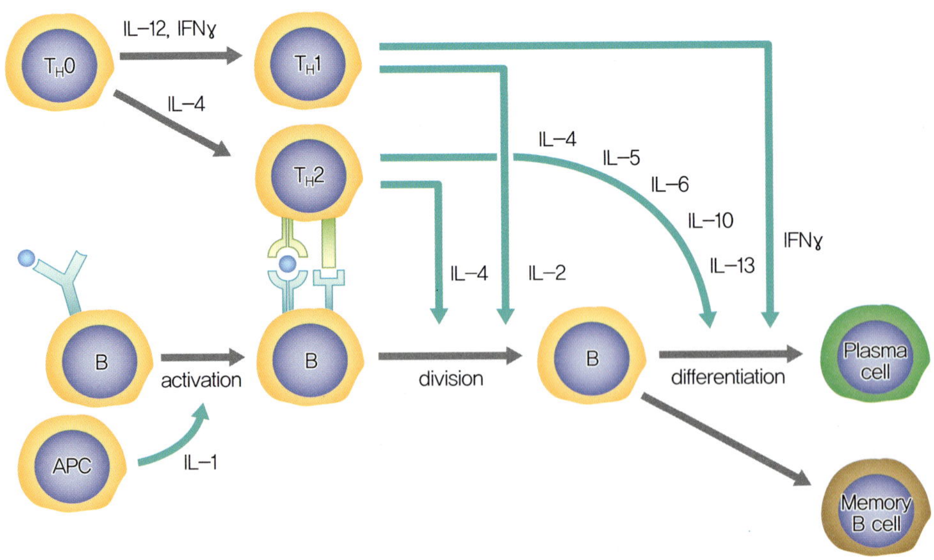

그림 9-3 _ B 림프구의 증식, 분화에 관여하는 싸이토카인

원과 반응한 T 림프구의 증식을 보조한다. 항원과 반응한 미성숙 $CD8^+$ T 림프구를 세포독성 T 림프구(cytotoxic T lymphocyte)로 분화하는 작용을 보조하기도 한다. IL-4는 IL-3와 공동으로 미성숙한 비만세포나 큰포식세포의 증식을 유지시키며 또한 비만세포 자신도 IL-4를 생성한다.

5) Interleukin-5 (IL-5)

IL-5는 활성화 T 림프구가 생성하며, 활성화된 B 림프구의 분화 및 항체(IgM, IgG, IgA) 생산을 촉진한다. 또한, B 림프구에 IL-2 수용체를 발현시켜서, B 림프구가 IL-2의 작용을 입어 분화하는 것을 보조한다(표 9-6). IL-5는 항원과 반응한 미성숙 세포독성 T 림프구에 IL-2 수용체를 표출시켜, IL-2의 작용으로 세포독성 T 림프구로 분화하는 것을 보조하는 일도 한다. 과립구 집락 자극인자(G-CSF)와 공동으로 미성숙 호산구를 증식시켜, 호산구로 분화시킨다. 또, 호산구를 활성화한다.

표 9-6 _ IL-5의 작용

작용대상	작용
B 림프구 T 림프구 호산구	· IgM, IgG, IgA생산세포(형질세포)로 분화 · 항원과 반응한 미성숙 세포독성 T 림프구에 IL-2수용체를 표출시킴 · G-CSF와 공동으로 미성숙 호산구를 증식시켜 호산구로 분화 · 활성화

6) Interleukin-6 (IL-6)

IL-6은 전염증성 싸이토카인(pro-inflammatory cytokine)이며, 활성화된 T 림프구나 큰포식세포에서 생성된다. IL-6는 IL-1β처럼 감염 면역에서 발열과 급성기반응의 조절자로써도 기능하지만, B림프구와 T 림프구의 증식과 분화에서도 중요한 기능을 담당한다. IL-6는 B 림프구가 형질세포(plasma cell; 단일 클론 항체를 대량생산하는 성숙 B 림프구)로 분화하는 최종 단계를 조절하는 물질로서 알려져 있다. IL-6는 세포 표면에 IgD를 소실하여 IgM만을 지닌 성숙 B 림프구에 주로 작용하며, 항원과 반응한 T 림프구에 작용하여 IL-2 수용체 발현을 촉진하는 등의 T 림프구 증식 및 분화에도 관여한다(표 9-7). 면역반응과 관련이 없는 몇몇 조직세포도 IL-6를 생성하는 경우가 있는데, 이럴 때에는 IL-6가 특정 조직 세포의 생장 조절에 관여하기도 한다.

표 9-7 _ IL-6의 작용

작용대상	작용
B 림프구	· 형질세포로 분화
T 림프구	· IL-2 수용체 발현
	· IL-2 생산, 세포독성 T 림프구 발현 보조
	· 흉선림프구 증식
간세포	· 급성기 반응물질 생산
거핵구	· 증식 유도 → 혈소판 생성을 높임
신경세포	· 성장, 분화
췌장세포	· 증식, 분화

7) Interleukin-7 (IL-7)

IL-7은 골수 기질세포(bone marrow stromal cell)와 흉선(thymus)에서 분비되며, 면역학적으로는 골수 내에서 생성된 조혈기 전능줄기세포(multipotent hematopoietic stem cell)를 면역계 세포로 분화시키는 기능을 가진다(IL-7이 IL-3와 동시에 작용할 때). IL-7은 앞으로 T 림프구, NK 세포, B 림프구, 수지상세포(dendritic cell 또는 DC)로 분화할 조혈기 전능줄기세포에 영향을 미치는데, 특히 T, B 림프구의 발생에 있어서 중요한 역할을 한다. 보다 자세한 설명은 면역세포의 발생 부분을 참고한다.

8) Interleukin-8 (IL-8)

IL-8은 CXCL8 (C-X-C motif ligand 8)이라고도 불리며, 큰포식세포와 호흡기 상피세포, 혈관 내피세포에서 생성된다. IL-8은 선천면역의 조절에 있어서 중요한 작용을 하는데, 특히 호중구(neutrophil)를 비롯한 과립구들에게 화학주성(chemotaxis)을 유발하여 감염 부위로 이들을 끌어 모아 미생물의 탐식을 유도한다. 즉, IL-8은 일종의 케모카인(chemokine)이다. IL-8은 약 8 kDa의 작은 분자량을 가진다.

9) Interleukin-10 (IL-10)

IL-10은 염증 억제 싸이토카인(anti-inflammatory cytokine)이다. IL-10은 T_H1 계열에서 유래하는 싸이토카인 저해인자로써, 면역세포에서의 종양괴사인자-알파(tumor necrosis factor-alpha 또는 TNF-α), IL-1β, IL-12, 인터페론-감마(interferon-gamma 또는 IFN-γ)의 생성 및 분비를 억제한다. 이 뿐만 아니라, IL-10은 주조직적합항원(MHC)의 발현과 큰포식세포의 항원 인지 및 표지, B 림프구의 증식, 분화, 항체 생산을 억제한다. 이러한 일련의 염증 억제 작용은, IL-10이 면역세포에서 NK-κB의 활성을 억제시킴으로써 JAK-STAT 세포신호를 조절하기 때문이다.

10) Interleukin-12 (IL-12)

IL-12는 NK cell을 활성화시키고, T 림프구를 T_H1 세포로 분화시킨다. NK cell은 IL-12의 영향으로도 인터페론-감마(interferon-gamma 또는 IFN-γ)를 분비하여 큰포식세포를 활성화시킨다.

2. 세포독성 싸이토카인

세포독성 T 림프구(CD8⁺ T), NK세포 등의 림프구는 종양세포 · 바이러스 감염세포 · 이식세포를 살해한다. 활성화된 NK 세포(LAK 세포)에도 종양세포 살해작용이 있다. 이들 세포들은 표적세포를 살해하는 기구의 하나로써, 살해물질을 방출하여 상대에게 작용시키는 것으로 생각된다. 이와 같은 물질로서, 림포톡신(lymphotoxin 또는 LT), 종양괴사인자(tumor necrosis factor 또는 TNF), 자연살해 세포독성인자(NK cytotoxic factor 또는 NKCF), 및 퍼포린(perforin) 등이 알려져 있다(표 9–8).

표 9–8 _ 세포살해성 싸이토카인

	LT	NKCF	TNF	Perforin
생산세포	T 림프구	NK세포 LAK세포	마크로파지 T, NK, B 림프구	T 림프구 NK세포 LAK세포

1) 림포톡신(lymphotoxin 또는 LT)

항원과 반응하여 활성화된 T 림프구에서 방출되는 당단백이다. 분자량 20/25 kDa이지만, 그 중합체로 생각되는 분자량이 보다 큰 것도 있다. 세포독성 T 림프구가 그 항원 수용체에 의하여 표적세포 표면 항원에 결합하고, LT를 방출하여 그것을 표적세포에 작용시켜서 살해한다. 림포톡신은 TNF와 같은 활성화를 지닌 것으로, TNF-β라고도 불린다.

2) 종양괴사인자(tumor necrosis factor 또는 TNF)

동물에 BCG 등을 주사한 뒤에 10일 정도 후에 지질다당체(LPS)를 주사하면, 큰포식세포에서 종양을 괴사시키는 물질이 형성되는 것을 발견하였다. 활성화 큰포식세포뿐만 아니라, B 림프구 · T 림프구 · NK 세포 · LAK 세포도 TNF를 생산한다. 종양세포상의 TNF 수용체에 결합하면, 표적세포의 세포내 신호체계에 변화를 일으켜서 세포 사멸(apoptosis)을 유도한다. TNF는 큰포식세포에 작용하여 그 종양살해 활성을 증가하는 작용도 하며, 혈관내피세포에 작용하여 혈전을 형성시키게 한다. 종양을 환류하고 있는 혈관에서의 혈전형성도 종양의 괴사에 결부된다(표 9-9). TNF는 암 환자의 영양장해, 즉 악액질(cachexia)의 원인물질로 된 cachectin과 동일물질이라는 것이 밝혀져 있다.

표 9-9 _ TNF의 작용

작용대상	작용
종양세포	· 살해
혈관	· 혈전형성 ┌ 혈관내피세포에 호중구의 정착 └ 호중구에서의 활성산소의 방출
큰포식세포	· 활성화 ┌ 종양살해활성을 높임 └ 프로스타그란딘 생산
섬유아세포	· 증식
지방세포	· 트리글리세라이드 흡수억제

3) 자연살해 세포독성인자(NK cytotoxic factor 또는 NKCF)

NK 세포나 LAK 세포에서 생성하는 세포 살해성 단백이다. NKCF는 표적세포의 NKCF 수용체에 결합하여 세포막 내로 유입되며, 이 과정에서 세포막에 구멍을 내기 때문에 표적세포를 파괴한다(그림 9-4).

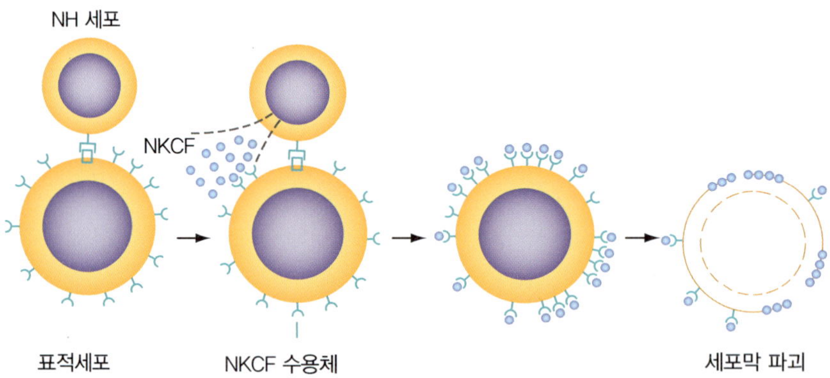

그림 9-4 _ NK세포의 NKCF에 의한 세포살해작용

4) 퍼포린(perforin)

퍼포린(perforin)은 cytolysin이라고도 일컫는다. 원형질 과립내에 존재하는 단백이다. T 림프

구 · NK세포 · LAK세포에 의하여 방출된다. 보체단백 C9과 유사한 물질이며, 활성화된 보체가 세포막에 구멍이 나는 기구로 생각되고 있다. 엔도뉴크레아제의 활성화에 의한 핵산의 분할도 관계되어 있는 것 같다.

3. 인터페론(interferon 또는 IFN)

인터페론(interferon 또는 IFN)은 바이러스 감염이나 종양 발생에 저항을 보이는 단백이며, α · β · γ의 3 종류가 있다(표 9-10). IFN은 세포독성 T 림프구나 도움 T_H1 세포에 의해 분비되며, 면역반응에 관여하는 다양한 세포들에 작용하는 싸이토카인으로서, 활성화 B 림프구에 작용하여 항체생성 세포로 분화하는 단계를 촉진하며, 세포독성 T 림프구 · NK세포의 세포살해 활성을 증강한다. 특히, IFN-γ는 큰포식세포를 활성화시키고, 탐식작용을 높여, 큰포식세포 활성화인자(macrophage activating factor 또는 MAF)로서도 작용한다. IFN-α, β는 세포의 MHC class I(주요조직적합항원 클래스 I)의 발현을 증가시키고, IFN-γ는 MHC class I 및 class II의 발현을 증가시킨다. 이것은, 림프구가 MHC를 인식하는 것을 용이하게 한다.

표 9-10 _ 인터페론의 종류

	α	β	γ
분자량	15~21, 20~24 kDa	22, 33, 29 kDa	15, 20, 25, 30 kDa
아미노산	166	166	143, 146
생산세포	호중구, 큰포식세포	섬유아세포	T 림프구, NK세포

4. 그 밖의 림포카인

여기까지, 물질로서 명확히 동정되어온 것을 중심으로 기술하여 왔지만, 활성화된 림프구가 생성하는 물질에는, 인터루킨 시리즈 외에도 다양한 것들이 있다. 그것들을 일괄하여 표 9-11에 열거하였다. 면역반응을 억제하는 억제 T 림프구(suppressor 또는 regulatory T lymphocyte)의 생성 물질에 관해서는 다른 장에서 언급하기로 한다.

표 9-11 _ 기타 림포카인

작용대상	명칭	작용
큰포식세포	· 큰포식세포 활성화인자(MAF) macrophage activating factor · 큰포식세포 주화인자(MCF) macrophage chemotactic factor · 큰포식세포 유주저지인자(MIF) macrophage migration inhibitory factor	살균작용, 항종양작용을 높임 (일부는 IFN-γ) 국소에 유주시킴 유주하여 국소유리 억제 대개 MAF에 의거함
림프구	· 림프구주화인자(LCF) lymphocyte chemotactic factor · 림프구증식인자(MF) mitogenic factor	국소에 유쥬 증식(인터루킨 이외도 존재)
과립구	· 백혈구유주저지인자(LMIF) leukocyte migration inhibitory factor · 호중구주화인자(NCF) neutrophil chemotactic factor · 호산구주화인자(ECF) eosinophil chemotactic factor · 호염기구주화인자(BCF) basophil chemotactic factor	유주 못하게 국소정지 국소에 유주시킴 국소에 유주시킴 국소에 유주시킴
혈관	· 혈관투과성 인자 vascular permeability factor · 혈관신생인자 angiogenesis factor	투과성을 높여 혈장성분의 유출초래 모세혈관증식

10

포식작용-호중구와 포식세포
(Phagocytosis-Neutrophils and Phagocytes)

포식세포는, 감염성 미생물, 수명을 다 한 체세포, 대사 노폐물, 등을 원형질내로 탐식(포식)하여, 그것들을 파괴하고 소화하여 제거하는 역할을 담당한다. 이러한 탐식 기능을 보유한 세포에는 소형으로 분엽된 여러 개의 핵을 지닌 다형핵백혈구(polymorphonuclear cell 또는 PMN cell)와 한 개의 핵(거의 구형을 띄는 핵)을 지니는 큰포식세포(marcrophage)가 있다.

포식세포로서의 PMN cell은 과립백혈구 중에서 중성과립을 지닌 호중구(neutrophil)이며, 그 역할은 주로 포도상 알균 · 연쇄상 알균 · 폐렴균 · 녹농균 · 대장균 등의 세균을 탐식하여 사멸시키는 일이다. 한편, 큰포식세포는 이러한 미생물의 탐식 작용 뿐만 아니라, 수명을 다 한 세포나 자연 탈락 조직세포 등(cell debris)을 탐식하여 소화, 제거하거나, 세포의 대사 노폐물의 소화작용도 한다. 또, 호중구가 수명이 지극히 짧은 것에 비교하여 큰포식세포는 수명이 길다. 이 두 가지 대표 포식세포는 상호보완적 기능을 가지는데, 호중구가 처리해낼 수 없는 세포내감염성(호중구에 탐식당한 후에도 사멸하지 않고 포식세포 내에서 기생하는) 결핵균 · 나균 · 살모넬라 · 리스테리아 등의 세균이나, 바이러스, 칸디다 등의 진균류의 제거에 있어서 중요한 역할을 담당한다.

세균, 등 광학현미경으로 관찰이 가능할 정도의 거대 분자를 세포내에 끌어들이는 현상을 **포식작용**(phagocytosis, 또는 탐식작용)이라고 한다. 한편, 그 보다도 작은 저분자 물질이나 액체와 같은 것을 흡수하는 현상을 **포음작용**(pinocytosis)라고 한다. 이러한 포식작용이 일어난 뒤에는 포식세포가 처리한 항원을 면역체계가 인식하는 과정을 거치게 된다. 림프구, 특히 T 림프구는 어떠한 미생물(또는 외부)의 항원을 인식함에 있어서, HLA를 매개로 하여 항원을 인식하는 과정이 중요하다. 앞서 2장에서 학습하였듯이 HLA는 사람백혈구항원(human leukocyte antigen 또는 HLA)을 뜻하는데, 주조직적합성복합체(major histocompatibility complex 또는 MHC)를 사람에서는 HLA 라고도 표현한다. 즉, 어떠한 항원이 항원제시세포(antigen presenting cell 또는 APC) 상에 제시될 때, 포식작용 과정에서 가수분해된 미생물의 항원이 HLA (MHC)에 둘러쌓여 결합된 상태로 APC 표면에 제시되어 있어야 한다. T 림프구는 T 림프구 수용체(T cell receptor 또는 TCR)를 HLA (MHC) 분자에 결합시킴으로써 이 항원을 인식하기 때문이다. 이렇게 인식된 항원에 대하여 면역체계는 자기관용(self tolerance; 자기 항원에 대한 면역학적 무반응) 또는 일련의 면역반응을 일으키게 된다. 항원의 종류에 따라 항원 인식에 사용되는 MHC (HLA)는 MHC class Ⅰ 또는 MHC class Ⅱ가 있다.

1. 호중구의 탐식작용

모든 과립구는 조혈기에 골수에서 발생하는데, 그 분화과정은 그림 10-1에 제시하였다. 단구와 과립구는 동일한 조혈기 전능줄기세포(multipotent hematopoietic stem cell)로부터 분화하였다. 과립구는 호중구 · 호산구 · 호염기구로 분류하는데, 골수아구(myeloblast)는 과립이 풍부한 전골수구(promyelocyte)로 분화한 뒤에, 원형질이 염색성이며 독성과립을 지닌 골수아구(myelocyte), 핵이 신장 모양인 후골수아구(metamyelocyte)를 거처, 간상핵백혈구, 다형핵백혈구(polymorphonuclear cell 또는 PMN cell)로 분화하게 된다. 통상 말초혈액에 나타나는 것은 간상핵백혈구, 다형핵백혈구이며 이들은 강력한 탐식작용을 보유한다.

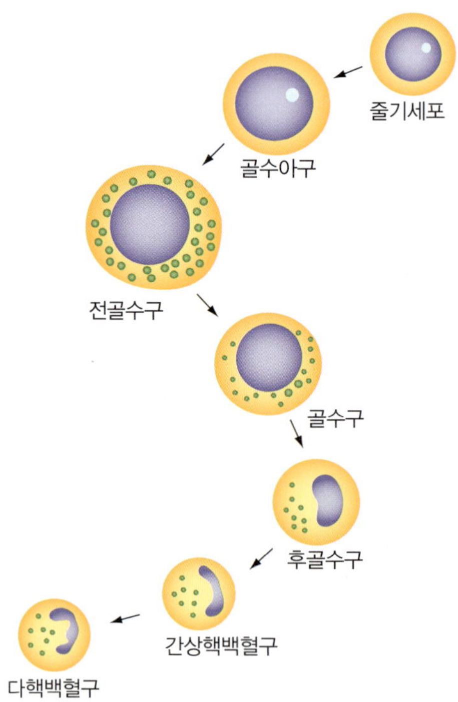

그림 10-1 _ 과립구의 분화과정

이와 같이 분화한 과립구 중에서 중성과립을 지닌 것이 호중구로, 주요 역할은 세균을 탐식하여 소화, 살해하는 일이다. 호중구가 탐식 임무를 수행하려면 주화인자(chemokine)의 농도가 짙은 방향으로 이동한 뒤에 세균을 탐식하게 된다(**그림 10-2**). 이 과정에는 세균과 반응한 항체에 의해서 활성화된 보체성분 중의 C4a, C5a 및, 염증반응의 결과로 분할된 IgG 분자의 일부 등이 주화인자로써 작용한다(**그림 10-3**).

호중구의 세포표면에는 살균작용을 극대화하기 위하여 시알산(sialic acid)가 존재하는데, 이 물질이 전기적 음성을 띈다. 따라서 음성으로 하전하고 있는 물질은 호중구에 포착되기 어렵다. 문제는 *Klebsiella pneumoniae*, *Streptococcus pneumoniae* 와 같은 세균이 흔히 보유하는 협막(capsule)이 전기적 음성을 띄므로, 호중구의 탐식에 저항한다는 점이다. 이런 경우에는 옵소닌(opsonin)의 도움이 필요하다. 호중구의 탐식을 촉진하는 물질을 옵소닌(opsonin)이라 하며, 그 작용을 **옵소닌화**(opsonization)이라 한다. 옵소닌으로써 가장 대표적인 것이 IgG와 같은 항체이다. 호중구의 표면에는 IgG의 분자 구조와 결합할 수 있는 수용체(Fc 수용체)로써 C_H3 domain에 결합하는 R1, C_H2 domain에 결합하는 R2를 보유하고 있다(**그림 10-4**). 이처럼 옵소닌화가 일어나면, 호중구 표면에 결합한 항체를 매개로 하여 협막 보유 세균도 호중구에 용이하게 탐식될 수 있다.

또한, 보체단백도 옵소닌으로 작용할 수 있다. 세균과 결합한 항체에 의해서 보체계가 활성화되고 나면, 그 과정에서 형성된 C3b 보체단백 조각은 세균막에 결합한다. 호중구의 표면에는 C3 수용체가 존재하므로, 호중구가 세균을 포착하는데 도움이 된다. 단, Fc수용체에 의해서 세균을 포

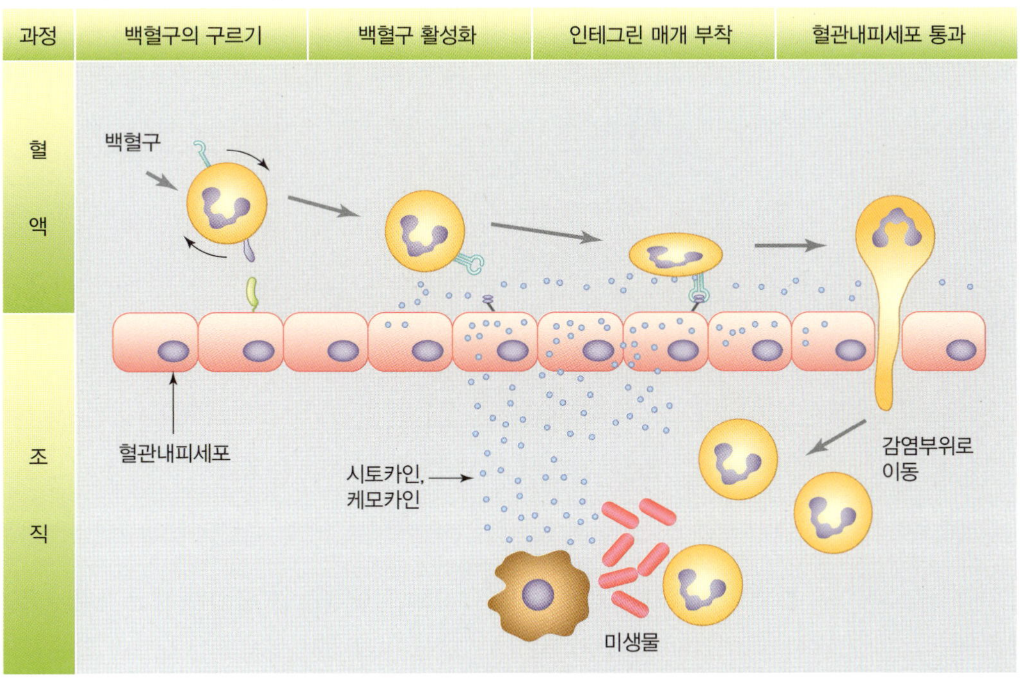

그림 10-2 _ 면역세포의 유주운동(혈관 외 이동)

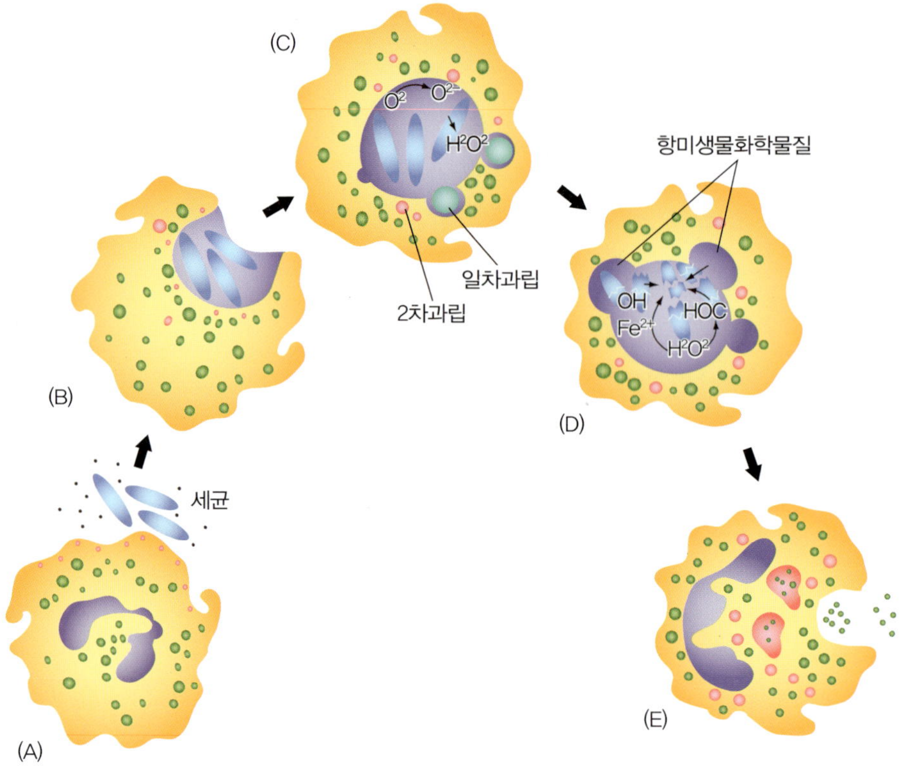

그림 10-3 _ 식균작용의 과정 A) 화학주화성 이동, B) 탐식 및 phagosome 형성, C) phagosome과 lysosome의 결합(phagolysosome 형성), D) 세균 살해 및 소화, E) 제거

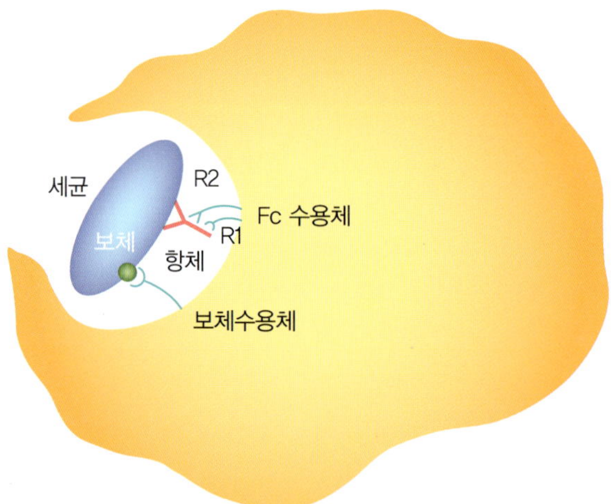

그림 10-4 _ 호중구 표면의 옵소닌화에 관여하는 수용체

착한 경우에는, 탐식작용까지 진행되지는 못 하므로, C3b 수용체는 호중구와 세균과와의 접착을 견고히 하는데만 도움이 된다. 피브로넥틴이나 타프토신(비장에서 형성되는 IgG의 Fc유래의 물질)도 옵소닌화에 이용되지만, 항체나 보체에 의한 것만큼 강력하지는 못하다.

세균을 포착한 호중구는 살균물질인 활성산소를 생성하기 시작하면서, 동시에 마이크로필라멘

트를 수축하여 원형질막으로 둘러싸듯이 세균을 세포내로 흡수한다. 이렇게 탐식한 세균을 감싼 원형질막의 자루를 **포식소체**(phagosome)라고 한다. Phagosome은 마이크로필라멘트로부터 유리하여 세포 내부로 이동하면서 용해소체(lysosome)과 융합한다. 그 결과, 파고라이소좀(phagolysosome; phagosome + lysosome)이 형성되고, 그 내부에 lysozyme (lysis + enzyme: 미생물 용해 효소)이 방출되어, 미생물 용해 및 살균 작용이 나타난다(그림 10–3).

2. 호중구의 살균물질

호중구가 생산하는 살균물질에는 산소에 의존하는 O_2^- (산소 라디칼 superoxide anion), 과산화수(H_2O_2), OH (hydroxy radical), O_2 (일종 항산소 singlet oxygen) 등과, 용해소체(lysosome)에서 방출되는 라이소자임(lysozyme), 락토페린(lactoferrin), 염기성 단백이 있다. pH의 저하도 살균에 의미가 있다.

호중구가 세균을 탐식하면, 호중구의 대사계가 급속하게 활성화되며, 산소의 소비가 폭발적으로 증가한다. 이것은 일인산육탄당(hexose monophosphate) 대사회로의 항진에 의해 일어나며, 그에 유래하여 NADPH (nicotinamide adenine dinucleotide phosphate hydroxide)에 NADPH oxidase가 작용하며, O_2로부터 O_2^-가 형성된다. 연이어 O_2^-에 superoxide dismutase가 작용하며, H_2O_2가 형성된다. 또 O_2^-와 H_2O_2에서 철의 존재하에 OH^-가 형성된다. 용해소체(lysosome)에서의 마이엘로퍼옥시다제(myeloperoxidase 또는 MPO는 Cl^-을 산화하여 OCl^-을 형성하려하며 그로 인하여 H_2O_2에서 O_2를 생성한다(표 10–1). 용해소체(lysosome)와 포식소체(phagosome)의 결합에 의해 형성된 phagolysosome 내부로 용해소체(lysosome)이 방출되면 peroxidase는 H_2O_2와 공동으로 균에 할로겐(Cl^-, I^-)을 결합시켜서 균을 사멸시킨다. 또, Cl^-을 O_2의 존재하에 OCl^-로 바꾸며, 그로 인하여 균체성분의 탈아미노, 탈탄산을 유발하여 균을 제거한다. 페르옥시다제는, 전술한 바와 같이 살균산소 중에서 O_2를 생성한다(표 10–1).

동시에 방출되는 락토페린은 Fe^{3+}, Fe^{2+}의 이용에 의한 OH의 생성에 관계하고 있다.

용해소체(lysosome)에서 방출되는 라이소자임은 균의 세포벽 펩티드글라이칸을 가수분해하여 살균작용을 보인다. 염기성단백은 균에 결합하여, 그 호흡을 저해하고, 분열을 억제하여 살균을 초래한다. 포식소체(phagosome)중에 유입하는 H, 세포 · 세균의 대사물질(유산 등)은 pH를 저하시키고, 폐렴구균 등에는 살균적 작용을 한다. 호중구가 균을 포착한 시점에서, 호중구의 대사계는 활성화되며, O_2^-, H_2O_2 등의 살균활성산소가 방출되기 시작한다. 포식소체(phagosome)로서 균을 흡수할 때쯤에는 그것은 더욱 왕성해지고, 용해소체(lysosome)의 융합에 의한 다른 살균물질의 방출에 의하여, 살균작용은 보다 강력해진다.

표 10-1 _ 호중구가 생산하는 살균물질

▼ 산소의 존재

1. NADPH oxidase계

① $NADPH + H^+ + 2O_2 \xrightarrow{\text{NADPH oxidase}} NADP^+ + 2H^+ + 2O_2^-$

② $2O_2^- + H^+ \xrightarrow{\text{치토크룸, SOD}} O_2 + H_2O_2$

③ $O_2^- + H_2O_2 \xrightarrow{Fe^{3+},\ Fe^{2+}} O_2 + OH^- + \cdot OH$

④ $2Cl^- + O_2 \xrightarrow{\text{MPO}} 2OC1^-$

$OCl^- + H_2O \longrightarrow H_2O_2 + Cl^- + O_2$

2. Myeloperoxidase계

① 균 + X-(할론겐) $\xrightarrow{MPO,\ H_2O_2}$ 균-X(할로겐화)

② 균-CH-NH3 $\xrightarrow{MPO,\ H_2O_2,\ Cl^-,\ H^+}$ 균-CHO(탈아미노, 탈탄산)
   |
   COOH

3. Lactoferrin계

① 1의 3에 관여

▼ 산소비의존계

1. 라이소자임 (세균벽펩티드글리칸 가수분해)
2. 염기성단백 (균의 호흡저해)
3. 산 (저 pH에 의한 균의 장해)

3. 호중구에 의한 조직장해

세균 세포의 경우와는 달리 조직에 항체가 결합해있는 경우에는, 호중구가 Fc 수용체에 의하여 조직에 부착할 수는 있지만, 세포내로 탐식할 수는 없다. 탐식 대상의 크기가 호중구 보다 크기 때문이다. 항원 분자 여러 개가 항체에 의해서 결합된 거대 항원-항체 면역복합체도 마찬가지로 끌어들이지 못한다. 이러한 경우에는 용해소체(lysosome) 내용물(단백분해효소; 콜라게나제, 엘라스타제 등)을 호중구 외부로 방출함으로써 조직에 광범위하게 장해를 초래한다. 함께 방출된 활성산소도 조직 장해적 작용을 한다. 또한, 일련의 염증 반응의 결과로 주변 조직에 분포하는 호염기구가 분비한 히스타민 등에 의해 혈관투과성이 항진되면, 혈장성분의 조직내 삼출, 혈액응고계 활성화물질에 의한 혈전형성도 발생한다. 대개의 염증성 조직장해에 있어서는, 이러한 형태로 호중구가 관여한다(**그림 10-5**).

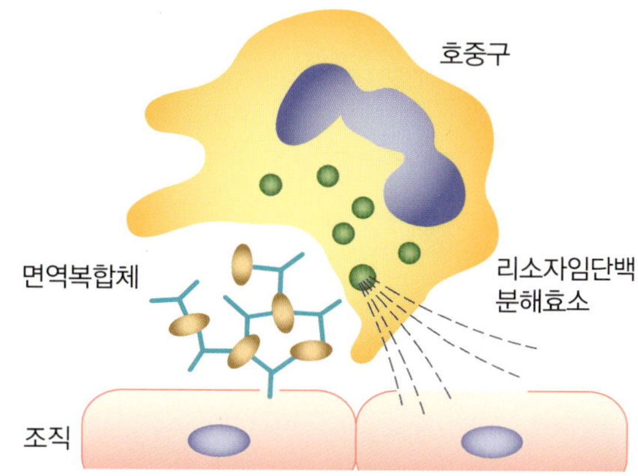

그림 10-5 _ 호중구 라이소자임 물질 방출에 의한 조직 장해

4. 큰포식세포macrophage

대형의 단핵 단세포이며 왕성한 식작용을 보이는 것은 큰포식세포(macrophage)라고 일컫는다. 그들의 세포는 부착성이 강하다. 비특이적 에스터라제(esterase)나 라이소자임(lysozyme) 등의 효소를 풍부히 지니는 특징도 가지고 있다. 큰포식세포(macrophage)는 여러 장기에 분포하여 탐식작용을 수행하는데, 각각의 존재 조직에 따라서, alveolar macrophage 또는 폐포큰포식세포(폐), Kupffer cell (간), Langerhans cell (피부), histocyte (결합조직), osteoclast 또는 파골세포(뼈), microglial cell 또는 미세아교세포(신경) 등으로 호칭되고 있으며, 그 대부분은 혈중에 존재하는 단핵구(monocyte)가 각각의 조직에 정착하여 분화한 것이다(**그림 10-6**).

단핵구의 전구세포는 골수에서 발생한다. 과립구와 단핵구공통의 간세포(GM-CFU)에서 단핵구의 간세포(M-CFU)로 분화하여 단아구가 된다. 단아구는 전단구로 분화하고, 또다시 골수 중에서 단핵구로 분화하며, 24시간 이내에 순환 혈액 중으로 유입된다. 혈중의 단핵구는 감염, 등을 인지하면 해당 부위로 유출하여 그 처리를 담당한다. 예를 들자면, 대개의 조직에는 큰포식세포가 상재해 있기 때문에, 염증반응 등이 발생하면 큰포식세포가 즉시 미생물이나 이물질의 처리를 수행하게 되며, 순환 혈액 중의 단핵구가 후속으로 해당 조직에 유입되어 공조를 이루게 되는 것이다.

큰포식세포의 가장 중요한 역할은, 노폐화한 세포나 이물을 탐식, 소화하여 처리하는 일이다. 그래서 청소부(scavenger)란 명칭을 갖기도 한다. 각각의 조직에서의 노폐조직은 그 부위에 상재하는 큰포식세포에 의하여 처리되지만, 오래된 적혈구 등은 순환하는 사이에 비장 등의 망내계조직에서 그 부위의 큰포식세포에 포착되어 처리된다. 추측컨대, 큰포식세포는 노화한 세포 표면의 변화를 관찰하여, 그러한 것에 대한 식작용도 하는 것으로 생각된다. 수혈시 혈액형이 맞지 않는 타인의 적혈구에 대해서는 항체가 형성되며, 그 적혈구는 항체와 결합하는데, 그러한 적혈구도 큰포식세포의 식작용의 대상이 된다. 이러한 경우 큰포식세포 표면의 Fc 수용체가 사용이 될 것이다.

세포 뿐 아니라, 이물도 큰포식세포의 탐식작용에 의해 처리된다. 입자상태의 이물은 그대로 끌

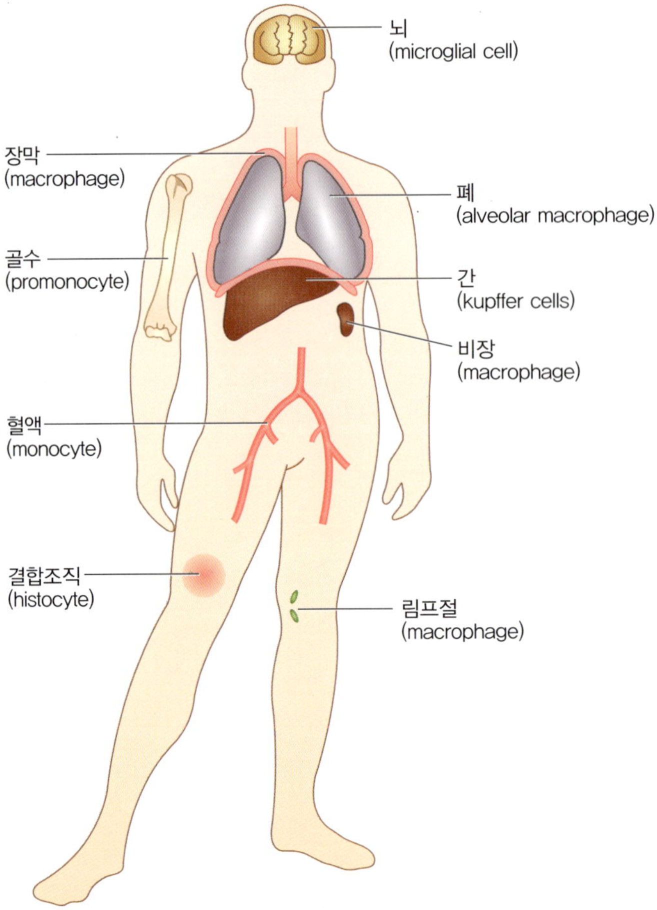

그림 10-6 _ 단핵구의 위치 및 명명

려들어가지만, 단백등 분자상의 이물은 그것에 대한 항체가 형성되며, 항체의 결합에 의한 면역복합체가 형성되어서 비로소 끌어들인 이물을 소화하고 파괴하여 처리한다.

앞에서 기술한 것 같이 호중구의 탐식, 살균작용에 대하여 저항하는 세균이나 진균의 방어에는 큰포식세포에 의한 탐식살균작용이 주요하다. 큰포식세포는 호중구보다도 포식작용이 왕성하여 직접 탐식하는 것도 가능하지만, 항체나 보체, 파이브로넥틴의 결합에 의한 옵소닌화가 일어나면 포식작용은 보다 촉진해준다. 호중구와 마찬가지로 활성산소 등이 살균물질로서 작용하지만, 그들의 생성을 위한 대사계의 활성화는 호중구와 상이하며, 탐식만으로는 충분히 유도가 되지 않는다. 단순히 세균을 세포 내로 끌어들이는 것만으로는 오히려 세포내 증식이 일어날 수 있어서 큰포식세포가 미생물의 증식처가 되고 만다. 이러한 세포내감염을 방지하기 위하여 T_H1 $CD4^+$ T 림프구는 큰포식세포 활성화인자(macrophage activating factor 또는 MAF)라고 하는 림포카인을 분비하여 큰포식세포의 살균물질 생성 대사계를 활성화한다. 즉, 큰포식세포가 충분한 살균작용을 영위하려면 T_H1 $CD4^+$ T 림프구의 보조가 필요하게 된다. T 림프구는 항원과 반응하면 큰포식세포를 염증 부위로 이동시키는 주화인자로서 림포카인도 생성한다(**그림 10-7 A, B**).

활성화 큰포식세포는 일부의 바이러스를 불활화하는 작용에도 관여한다는 사실이 알려져 있어서 큰포식세포는 바이러스의 방어에서도 중요한 역할을 한다.

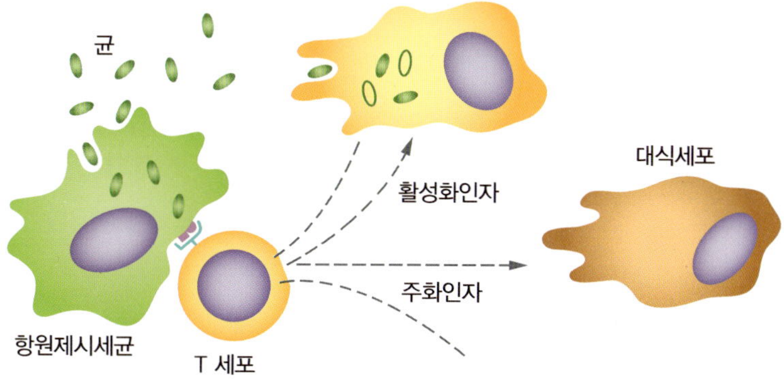

A) 큰포식세포에 의한 식살균과 T 림프구에서의 림포카인의 보조

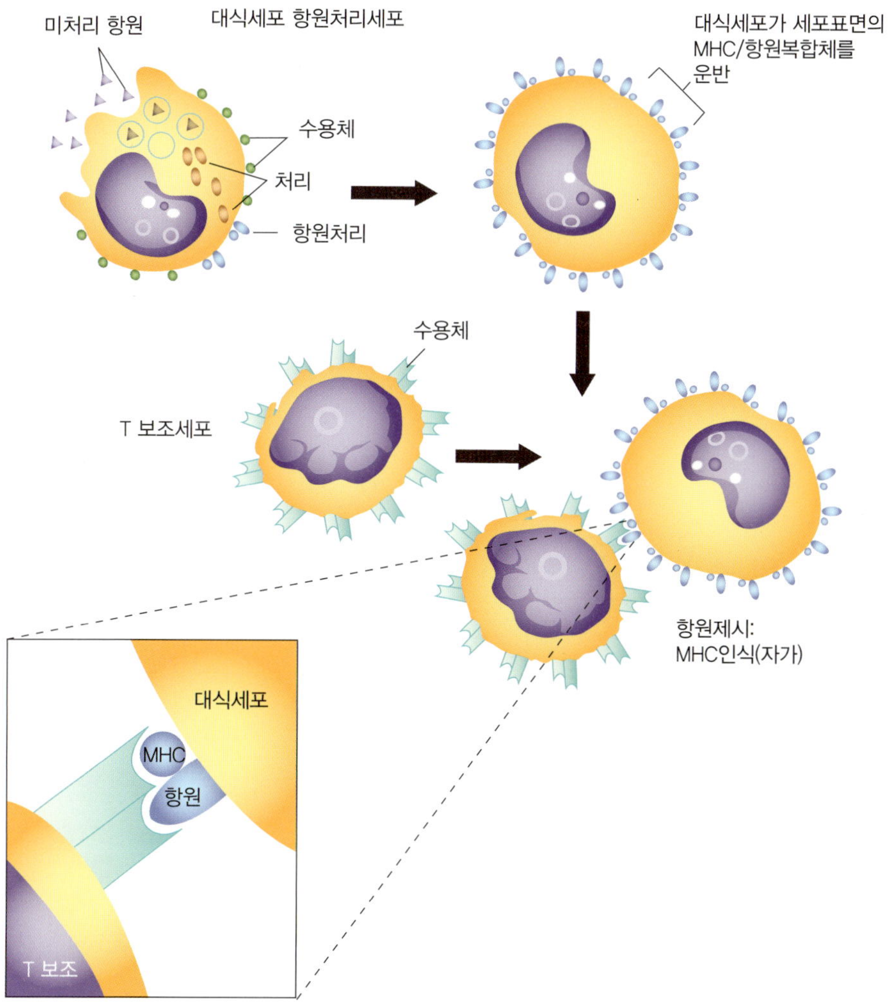

B) 항원과 초기 반응시 큰포식세포 T 림프구의 협조 과정

그림 10-7

5. 큰포식세포의 활성화

앞에서 기술한 것 같은 살균, 염증반응의 발현을 위해서는 큰포식세포 활성화인자(MAF) 외에도 인터페론-감마(interferon gamma 또는 IFN-γ)에 의한 자극이 필요하다. Interferon은 본래 바이러스 감염이나 종양 생성에 대한 저항 인자로 알려져 있는데, 큰포식세포에 있어서는 특히 interferon gamma (IFN-γ)가 중요하다. $CD4^+$, $CD8^+$ T 림프구, NK cell과 같은 면역세포들은 항원을 인지하면 IFN-γ를 분비함으로써 주변 면역세포들로 하여금 IL-1, IL-2, IL-12, TNF-α, colony-stimulating factors (CSF; 골수 내 조혈과정에서 필요함), 등의 분비를 촉진시키기 때문이다. 더욱이 IFN-γ는 큰포식세포에서의 MHC class Ⅱ 분자 발현을 촉진시키기 때문에 큰포식세포의 탐식 및 항원 제시 과정에서 큰 의미를 가지는 싸이토카인이다.

인체의 면역체계를 구성하는 유전자는 지난 수 만년 동안 미생물 감염에 저항하면서 유전적 선택과정에 근거한 진화를 거듭하였기 때문에, 결핵균, 코리네박테리아,노카르디아,프로피오니박테리움, 등 인체에 빈번하게 감염하는 미생물 항원과 접촉하면 큰포식세포는 즉각적으로 면역학적 활성을 유도한다. 큰포식세포가 미생물의 리포다당체(LPS) · 뮤라미디펩티드(muramidyl peptide), 등에 신속하게 반응할 수 있는 항원 인식 체계를 구축하고 있는 것이다.

이렇게 큰포식세포가 활성화되면, 원형질의 주름을 신장하여(마치 아베바와 같은 위족 운동), 부착성이나 식작용이 상승한다. 세포내의 대사가 상승하여, 일인산육탄당 회로의 항진에 의해 활성산소가 형성되고, 용해소체 효소 · 유산탈수소효소 · 콜라게나제 등 각종 효소의 생성이 상승한다. 인터페론의 생성도 증가한다. 또 염증의 발현에 관계되는 프로스타그랜딘 · 플라스미노겐 활성화인자 · IL-1 등도 생성된다.

6. 큰포식세포의 다양한 기능

큰포식세포에는, 포식세포로서의 기능 이외에도, 표 10-2에 제시한 것과 같이 다양한 작용이 있다. T 림프구가 항원을 인식하기 위해서는, 그 항원이 항원제시세포 상에 주요조직적합성복합체(MHC)와 함께 제시되어야 한다. 이 때, 항원이 되는 물질은 분자량이 지나치게 크면 MHC 분자와 결합할 수가 없으므로, 일정한 크기까지 분해될 필요가 있다. 큰포식세포는 항원물질을 탐식하여, 소화해서 적당한 크기로 분해하는 일련의 과정을 **항원처리**(antigen processing)라고 한다. 물론 항원물질이 완전히 소화되어 버린다면, T 림프구의 반응을 걱정할 필요도 없을 것이며, 일부 항원이 잔존한 때에만 항원제시세포를 매개로 하여 항원 인지가 이루어지게 된다. 미생물의 경우, 이러한 소화 과정에서 사멸하게 된다.

표 10-2 _ 큰포식세포의 기능

1. 식작용
   1) 노폐조직이나 이물의 처리
   2) 세균, 진균, 원충의 탐식살상
   3) 바이러스의 불활화

2. 림프구 기능의 보조 역할
   1) 소화, 처리에 의한 항원의 제조
   2) 항원제시
   3) 증식과 분화의 유도(IL-1)
   4) 세포독성 활성의 증강(IFN)

3. 항종양 작용
   1) 자연살해 세포
   2) 항종양 물질생산(TNF)

4. 염증형성
   1) 지연형 알러지 반응

5. 보체의 생산
   (C1~C5, 프로페르딘, B인자, D인자 등)

6. 피브로넥틴 생산

7. 면역제(프로스타그란딘 등)

큰포식세포 자신이 스스로에게 항원을 제시하는 경우도 있지만, 다른 항원제시세포에 의해서 처리된 항원이 큰포식세포에 제시되는 경우도 많다. 그와 같은 항원제시세포로서는 큰포식세포 이외에, 수지상세포, 피부의 Langerhans 세포, B 림프구 등이 있다(**그림 10-8**). 항원제시세포가 T 림프구에 항원을 제시하는 경우에는 상대가 $CD4^+$ T_H 림프구이기 때문에, MHC II 항원을 지닌 항원제시세포가 중요하게 다루어진다.

수지상세포는 비장이나 림프절에 많이 존재하며, 유혈단구세포의 0.1~0.5%를 점유하고 있다. 식작용이 거의 없으며, 부착성도 별로 강하지 않지만, 긴 돌기를 지니고, MHC I 항원을 강하게 표출하고 있으며 항원제시세포로서 중요한 역할을 한다. Langerhans 세포도 식작용이 없으며 부착성이 없지만, Fc 수용체, 보체 수용체를 지니고, 항체나 보체의 결합한 항원물질을 포착하기 쉬우며, 또, MHC I 항원을 표출하고 있어서 피부에서의 항원제시에 중요한 세포라고 생각된다.

큰포식세포는, 림프구에 항원을 제시하는 것 이외에도 림프구의 반응을 조절한다. 큰포식세포의 생성하는 IL-1은 항원과 반응한 T 림프구나 B 림프구의 증식을 촉진하며, 림포카인의 생성이나 세포독성 세포에의 분화, 항체생성 세포에로의 분화를 촉진한다. 흉선 림프구의 증식도 증강하는 작용을 가지고 있다. 큰포식세포는 인터페론도 생성하며, 그로 인하여 세포독성 T 림프구나 NK

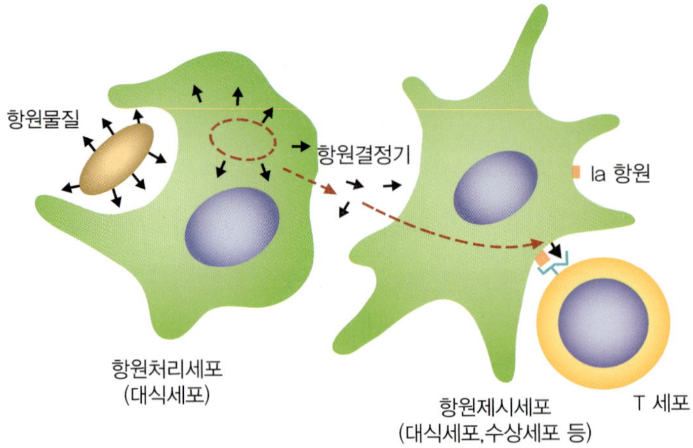

그림 10-8 _ 항원처리와 제시에 있어서의 큰포식세포

세포의 활성을 강화한다. 세포는 이와 같이 림프구의 반응을 보조하는 한편, 보조하는 기능도 가지고 있다. 그것이 생성하는 프로스타그랜딘 E_2는 림프구의 증식과 기능발현을 억제하는 것이다. 인터페론은 살해 세포를 증가하는 대신, 한편으로 림프구의 증식을 억제하며, 다른 기능을 저하시키는 면을 가지고 있다.

큰포식세포는 면역반응에 중요한 물질인 보체성분(Cl-C5-B인자, D인자 등)의 주요한 생성세포이기도 한다. 단, 옵소닌으로서 작용하는 피브로넥틴도 큰포식세포에서 생성된다. 큰포식세포가 생성하는 lL-1은 IL-6를 개재하여 간에서의 CRP(C 반응성단백), 인터트립신 등의 급성기 반응물질의 생성, 방출을 증강하지만, 이들의 물질은 감염방어에 관여된다.

IL-1은 시상하부의 발열중추에 작용하여 발열을 유발하며, 혈관내피세포나 섬유아세포의 증식을 초래한다. 또, 큰포식세포는 류코트리엔 B_4, D_4, 프로스타그랜딘 D_2, E_2, 트롬복산 A_2 등도 생산하며, 혈관의 투과성을 항진시켜서 백혈구의 유출이나 혈장성분의 삼출을 보조하고, 백혈구의 유주를 초래한다. 또, 혈액응고계의 활성화를 초래하는 물질도 방출하며, 섬유소를 석출시킨다. 이들의 반응은 염증반응의 형성에 관계한다. T 림프구가 항원과 반응하므로 인하여 림포카인을 생성하여 일으키는 염증성 조직반응을 지칭하여 지연형 과민반응이라고 하며, 림포카인 자신에 의한 백혈구 유주작용 · 모세혈관 투과성 항진작용 · 모세혈관 증식작용에, 림포카인에 의해 유주하고, 집적하여 활성화된 큰포식세포의 상기의 반응이 가해져서 발생하게 되는 것이다. 이 반응은 균이나 이물의 큰포식세포에 의한 처리에 이용된다. 큰포식세포에는 종양세포를 파괴하는 작용도 있다. 여기에는 큰포식세포가 직접적으로, 혹은 종양세포에 결합한 항체를 개재하여 종양에 접착해서 공격하는 것이나, TNF를 방출하는 일 등이 있다.

7. 주조직적합성복합체와 항원 제시

앞서 7장에서 학습한 바와 같이 주조직적합성복합체(MHC)는 사람에서 사람백혈구항원(human leukocyte antigen 또는 HLA)이라고도 한다. 항원제시세포는, 항원의 처리과정을 통하여 가수분해시킨(소화, 용해) 항원 펩티드를 주조직적합성복합체에 결합시킨 상태로 자기 세포 표면에 항원을 제시한다. 그러면 T 림프구는 T 세포 수용체(TCR)를 이용하여 그 항원을 인지하게 된다. 즉, TCR은 MHC 분자와 결합함으로써 항원을 인지하는 것이다. 이 때문에 **그림 10-9**와 같이 T 림프구로의 항원 제시는 반드시 MHC (HLA)를 매개로 이루어져야 한다.

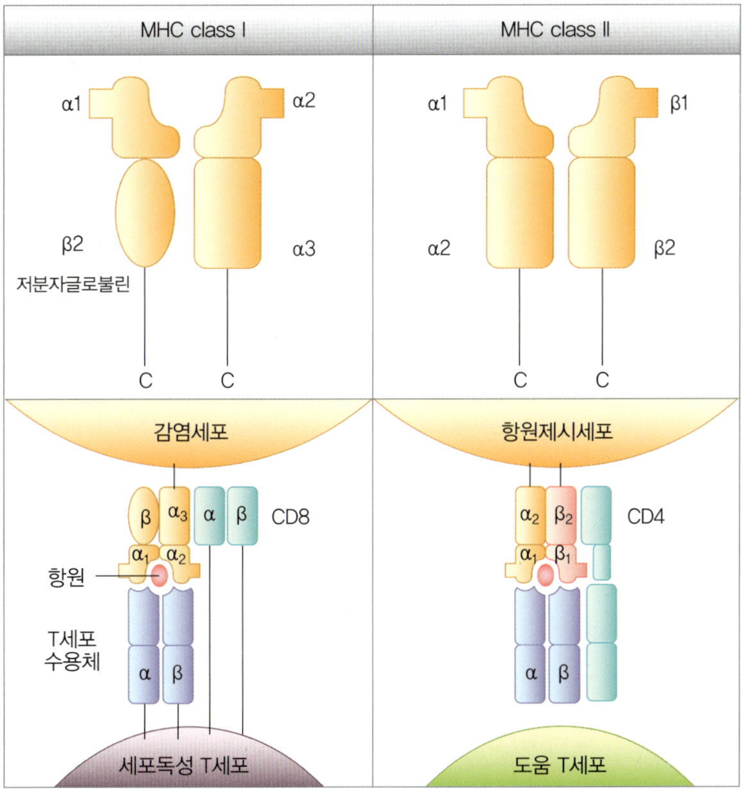

그림 10-9 _ 주조직적합성복합체의 구조와 T 림프구 수용체와의 결합

이와 같이, APC는 주조직적합성복합체(MHC)를 이용하여 항원을 T 림프구에 제시한다. 그러면, 항원을 인지한(활성화된) $CD4^+$ 림프구는 면역활성화를 위한 싸이토카인들을 분비하며, $CD8^+$ 림프구는 항원을 제시한(감염된) 세포를 용해시키게 된다. 잉렇게 각기 다른 기능을 하는 $CD4^+$, $CD8^+$ T 림프구의 항원 인식에는 종류가 다른 주조직적합성복합체(MHC I 또는 MHC II)가 사용된다. 항원처리 과정에서 가수분해된 항원 펩티드와 MHC I 및 MHC class I 사이의 복합체 형성 기전은 서로 다르다(**그림 10-10**). 이는 세포 내 항원의 처리이냐, 세포 외 항원의 처리이냐에 따라 달라진다.

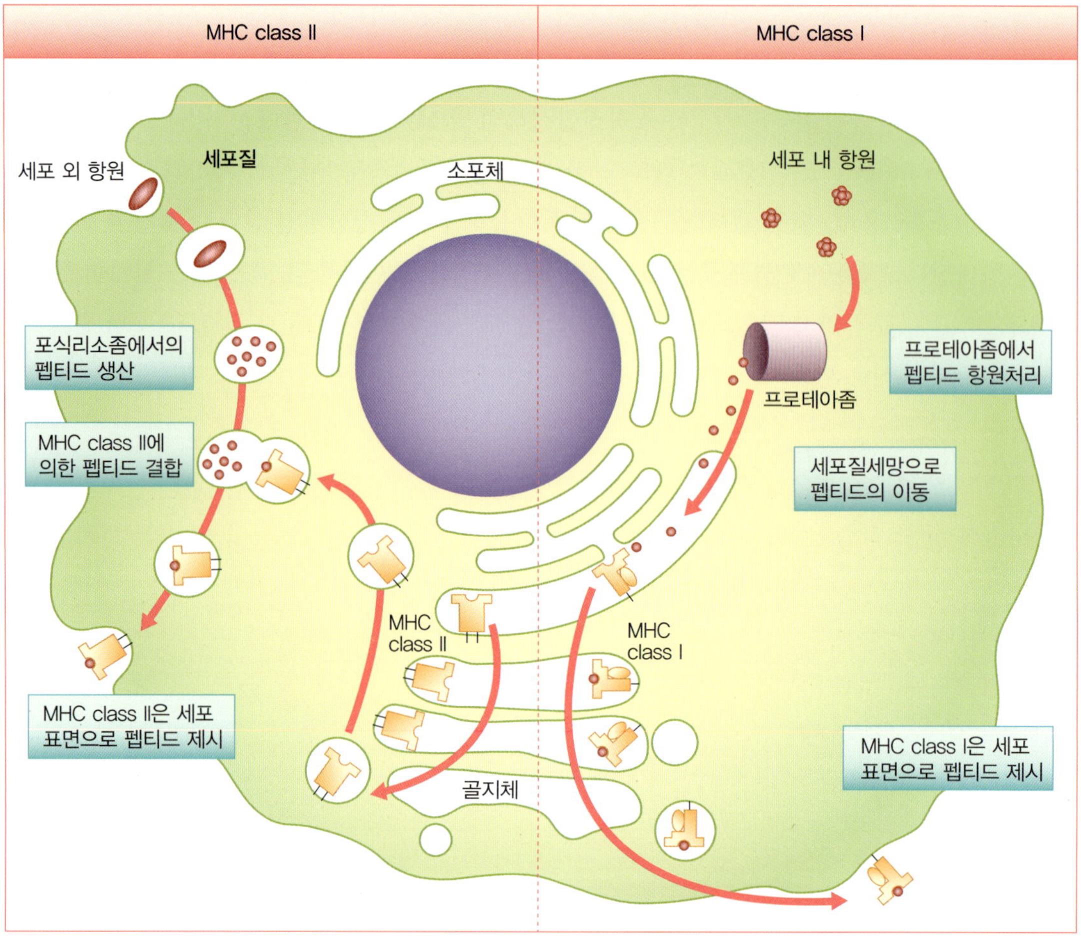

그림 10-10 _ MHC I과 MHC II에 의한 항원제시과정

바이러스는 세포 내에 감염하는 특징을 가지는 미생물이므로, 바이러스가 세포내에 감염한 경우에는 APC 표면에 항원을 제시할 때 MHC I을 이용하게 된다. 이 경우에는 MHC I이 곧 $CD8^+$ T 림프구에 항원을 인지시킴으로써 APC를 사멸(제거)시킨다. 반면에, MHC class II는 주로 외부에서 유래하는 항원, 즉 포식세포가 세균와 같은 항원을 탐식하는 경우에 관여한다. 포식세포는 탐식한 세균의 항원을 처리하면서 동시에 세균의 항원을 자기 표면에 표지하여 주변의 $CD4^+$ 도움 T 림프구에 감염사실을 알리려는 목적을 가진다. 이 경우에 MHC II는 세포성 면역의 공조 결과로, 외부의 항원을 제거할 수 있도록 한다. 이처럼 MHC I과 MHC II가 분포하는 세포의 종류가 다르다는 점도 의미가 있다. 세포내감염은 인체 내 모든 세포에서 일어날 수 있으므로, 거의 모든 세포에 MHC I이 존재함을 알 수 있다(예외적으로 핵이 없는 적혈구는 바이러스 감염이 일어나지 않으므로 MHC I이 없다). MHC II는 면역활성에 도움이 필요한 경우에 해당하기 때문에 큰포식세포, 수지상세포, T, B 림프구, 등의 면역세포에 제한적으로 존재한다. 또한, MHC II 분자는 세포 외 감염시의 항원과 결합해야 하므로, 다른 펩티드(바이러스 등)와 결합하는 것을 방지하기 위하여 불변사슬(invariant chain, Ii)과 세포질내에서는 미리 결합해있다가 실제 항원과 결합하기 전에 불변사

슬과 분리된다(**그림 10-11-A**).

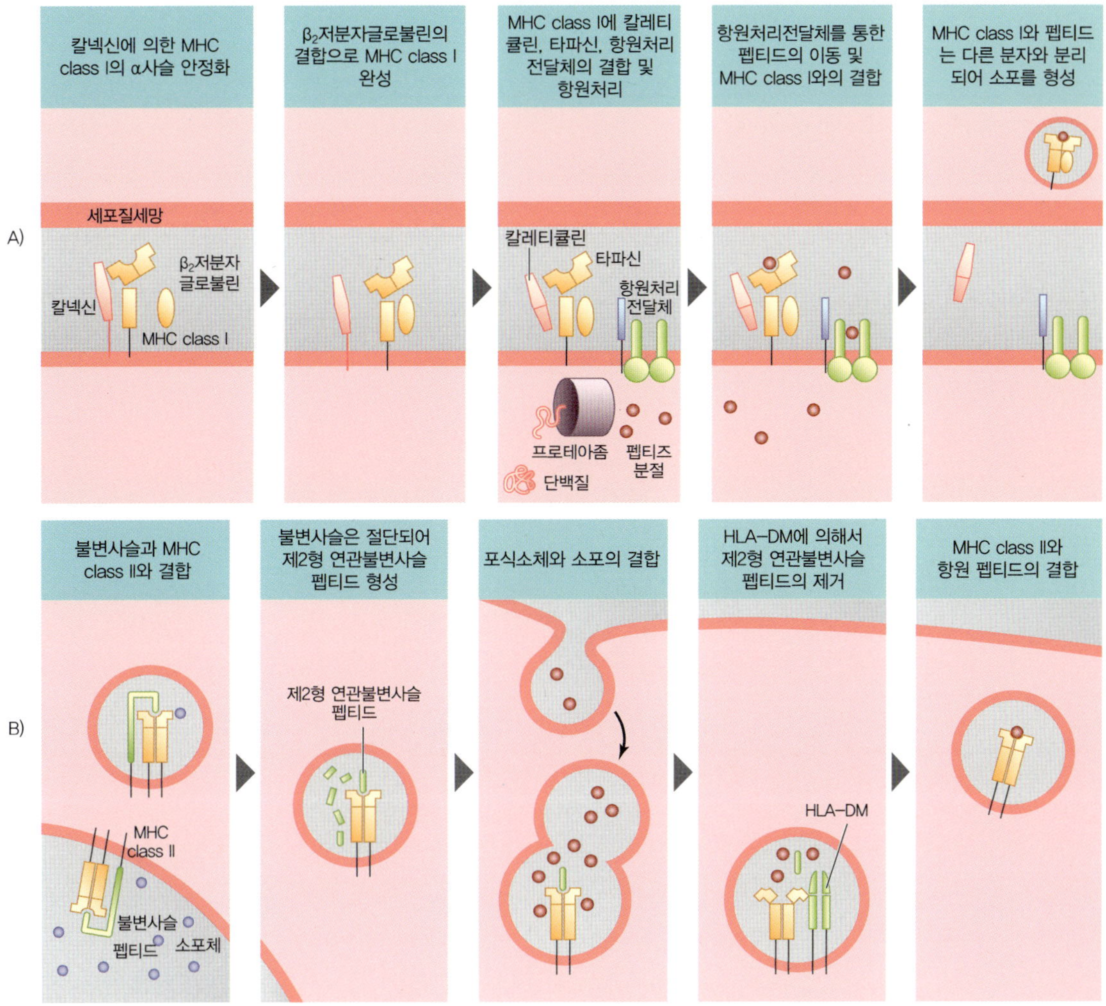

그림 10-11 _ MHC I, MHC II 항원의 결합 과정. A): MHC I과 항원의 결합 과정, B): MHC II와 항원의 결합 과정

11

감염방어 면역 기구
(Immune Defense Mechanisms)

인체에 감염하는 미생물은 크게 바이러스, 세균, 진균(곰팡이), 기생충의 4가지 그룹으로 나눈다. 세균 감염은 '세포 외 감염'과 '세포 내 감염'으로 구분할 수 있다. 세포 외 감염을 일으키는 세균은 여러 조직세포의 바깥에 감염하는 유형이며, 세균 내 감염을 일으키는 세균은 포식세포에 포식소체(phagosome) 안으로 탐식당한 뒤에도 사멸하지 않고, 오히려 세포 내에서 기생하며 감염하는 유형을 말한다. 나머지 미생물 감염은 감염 종의 구조와 증식 유형, 생활사에 따라서 감염의 유형이나 경로가 다양하다. 임상미생물학 과정에서 학습하였듯이 대개의 미생물은 인체의 호흡기, 소화기, 비뇨 · 생식기처럼 외부에 노출된 강(cavity) 점막을 통하여 감염한다. 피부의 상처 부위를 통하여 감염하는 경우도 있는데, *Clostridium tetani* (파상풍균), Rabies virus (광견병 바이러스; 사람에서는 공수병 바이러스)가 그러한 예이다. 심지어 산모의 태반은 미생물 감염으로부터 태아를 완벽하게 보호하는 조직이라고 착각할 수 있겠지만, 경우에 따라 산모의 태반을 통과하여 태아에 수직 감염하는 *Toxoplasma* (기생충), Rubella virus (풍진 바이러스), Cytomegalovirus (거대핵세포 바이러스), Herpes virus (헤르페스 바이러스) 등의 미생물도 존재한다. 때로는 모기를 매개로 하여 감염하는 Japanese encephalitis virus (일본뇌염 바이러스), Plasmodium (말라리아 열원충)의 사례도 있으며, 주사나 수혈을 통해 감염하는 Hepatitis virus (간염 바이러스)나 Human immunodeficiency virus (AIDS 바이러스), 등도 존재한다.

병원성 미생물에 감염된 인체 세포는 대개 숙주로 이용되다가 사멸하는데, 이러한 사멸의 유형도 경우에 따라 다양하다. 미생물이 보유하는 외독소(exotoxin; 분비하는 독소)나 내독소(endotoxin; 미생물의 세포에 내재하는 독소, ex. 그람음성 세균의 LPS)에 의한 손상으로 인하여 사멸하는 경우도 있고, 감염 상황을 인지한 세포독성 $CD8^+$ T 림프구에 의해 감염 세포가 사멸당하는 경우도 있다. 이러한 면역세포, 특히 $CD4^+$, $CD8^+$ 림프구에 의한 병원체 및 감염세포 제거를 일컬어 '**세**

포성면역'(cell-mediated immunity) 이라 한다.

미생물 감염이 발생하면, 인체 면역체계는 병원체에 결합 가능한 항체를 이용하여 저항하기도 한다. 항체가 항원과 결합하여 면역복합체(immune complex)를 형성한 뒤에 보체반응을 유도하여 미생물을 사멸시키는, 등의 항체에 의한 면역학적 저항을 '**체액성 면역**'(humoral immunity)이라고 한다.

그러나, 이와 같은 정상적인 면역학적 저항의 결과로 인하여 부작용이 발생하는 경우도 있다. 감염 상황을 인지한 항체나 면역 세포들의 이동에 의하여 병원체를 완벽하게 제거할 수는 있지만, 과도한 면역반응의 결과로 인하여 조직 장해가 발생하기도 한다. 이는 감염부위에 집중적으로 이루어진 탐식작용과 과량 분비된 염증 관련 싸이토카인 때문이다. 때로는, 감염이 치유된 후에 면역복합체 형성 때문에 후유증이 발생하는 경우도 있다. 약 1~3% 비율로 나타나는 *Streptococcus*나 *Neisseria* 균속의 감염 후유증인 급성 사구체 신염이나 류마티스성 관절염이 그것이다. 이는 항원-항체 면역복합체가 물리적으로 혈관 직경이 좁아지는 신장 사구체나 관절 부위에 끼면서 해당 부위에 면역반응이 유도되는 이유에 기인한다.

1. 선천면역반응(innate immunity)

1) 물리적 장벽 및 방어기전

감염에 대한 1차 방어막은 피부, 점막, 머리카락, 손톱 등과 같은 인체 표피를 구성하는 물리적 장벽이다(그림 11-1). 신체에 열린 공간들은 빈번하게 외부 미생물에 노출되기 때문에 감염을 막기 위한 초기의 대응수단으로 매우 중요한 역할을 한다. 피부의 표피는 5개 층으로 되어 있는데, 제일 바깥쪽에 위치한 각질층은 아래의 4개 층에 존재하는 각질세포가 분화하면서 생성된 층으로, 각질층의 세포들은 피부의 탈수를 방지하고, 건조한 환경을 조성해주어 미생물이 살 수 없도록 도와준다. 또한, 각질세포는 끊임없이 분열, 분화하여 표피층을 탈락시킴으로써 미생물의 정착을 방지한다. 또한, 피부 가 낮은 pH를 유지하고 있어서 미생물의 증식을 억제하는 요소가 되며, 피부 표면에는 상재균(normal flora)이 서식하고 있어서 병원균이 정착하기 어려운 조건을 형성하고 있다.

점막은 기도, 위장관, 비뇨기관, 생식기관과 같이 외부와 빈번하게 접촉하는 부위에 위치한다. 점막의 상피에 있는 배상세포(goblet cell)는 점액(mucus)을 분비하여 미생물 및 다른 이물질을 포획한다. 점액에는 라이소자임(lysozyme), 락토페린(lactoferrin)과 같은 항균분자들이 있는데, 이들은 점막에 침입한 미생물의 부착을 저지하고 용해시키는 기능을 담당한다. 점막부위에서 가장 강력한 방어기전을 보이는 것은 항체인데, IgA가 바로 그 예이다. 일부 IgM이나 IgG도 점막에 분포하기는 하지만, 점막 하 림프 조직에 분포하는 형질세포는 다량의 IgA(secretory IgA)를 점막부위

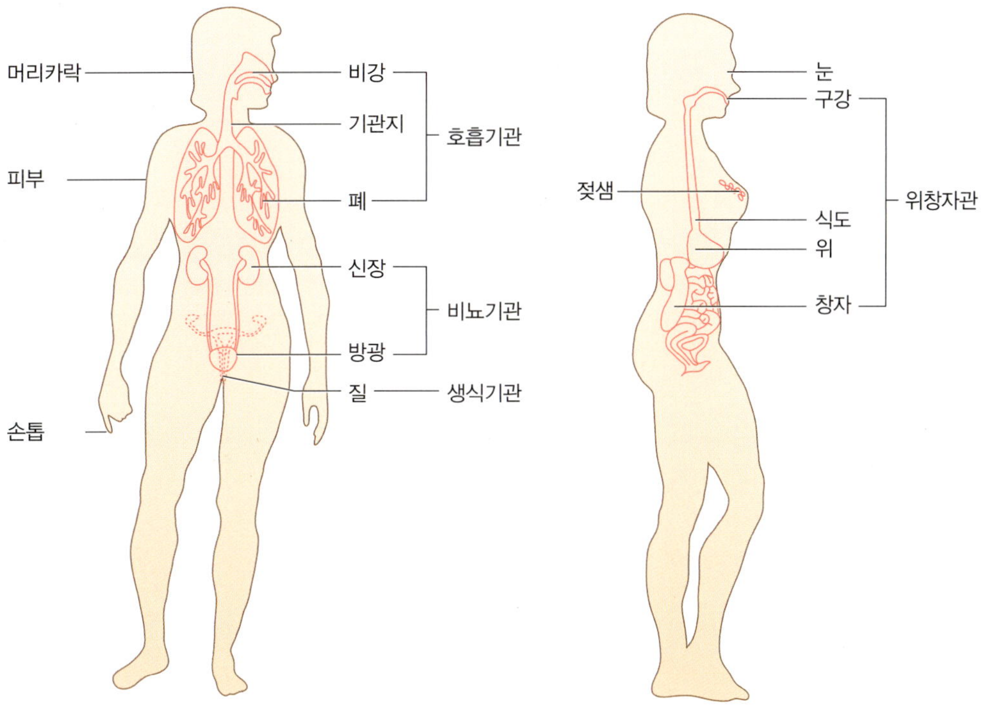

그림 11-1 _ 신체의 물리적 장벽

로 분비한다고 알려져 있다. 또한, 여성의 질 점막에는 Doederline's bacilli라고도 불리는 유산균 무리가 상재균으로써 서식하는데, 이들이 대사 산물로 생성하는 lactic acid 때문에 질 내 pH가 약산성 상태를 유지하여 침입 미생물의 정착을 방해한다. 점막에는 미생물 입자의 침입을 물리적으로 저지하는 털이나 섬모가 분포한다. 코의 콧털과 기도의 섬모는 점액에 의해 포획된 큰 입자의 항원을 기침과 재채기의 형태로 외부로 배출시키는 역할을 한다.

2) 혈장단백질의 작용

물리적 장벽을 뚫고 미생물이 체액 내로 유입된다면, 미생물은 혈장단백질과 접촉하게 된다. 이때, 면역학적으로 활성을 띠는 혈장단백질은 C-반응단백질(CRP)과 렉틴(lectin)이다. 두 단백질은 고전경로와 렉틴경로를 통하여 보체를 활성화시키고, 막공격복합체의 형성을 통하여 세균을 제거할 수 있다. 보체활성화 과정에서 생성되는 부산물인 C3a, C4a, C5a는 평활근 수축과 비만세포 탈과립을 일으키며, C5a는 호중구의 유주운동 및 활성화에 관여한다. 또한, 히스타민과 류코트리엔 B4(leukotriene B4 ; LTB4)의 분비를 통하여 혈관투과성을 증가시킨다(**그림 11-2**). 이와 관련된 더 자세한 내용은 '과민반응'과도 관련이 있으므로, 관련 부분도 살펴보도록 한다.

미생물이 혈액 내로 유입될 때에는 프로스타글란딘(prostaglandin) 등의 혈액응고인자의 활성화를 통하여 혈병(blood clot)을 형성하여 미생물을 움직이지 못하게 하고, 미생물이 혈액과 림프

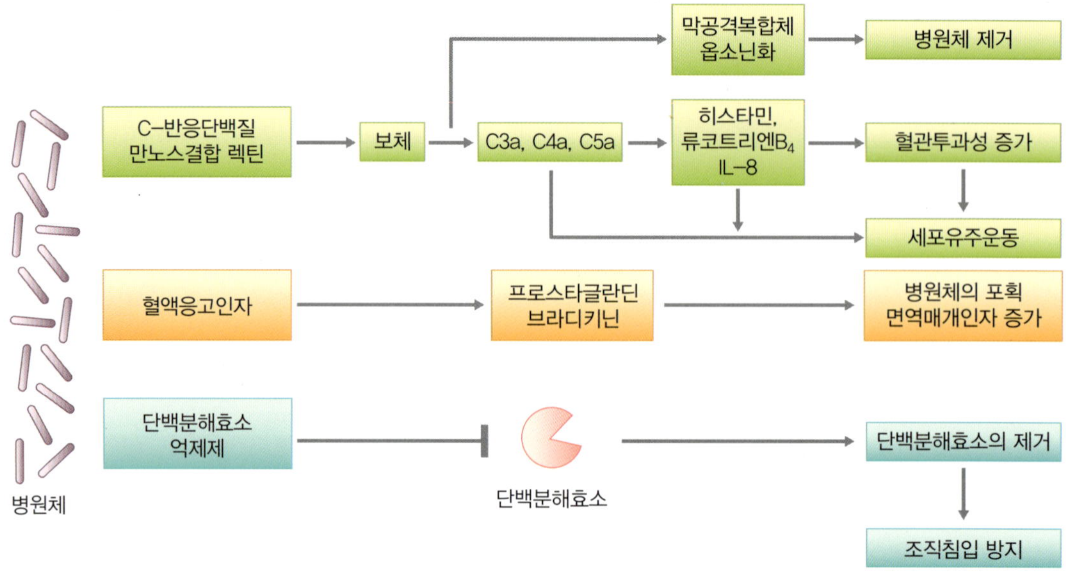

그림 11-2 _ 체액 인자의 방어 작용

로 유입되지 않게 한다. 미생물은 조직에 침입하기 위하여 단백분해효소를 분비한다. 체내에서는 이를 막기 위하여 서핀(serpin), 알파2-마크로글로불린(α2-macroglobulin)과 같은 단백분해효소 억제제를 생산하여 미생물의 단백분해효소를 무력화시킨다. 이처럼 감염성 미생물과 숙주의 공방전은 지금도 끊임없이 일어나고 있다.

3) 세포유주운동(cell migration)을 통한 염증반응

특정 조직에 감염이 발생하면, 해당 조직에 상재하는 큰포식세포를 비롯한 각종 면역세포들이 우선적으로 미생물의 탐식과 제거를 수행하게 되지만, 이들의 방어가 충분하지 않을 경우에는 순환 혈액 내에 있는 호중구와 단핵구가 감염 조직으로 이동하여 병원체의 제거를 도와주어야 한다. 조직에서 탐식과 항원 인식이 발생하면, 면역세포들은 염증 관련 싸이토카인을 분비하게 되는데, 이것들은 순환 혈액 내의 면역세포들의 유주운동을 촉진하여 감염부위로 포식세포를 이동시킨다. 이처럼 화학주성(chemotaxis)을 유발하는 싸이토카인을 케모카인(chemokine)이라고 한다(**그림 11-3**).

(1) 백혈구 구르기(leukocyte rolling)

: 호중구와 단핵구는 셀렉틴(selectin)과 같은 결합력이 약한 분자에 의해서 접착한 후 떨어지는 양상을 반복하는데, 백혈구가 혈관내피세포 위를 구르는 것처럼 보인다.

(2) 백혈구 활성화(leukocyte activation)

: 혈관내피세포는 싸이토카인과 케모카인에 의해 자극을 받은 후, 인테그린 분자들을 포함한 세

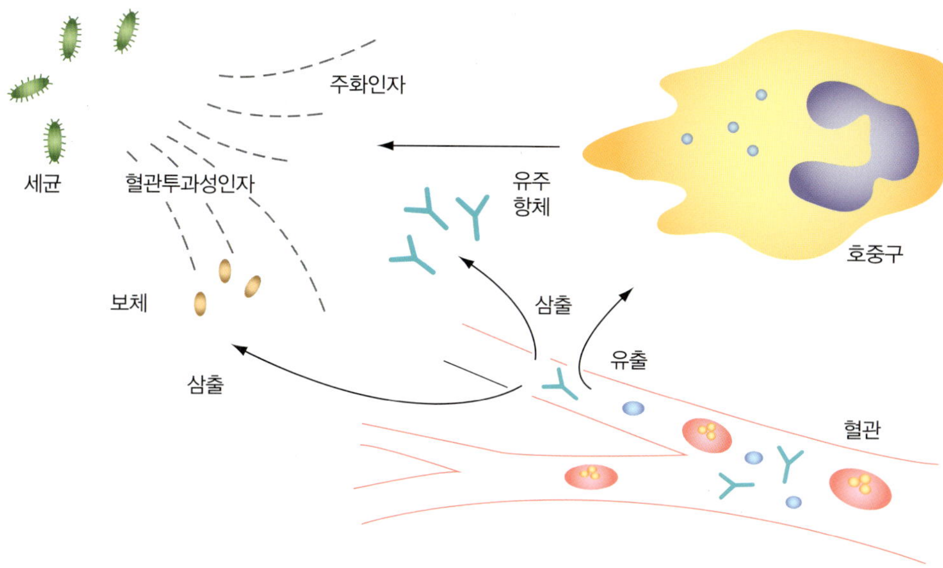

그림 11-3 _ 세균의 침입부에서 생성된 보체 유래 등의 케모카인에 의하여 호중구가 그 부위에 집결하게 된다. 보체 유래성 물질에 의한 호염기구에서 나온 히스타민은 혈관투과성을 높이고, 호중구의 유출이나 항체, 보체의 삼출을 도와준다.

포부착에 필요한 단백질들이 활성화된다.

(3) 백혈구의 부착(leukocyte adhesion)

: 호중구와 단핵구가 제공하는 활성화된 인테그린은 혈관내피세포에 있는 대응분자와 결합하여 더욱 강력하게 부착할 수 있도록 돕는 역할을 한다.

(4) 백혈구의 내피세포 통과(transendothelial migration)

: 혈관내피세포가 수축하여 세포 사이에 공간이 만들어지고, 단핵구와 호중구가 그 공간을 통과한다.

(5) 백혈구의 감염부위로 이동(chemotaxis into infection site)

: 호중구는 활성화하여 혈관 기저막(basement membrane)에 구멍을 내는 효소를 분비하고, 조직으로 들어간다. 조직에 들어간 백혈구는 조직세포들이 분비한 화학주성분자들을 따라서 감염부위로 이동한다.

4) 숙주세포의 항원인식

앞 단원에서도 기술했던 바와 같이, 면역체계는 끊임없는 미생물 감염에 대항하여 유전적 선택과 진화를 거듭한 결과, 미생물의 주요 항원을 인지할 수 있는 능력을 보유하고 있다. 그러한 예가 포식세포에 존재하는 '패턴인식수용체'이다. 패턴인식수용체는 병원체에 존재하는 특정 항원의 패턴을 인식하여 그와 결합한다. 패턴인식수용체의 종류로는 세포표면과 엔도솜(endosome)에 위치하는 Toll-like receptor (TLR), 세포질에 있는 nucleotide binding oligomerization domain-like receptor (NLR), C유형 렉틴 수용체(C type lectin receptor 또는 CLR)가 있다. 특히, TLR은 지질펩티드(lipopeptide), 지질다당질, 바이러스의 RNA와 DNA와 같은 다양한 종류의 병원체연관분자패턴을 인식함으로써 항원인식에 있어서 아주 중요한 역할을 한다(표 11-1). 패턴인식수용체는 큰포식세포와 수지상세포와 같은 면역세포 이외에도 상피세포, 내피세포, 섬유아세포와 같은 다양한 세포에도 분포한다. 이러한 패턴인식수용체는 항원과 결합한 뒤에 세포 내부에서 신호전달 과정을 거치게 되고, 최종적으로 싸이토카인 및 케모카인의 생산을 촉진하여 염증반응을 유발시킨다(그림 11-4).

표 11-1 _ Toll-like receptor와 리간드

수용체	리간드		발현세포
TLR1/TLR2 이질이량체	지질펩티드(lipopeptide)	세균(mycobacteria)	단핵구, 수지상세포, 호산구, 호염기구, 비만세포
	글리코실포스파티딜이노시톨(glycosylphosphatidylinositol)	기생충(Trypanosome)	
TLR2/TLR6 이질이량체	리포타이코익산(lipoteichoic acid)	Gram 양성 세균	단핵구, 수지상세포, 호산구, 호염기구, 비만세포
	자이모산(zymosan)	효모	
TLR3	이중가닥 바이러스 DNA	바이러스(웨스트나일 바이러스 등)	자연살해세포
TLR4	지질다당질(LPS)	Gram 음성 세균	큰포식세포, 수지상세포, 비만세포, 호산구
TLR5	플라젤린(flagellin)	운동성 있는 세균	창자 상피세포
TLR7	단일가락 바이러스 RNA	바이러스(사람면역결핍바이러스 등)	수지상세포, 자연살해세포, 호산구, B세포
TLR8	단일가락 바이러스 RNA	바이러스(인플루엔자)	자연살해세포
TLR9	메틸화되지 않은 CpG가 풍부한 DNA	세균, 바이러스(헤르페스 바이러스 등)	수지상세포, 자연살해세포, 호산구, 호염기구, B세포
TLR10	알려지지 않음	알려지지 않음	수지상세포, 자연살해세포, 호산구, 호염기구, B세포
TLR11	플라젤린(flagellin), 프로필린(profilin)	세균	큰포식세포, 수지상세포, 방광상피세포

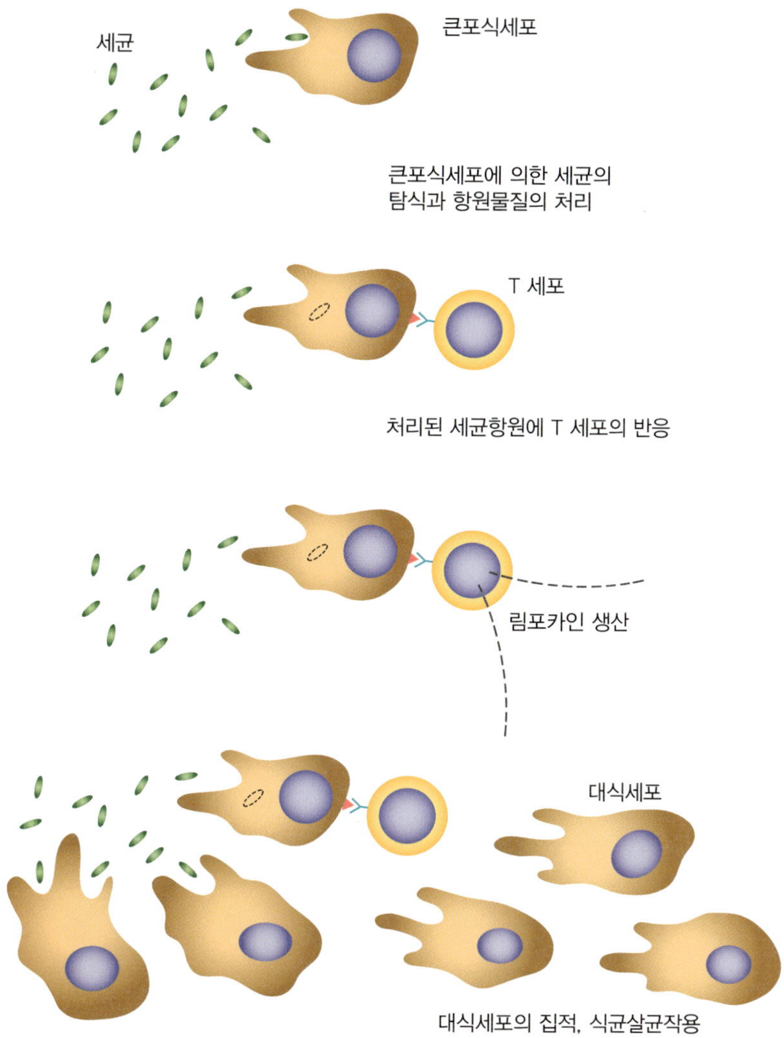

그림 11-4 _ 큰포식세포에 의한 세균처리 과정

5) 큰포식세포에 의한 싸이토카인의 분비

큰포식세포는 인터루킨 1 베타(IL-1β), 종양괴사인자(tumor necrosis factor 또는 TNF-α), 등 다양한 염증성 싸이토카인을 분비하여 선천면역을 담당한다(**그림 11-5**). IL-1β와 TNF-α는 전신적인 포식세포의 활성화를 유도하며, 활성화된 포식세포는 내피세포에 대한 부착능력이 증가하여 염증반응을 일으킨다. 큰포식세포가 분비한 IL-1β와 TNF-α, IL-6 (IL-6는 IL-1β에 의하여 분비가 유도됨)는 혈관-뇌 장벽(blood-brain barrier 또는 BBB)를 통과하기 때문에 혈류를 타고 뇌 시상하부를 자극함으로써 전신적으로 체온을 상승시킨다. 대부분의 세균과 바이러스들은 정상 인체 체온보다 낮은 온도(35°)에서 잘 자라기 때문에, 이러한 체온 상승은 미생물의 체내 증식을 억제하는 효과를 나타낸다. 우리는 일상생활 속에서 감기, 등의 감염성 질환이 발생하여 발열이 시작되면, 곧바로 해열제를 복용하는 실수를 범하곤 한다. 앞서 언급한 바와 같이 감염 발생시 IL-1β와

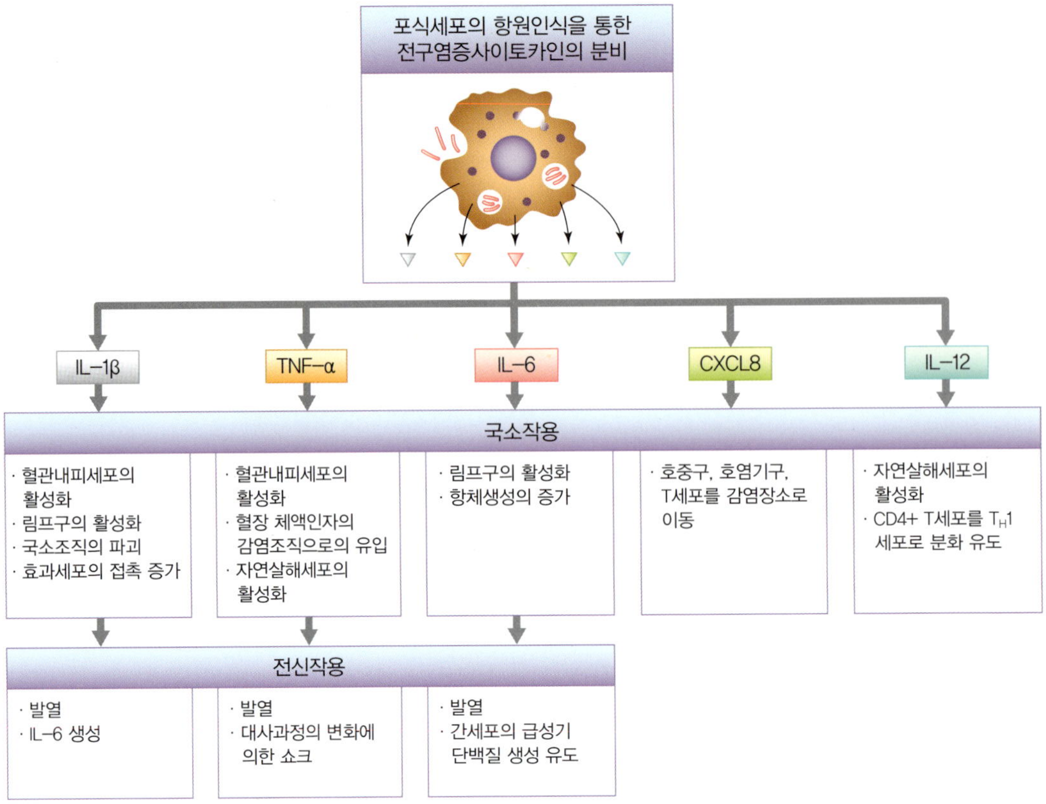

그림 11-5 _ 큰포식세포의 싸이토카인 분비와 기능

TNF-α, IL-6와 같은 발열원(pyrogen)이 체온을 상승시키는데에는 이유가 있다. 미생물의 증식을 억제하기 위함이다. 건강한 성인이 감기와 같은 가벼운 감염성 질환으로 인한 발열을 겪을 때, 38.5℃ 이상의 고열일 경우에는 해열제를 즉시 복용해야겠지만, 열이 오르기 시작할 때는 항생제 복용을 지양하고 충분한 수분을 섭취하며 휴식하는 편이 바람직하다. 하루 정도 해열제 복용을 참을 경우, 질환의 치유를 앞당길 수도 있다.

큰포식세포가 분비하는 IL-1β, IL-6, TNF-α는 간에서 생성되는 급성기단백질(acute phase protein)인 C-반응단백질(C-reactive protein 또는 CRP)의 양을 증가시킴으로써 급성기반응(acute phase response)을 유발시킨다. 급성기반응은 감염에 대한 초기의 선천면역반응으로서 중요하다. 10장에서도 설명한 바와 같이, C-반응단백질은 세균과 곰팡이 세포벽에 있는 지질다당질에 결합하며, C-반응단백질은 C1q 보체단백 활성 조각과 결합하기 때문에 특이항체가 없이도 보체의 고전경로를 일으킬 수 있는 것이다. 이러한 급성기반응에서의 보체 활성을 통하여 미생물을 감염 초기에 사멸시킬 수 있다.

인터루킨-8(interleukin-8 또는 IL-8)은 혈액에 있는 호중구를 감염부위로 이동시키는 케모카인으로 작용한다. 한편, IL-12는 자연살해세포(natural killer cell 또는 NK cell)를 활성화시키고, 활성화된 NK cell은 인터페론 감마(interferon-γ 또는 IFN-γ)를 분비한다. IFN-γ는 또다시 큰포식세포를 활성화시킨다.

6) 포식작용

포식세포는 의해서 미생물을 포식(탐식)한 후에 포식소체(phagosome)를 형성하고 용해소체(lysosome)와 융합하여 미생물을 제거한다. 포식소체와 용해소체가 융합한 주머니를 파고라이소좀(phagolysosome; phagosome + lysosome)이라고 하는데, 용해소체 내부에 담고 있던 lysozyme (lysis + enzyme) 등이 phagolysosome 내부로 방출되어 미생물이 소화되는 원리로 미생물이 사멸하게 되는 것이다.

그러나, 일부 세균을 비롯하여 진균, 외피 보유 바이러스들은 이러한 메커니즘을 통하여 사멸하지 않으므로 추가적인 미생물 사멸 기전이 확보되어야 한다. 그것이 산화효소의존 또는 비의존적인 반응에 의해서 반응산소중간물질(reactive oxygen intermediates ; ROIs)을 생성한다. 반응산소중간물질로는 과산화수소(hydrogen peroxide ; H_2O_2), 산화자유기(hydroxyl radical ; $-OH^-$), 초과산화물 음이온(superoxide anion, O_2^-), 일중항산소(singlet oxygen, $^1O_2$)가 있다(그림 11-6). 산화질소 합성효소(nitric oxide synthase)에 의해 생산된 산화질소는 과산화질소(ONOO-)와 같은 반응질소중간물질(reactive nitrogen intermediates; RNIs)로 전환된다. 반응산소중간물질처럼 미생물

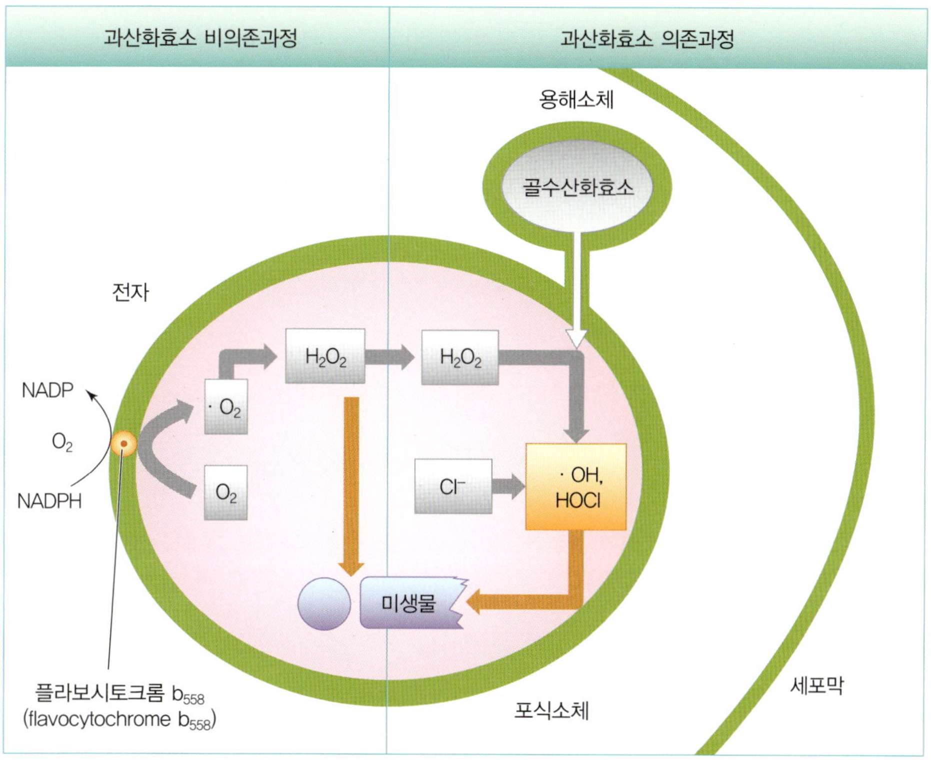

그림 11-6 _ 산화작용을 통한 미생물의 제거

제거에 도움을 준다. 그 외에도 가수분해 효소, 알파디펜신(α-defensin)같은 항균펩티드가 항원제거의 역할을 한다. 섭취된 미생물에 대한 일반적인 산화공격은 호흡돌발(respiratory burst)이라고 하는 산소소비의 일시적인 증가에 의해서 완성된다. 그람양성 세균, 그람음성세균, 곰팡이, 일부 껍질 보유바이러스(enveloped virus)까지도 사멸시킬 수 있고, 과립이 모두 사용되면 세포자멸사에 의해서 세포는 죽고, 큰포식세포에 의해서 제거된다.

그럼에도 불구하고 큰포식세포가 사멸시킬 수 없는 미생물이 있다. 세포내감염성 세균이 그것이다. 결핵균(*Mycobacterium tuberculosis*)은 포식소체에서도 번식이 가능한데 이들은 sulfatide라는 병원성 인자를 보유하기 때문에 용해소체가 포식소체와 융합하는 것을 방해하기 때문이다. 현재까지의 연구에 의하면, *M. tuberculosis*에 대한 면역학적 저항은 오로지 $CD4^+$ T 림프구에 의한 세포성면역에만 의존하는 것으로 알려져 있다. 이러한 경우 외에도, 숙주의 면역대응 방법에 의해서도 감염 성립이 좌우될 수 있다. 선천적, 또는 후천적으로 큰포식세포를 활성화시키는 T_H1 싸이토카인이 없거나, T_H2 싸이토카인 활성으로 인하여 T_H1 싸이토카인이 부족해지는 경우에도 감염을 제거할 수 없다. 이 세균에 감염된 적이 있는 사람은 나이가 들면서 재발하기 쉬운데, 이는 T_H1 세포와 T_H1 싸이토카인이 나이가 들면서 감소하기 때문이다.

7) 바이러스 감염에 대한 선천면역기전

(1) IFN-α, IFN-β, IFN-γ에 의한 바이러스 제거

인터페론(interferon 또는 IFN)은 그 자체가 바이러스 증식억제작용을 지니고 있을 뿐 아니라, 세포독성 T 림프구 cytotoxic T cell나 NK 세포의 활성화도 촉진하므로, 바이러스 감염세포의 파괴에도 관여한다. 바이러스 감염시 분비되는 IFN에 의한 체온 상승도 바이러스의 증식억제에 관계가 있다. 일반적으로 바이러스는 고온에서는 증식하기 어려워 지지만, 면역계의 반응은 오히려 왕성하게 촉진되기 때문이다.

사람 세포는 바이러스에 의해 감염되면 인터페론을 분비하는데, 일반적으로 인터페론은 크게 두 가지 종류로 구분한다. 바이러스에 감염된 세포에서 분비되는 싸이토카인은 제1형 인터페론(type 1 interferon)으로서 인터페론 알파(IFN-α)와 인터페론 베타(IFN-β)가 이에 속한다. 제2형 인터페론(type 2 interferon)은 인터페론 감마(IFN-γ)이다.

IFN-γ는 세포독성 T 림프구나 도움 T_H1세포, NK cell에 의해서 분비되며, 선천면역에서 중요한 역할을 한다. 숙주 세포 내에 기생하는 바이러스는 자기 유전체로써 DNA 또는 RNA를 가지고 있으며, 바이러스의 감염경로는 숙주세포에 있는 수용체를 통하여 결합한 뒤에 바이러스 껍질(envelope)이 벗겨지면서 바이러스 안에 있는 핵산만 세포 내로 들어간다. 바이러스 핵산은 세포 내 단백질 합성기구를 이용하여 바이러스성 단백질을 만들고, 단백질들은 조립하여 바이러스 입자가 된다. 이러한 생활사가 지속적으로 반복되면서 바이러스는 세포 내에서 증식하게 되고, 바이러스 입자들이 세포를 용균하여 외부로 유출하면서 숙주 세포는 사멸한다. 바이러스가 세포 표면의 수용체에 결합하면, 세포 내 반응을 통하여 IFN-α와 IFN-β를 생산한다. 분비된 인터페론들은 바이러스에 감염된 세포 나 아직 감염되지 않은 세포의 수용체에 결합을 해서 바이러스의 감염 또는 증식을 억제시킨다. 예를 들어, RNA 내분해효소(endoribonuclease)의 활성화는 바이러스 RNA를 분해하는 역할을 한다(**그림 11-7**).

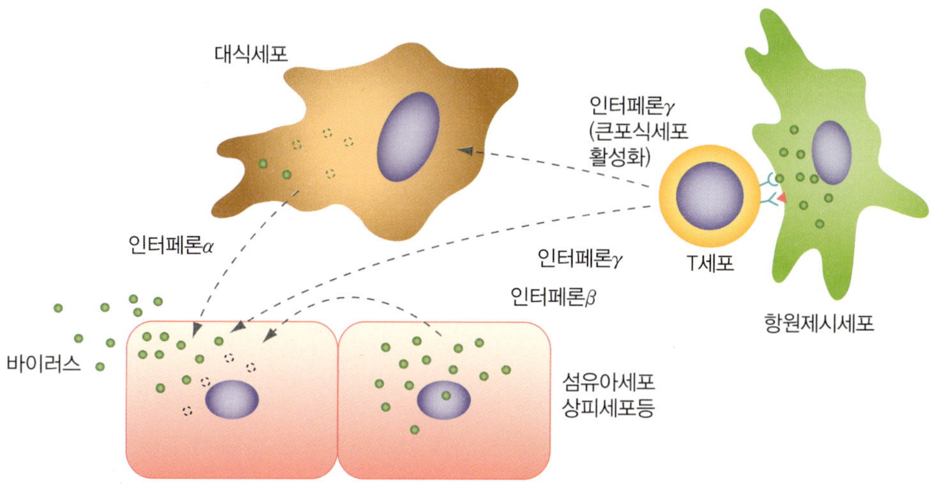

그림 11-7 _ 인터페론에 의한 바이러스의 억제 바이러스의 감염에 받은 섬유아세포나 상피세포는 인터페론 β를 생산, 큰포식세포나 림프구는 인터페론 α를 생산하여 바이러스 증식을 억제한다. 항원과 반응한 T 림프구에서 생성된 인터페론 γ의 바이러스 억제작용은 약하나, 큰포식세포를 활성화시켜 바이러스를 불활화시킨다.

(2) 자연살해세포에 의한 바이러스 제거

자연살해세포(Natural killer cell 또는 NK cell)는 림프구에 속하는 세포로서, 바이러스 감염세포를 제거하는데 중요한 역할을 한다. 자연살해세포는 T 림프구 수용체 유전자를 표현하거나 재배열하지 않는 것이 특징이다. 또한 세포독성과립을 세포질에 가지고 있는 것도 다른 림프구와 다른 점이다. 감염된 세포에서 IFN-α와 IFN-β의 생산은 자연살해세포의 세포독성 능력을 향상시키고, 증식을 유도한다. 큰포식세포에 의해서 생산되는 TNF-α와 IL-12에 의해서도 활성화 된다. 초기의 면역 반응에 의해서 감염이 종료되거나, 그렇지 않으면, 세포독성 T 림프구가 작용하여 제거하게 된다. 자연살해세포는 세포독성 T 림프구보다 먼저 작용하기 때문에 바이러스 감염에 중요한 역할을 한다. 자연살해세포는 IFN-γ의 주된 생성세포이며, 큰포식세포로 하여금 T 림프구 반응을 유발하는 싸이토카인을 분비하게 한다. 효과 T 림프구가 생성되고, 감염부위로 들어가면 자연살해세포의 기능은 세포독성 T 림프구에 의해 생성되는 IL-10에 의해서 억제된다.

세포독성 T 림프구는 MHC I에 의해서 바이러스에 감염된 세포를 인식하고 제거한다. 하지만, 자연살해세포가 바이러스에 감염된 세포를 어떻게 인지하는지에 대한 해석은 명확하지가 않다. 예상되는 기전은 다음과 같다. 많은 바이러스들은 감염된 세포가 세포독성 T 림프구에 의해 제거되지 않기 위하여 MHC I의 발현을 억제시킨다. MHC I이 저하된 감염 세포들은 MHC I과 결합하는 자연살해세포의 수용체들에 의해서 인식되지 않는다. 자연살해세포의 수용체와 MHC I의 결합은 자연살해세포를 불활성화시키는데, 이 결합이 없는 경우에는 자연살해세포의 활성화가 억제되지 않아 감염된 세포를 제거할 수 있다. 종양 세포에 대하여 특이적으로 작용하는 자연살해세포는 리간드가 밝혀지지 않은 자연세포독성수용체(natural cytotoxicity receptor; NCR)가 제거기능에 핵심적인 수용체로 알려져 있다.

8) 기생충 감염에 대한 선천면역기전

기생충에는 단세포인 말라리아, 톡소플라스마와 같은 원충, 그리고 다세포인 흡충, 조충, 선충과 같은 윤충이 있다. 원충에 대한 방어기전은 큰포식세포에 의한 탐식작용이 중심이라고 알려져 있지만 아직까지 기전의 규명은 불확실하다. 윤충 감염에 대한 방어기전은 IgE 항체와 호산구(eosinophil)를 중심으로 이루어진다고 알려져 있다. 윤충 감염시 T 림프구로부터 IgE 유도인자인 IL-4 등을 분비하고, 동시에 IL-5를 분비하여 호산구의 활성 및 증식을 촉진시킨다. 호산구는 세포 표면에 IgE 항체의 Fc 부에 대한 수용체(Fcε RII)를 보유하고 있어서, IgE 항체가 윤충에 결합하고나면 항체를 매개로 하여 호산구가 윤충에 결합하게 된다. 윤충에 결합한 호산구는 ACDD 사멸기전과 같이, 라이소좀(lysosome) 내부에 보유하고 있던 염기성단백(major basic protein) 및활성산소를 방출함으로써 기생충을 사멸시킨다(**그림 11-8**).

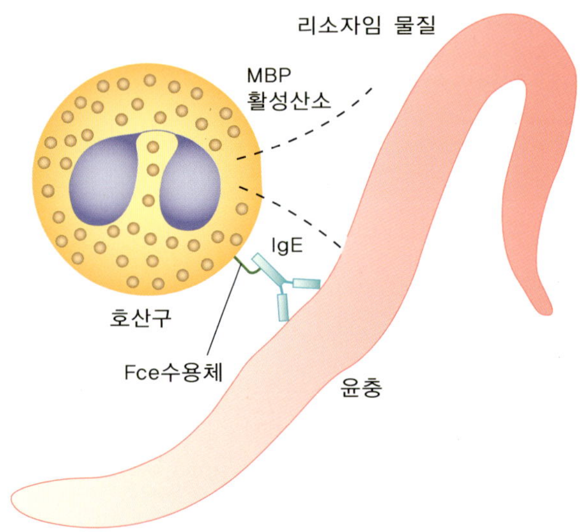

그림 11-8 _ 윤충에 대한 IgE 항체와 호중구에 의한 ADCC작용

2. 후천면역반응(adaptive immunity)

'선천면역'에서는 큰포식세포, 호중구, 등의 포식세포들 위주로 탐식작용이 일어났으나, '후천면역'에서는 T 림프구, B 림프구 위주의 세포성 면역과 체액성 면역 위주의 면역반응이 일어난다.

선천면역에서 병원체의 제거가 이루어지지 않으면 후천면역반응이 진행된다. 감염 부위에서 항원을 획득한 수지상세포가 그 부위와 가장 가까운 2차 면역조직(림프절, 비장, 충수, 편도, MALT, 등)으로 이동하면서 후천면역은 시작된다. 수지상세포는 2차 림프조직으로 이동하면서 항원전달을 효율적으로 할 수 있는 전문적인 항원제시세포로 성숙한다. 림프절로 들어간 수지상세포는 CCL-18 케모카인을 분비하여 $CD4^+$, $CD8^+$ T 림프구들을 T 림프구 영역(T cell germinal center)으로 끌어모은다. 비활성 T 림프구들은 수지상세포가 제시하는 항원을 인식하여 활성화되며, 감염 미생물을 사멸시킬 수 있는 '효과 T 림프구'(effector T cell)로써 증식하게 된다. $CD4^+$ T 림프구는 활성화 과정에서 영향을 받은 싸이토카인의 종류에 따라 도움 T_H1 세포 또는 도움 T_H2 세포로 분화한다. IL-12의 자극을 받은 $CD4^+$ T 림프구는 도움 T_H1 세포로, IL-4의 자극을 받은 $CD4^+$ T 림프구는 도움 T_H2 세포로 분화하게 된다(**그림 11-9**). 또한, 활성화된 T 림프구 중 일부는 기억 T 림프

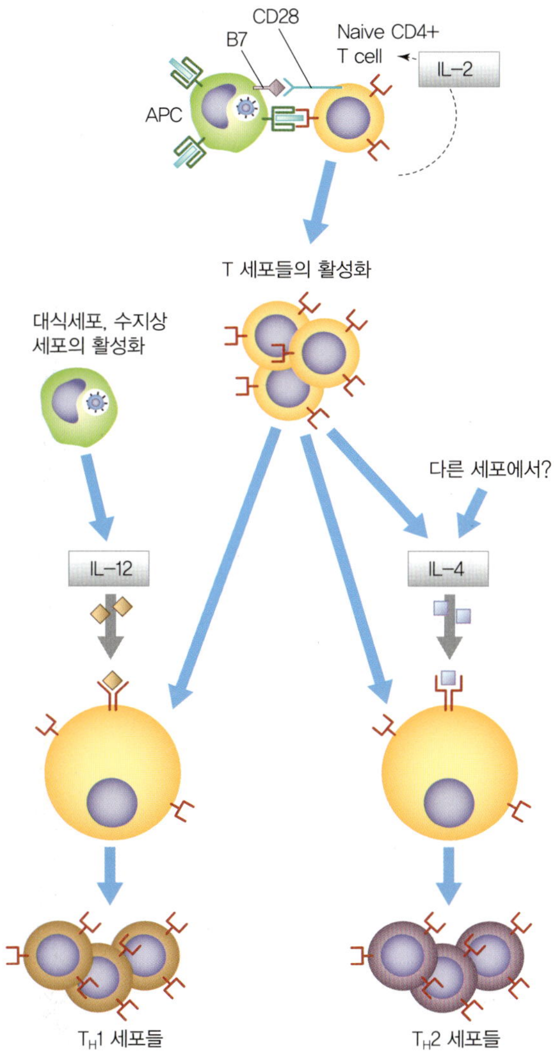

그림 11-9 _ 싸이토카인 영향으로 인하여 T_H1, T_H2 effector T cell로 분화하는 CD4+ T helper cell

구(memory T cell)로 분화한다.

때로는 후천면역에서 큰포식세포가 미생물 항원을 T, B 림프구에 전달하기도 한다. 살아있는 미생물 세포나 선천면역 과정에서 소화된 미생물의 항원 일부가 감염 부위를 벗어나 림프관을 통하여 림프조직으로 유입되는 경우도 있는데, 이 상황에서는 림프조직 내에 분포하는 큰포식세포가 병원체를 탐식, 소화, 사멸시킨 후에 T 림프구를 자극하는 항원제시세포로서의 역할을 한다. 항원을 인지한 T 림프구의 활성화 및 증식, 분화는 윗 단락에서 언급한 바와 동일하다. 활성화된 $CD4^+$ 도움 T_H2 세포는 B 림프구와 직접 접촉하여 항원을 제시하며, IL-4를 비롯한 다양한 싸이토카인들을 분비하여 활성화된 B 림프구의 증식, 분화를 촉진시킨다. 활성화된 B 림프구 중 일부는 항체를 대량 생산하는 형질세포로, 나머지 활성화된 B 림프구는 기억 B 림프구로 분화한다(그림 11-10).

병원체에 특이적인 림프구 클론의 선택 및 증식, 분화과정에는 수 일~일주일 정도 소요된다. $CD4^+$ 도움 T_H1세포와 $CD8^+$ 세포독성 T 림프구는 감염부위로 이동하여 기능을 하며, T_H2세포와 형질세포는 림프조직 안에서 항체 생산 및 분비 역할을 수행한다(그림 11-11).

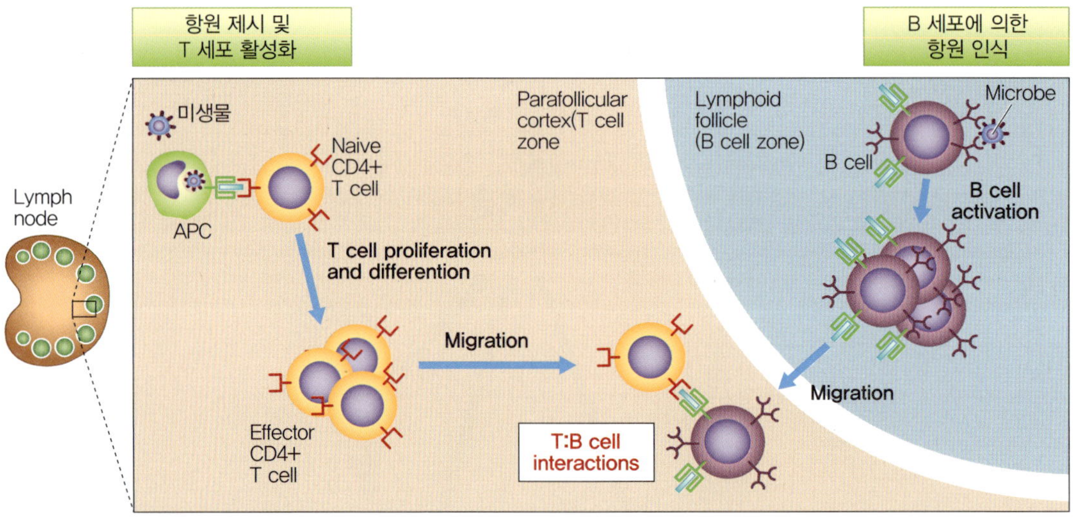

그림 11-10 _ 림프조직 내에서 일어나는 도움 T helper cell과 B cell의 상호작용

3. 면역기억(immune memory)

생애 처음으로 겪은 감염원의 제거는 1차 면역반응에서 끝나지만, 이 감염원에 대해서는 체내에서 장기간 면역상태가 유지된다. 그렇기 때문에 첫 번째 감염 후에 동일한 감염이 재차 발생하면, 1차 면역반응보다 훨씬 신속한 2차 면역반응이 일어난다. 즉, 단위시간 당 항체의 생산량이 많아지며, 기억세포(memory T, B 림프구)들의 활성도 빠르게 나타난다. 이러한 2차 면역반응은 1차

면역반응동안 이미 '면역기억'이 형성되어 있었기 때문이다(그림 11-12). 1차, 2차, 3차 반복되는 동일한 감염에 의해 면역반응이 유발되는 과정에서 면역기억은 누적된다.

1차 면역반응에서는 미경험 T, B 림프구의 수용체가 항원과 처음으로 결합하면서 면역반응이

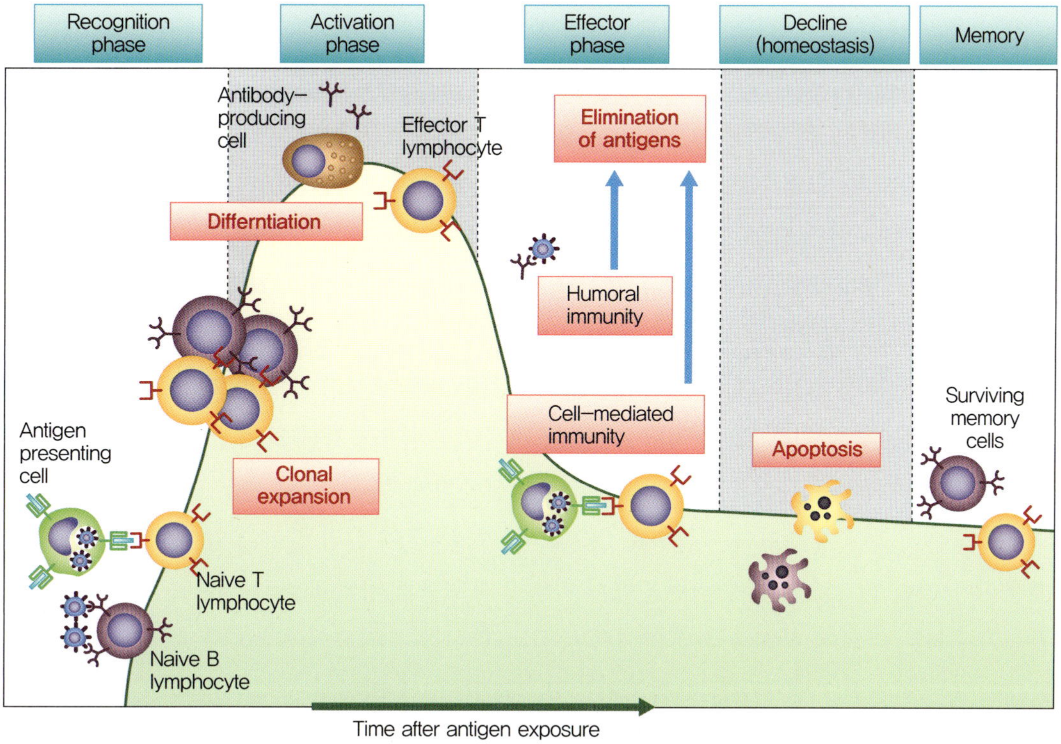

그림 11-11 _ 후천면역 반응의 전개 과정

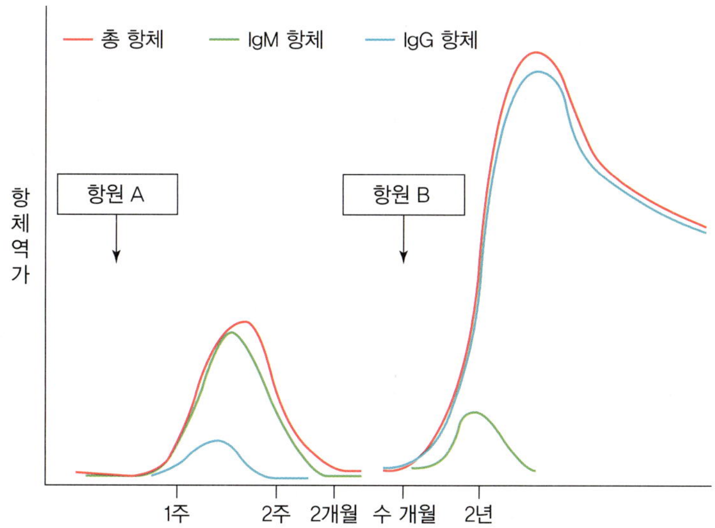

그림 11-12 _ 1차 및 2차 면역반응 기간 내 항체의 정량적 변화. 1차 면역반응에서는 초기에 IgM이 급격히 증가하였다가 반응 후기에 IgG가 소량 나타난다. 2차 면역반응에서는 초기부터 다량의 IgG가 생산되며, IgM은 반응 초기에 극소량만 나타난다.

활성화된다. 그러면 효과 T 림프구(effector T cell; 항원을 인지하여 활성을 띠는 T lymphocyte)와 효과 B 림프구(effector B cell; 항원을 인지하여 활성을 띠는 B lymphocyte)가 생성되어 감염원을 제거한다. 1차 면역반응이 종료되면 효과 T 림프구와 형질세포가 거의 소멸하고, 항체가도 점차 감소하여 아주 낮은 수준이 유지된다. 그러나, 항원에 대한 인지, 저항성을 보유하는 효과 T 림프구와 항원-특이적 항체를 생산하는 형질세포) 및 항체가 남아 있기 때문에 수개월 내에 재감염은 거의 성립하지 않는다.

2차 면역반응에서의 면역 기억은 1차 면역반응에서와 다른 양상으로 나타난다. 1차 면역반응에서는 효과 B 림프구와 T 림프구가 방어를 담당하였으나, 2차 면역반응에서의 면역기억은 기억 B 림프구(memory B cell)와 기억 T 림프구(memory T cell)에 의해서만 작동한다. 1차 면역반응 후에 남아있던 memory B cell과 memory T cell이 신속하게 클론으로써 증식(clonal expansion)하여 면역학적 활성을 띠는 것이다. 이 때, 항원을 인지한 경험이 없는 미경험 B 림프구의 작동은 억제되고 기억 B 림프구만 항체를 생산하는데, 이 작용은 기억 B 림프구가 효율적으로 항체를 생산하도록 선택과 집중을 하는 것이라고 추정할 수 있다. 미경험 B 림프구가 새로이 탐식된 항원을 인지하고 형질세포로 분화하는 시간을 절약하고, 초기에 신속하게 분비되기는 하지만 항원과 결합력이 약한 IgM의 분비를 아예 포기하여 곧바로 IgG를 생산하는 것이 감염 방어에 있어서 훨씬 효율적이기 때문이다(**그림 11-12**). 2차 면역반응에서 기억 B 림프구와 기억 T 림프구는 일반적인 B 림프구와 T 림프구와는 다르게 항원자극에 의해서 증식과 활성을 유지하지 않는다는 점에 유의하자. 기억 T 림프구는 미경험 T 림프구를 증식시키는 IL-7과 IL-15에 의해서 증식하는 것을 볼 때, 기억세포를 유지하기 위하여 항원자극이 아닌 특별한 싸이토카인과 같은 환경을 필요로 하는 것으로 추정된다. 이처럼 기억세포의 신속한 동일한 형질의 기억세포 증식(clonal expansion) 때문에 1차 감염 후 병원체에 장기간 노출되지 않더라도 면역기억이 유지될 수 있는 것이다.

면역기억의 원리를 이용한 예방적 치료가 바로 백신(vaccine) 투여이다. 실제 인체에 심각한 유행성 감염병이 발생하기 이전에 미생물의 항원을 인체에 인위적으로 주입(주사 또는 경구 투여)함으로써 면역반응을 유도하여 감염을 예방하는 것이다. 경우에 따라, 백신을 1, 2, 3차에 나누어 접종하기도 하는데, 이는 앞서 학습한 바와 같이 거듭된 항원 노출을 통하여 다량의 기억세포를 생성시키기 위함이다. 백신의 종류에는 제조방식에 따라 사백신, 생백신, 서브유닛백신, 재조합 백신이 있다(**그림 11-13**).

미생물학을 공부하였다면, 영국의 의사인 '에드워드 제너(1749~1823)의 종두법'을 기억할 것이다. 제너 생존 당시에 유럽에는 천연두(smallpox)가 창궐하여 6천만명 이상이 사망했다(당시 인구로 보았을 때, 굉장한 수치이고, 20세기에만 해도 천연두가 박멸되기 이전까지 3억명 이상이 사망한 것으로 집계되고 있다). 제너는 당시 다음과 같은 사실에 관심을 가졌다. '두창은 인수공통전염병(zoonosis, 人獸共通傳染病)으로, 소에서도 발생하는데 이상하게도 병든 소의 젖을 짜는 사람에서는 두창(천연두)이 발생하지 않는다.' 제너는 실험을 통하여 '인간의 두창'을 앓는 인두 환자나 '소의 두창'을 앓는 우두 동물로부터 얻은 고름을 이용하여 두창(천연두) 바이러스 백신 효과를 기

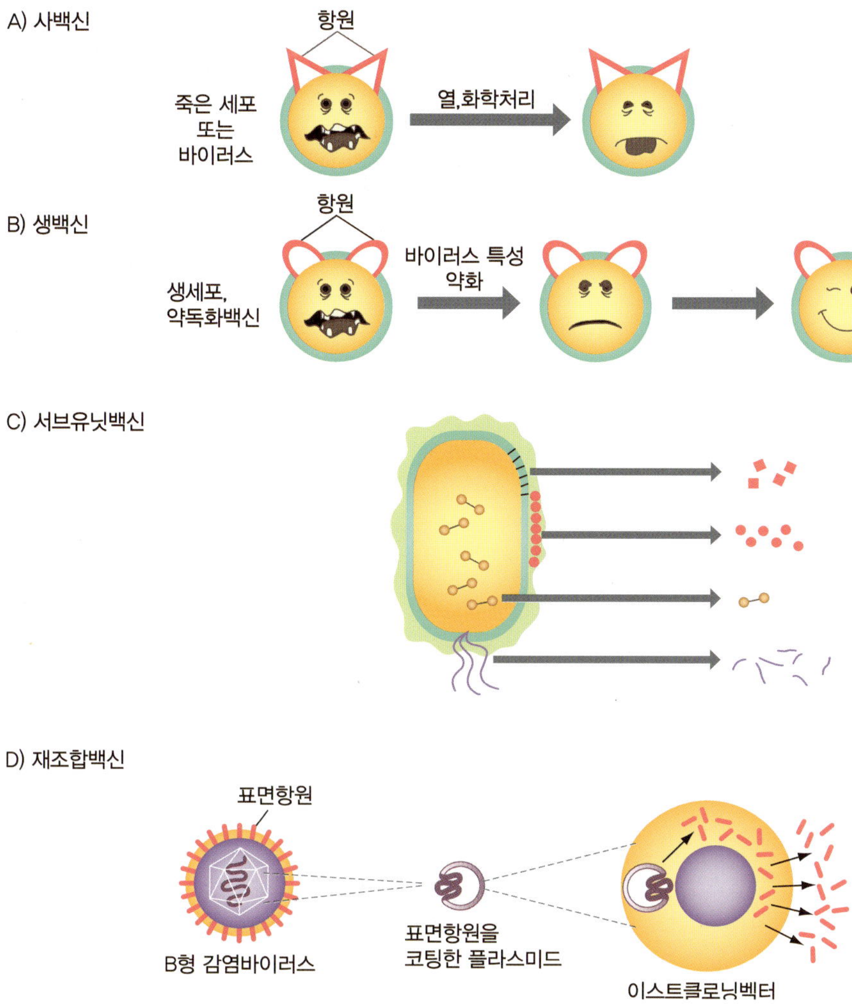

그림 11-13 _ 여러 가지 유형의 백신

대하였고, 실험을 통하여 면역력이 형성된다는 사실을 알아냈다. 실험 대상자는 제임스 피프스라는 8세 소년이었는데, 소 젖 짜는 일을 하는 사람의 손에 생긴 물집에서 고름을 채취하여 소년의 팔에 접종하였다. 소년은 얼마 후 두창 증상을 보이며 앓아누웠고, 머지않아 자가 회복하였다. 이 때, 또다시 같은 우두를 이 소년에게 주입했지만, 아무런 반응을 보이지 않았다. 이를 통하여 제너는 우두에 천연두(두창) 예방 효과가 있음을 확신하게 되었다. 이후 23명을 대상으로 실시된 임상시험에서 동일한 결과를 재현할 수 있었고, 이 연구 결과를 영국 왕립학회에 보고하여 1798년에 관련 논문이 출판되었다. 이는, 인류가 문헌상에 기록한 첫 번째 백신 예방접종의 개념이 된다. 제너는 논문에서 영문 대신 라틴어로 'Variolae vaccinae (소 천연두)'라는 표현을 사용했는데, 여기에서 오늘날 사용하는 'vaccine (백신)'이라는 용어가 유래하였다(사실, 'vacca'는 라틴어로 '소'를 의미할 뿐이다).

12 과민면역반응 / 알레르기 (Hypersensitivity / Allergy)

면역현상은 원래 이물질을 배제시켜 생체를 지키기 위한 것이라고 여겨지지만 상대방에게 상해를 끼쳐 파괴시키는 등의 기전도 내포되어 있기 때문이며 그 반응은 생체 측에도 다소의 영향을 가져오게 된다. 그것이 경미한 것이며, 이물질의 존재가 생체에 중대한 해를 가져오게 되는 경우, 그것을 배제하기 위한 면역반응은 생체에서 의미가 있다는 것은 말할 것도 없다. 그러나 역으로 이물질이 생체에 그다지 해를 기치는 것도 아닌데, 그것에 대한 면역반응 쪽이 오히려 생체에 중대한 상해를 끼친다고 하는 경우에는, 그 반응은 생체에서 적합하지 않은 것이다. 면역 반응에 결과적으로 생체에 상해를 가져오는 경우가 있는데, 그것을 **알레르기(allergy)**라고 한다. 면역반응은 생체 방어와 알레르기라는 양 측면을 지니게 되는 것이며, 그 비중이 어느 쪽이 큰지에 따라서 생체에서 의의가 달라지게 되는 것이다. 이물질을 배제하는 데 필요한 반응보다도 과대한 반응을 일으켜서 생체에 해가 미치는 수도 있다. 그러한 의미에서는 **과민반응**(hypersensitivity)이라는 언어가 사용되는 수가 있다.

이물질에 대한 면역반응이 아니고, 자기자신의 조직에 대한 면역반응(자가면역, autoim- mune)이 생겨서 조직을 상해하는 수가 있다. 그것도 일종의 알레르기라고 할 수 있으며, 자가알레르기라고 한다. 알레르기 반응은 그 기전의 차이로 4~5가지 형으로 분류된다(Coombs 또는 Gell 표 12-1). 실제 조직상해에서는 그중 몇 가지 기전이 중복된다고 생각되지만, 각각 쉽게 이해하도록 모식도로 나타내었고(그림 12-1) 그것에 대한 실제의 질환을 표 12-2에 열거한다.

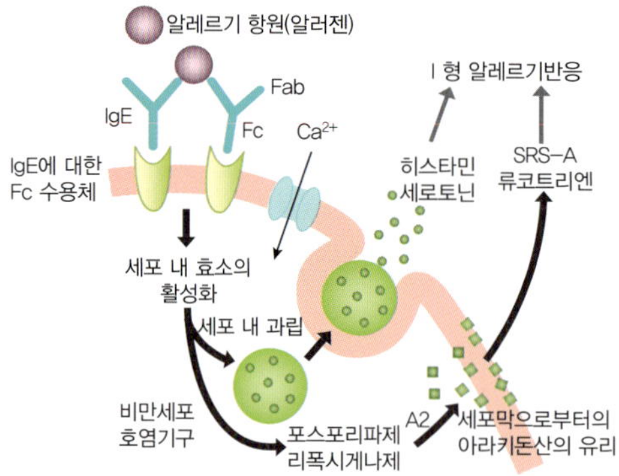

제1형 알레르기와 아토피 비만세포가 Fc 수용체를 통하여 IgE를 결합한다. 알러젠과 만나면 IgE가 교차 결합되어 탈과립과 화학적 매개물질의 유리가 유도된다.

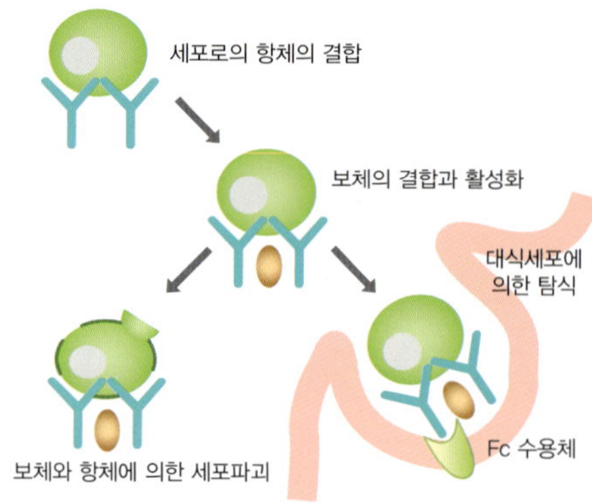

제2형 항체 매개 과민반응 항체가 자신의 세포표면항원이나 수혈된 적혈구 등의 항원에 결합하면 K 세포에 의한 세포상해작용이나 보체매개 세포용해가 초래된다.

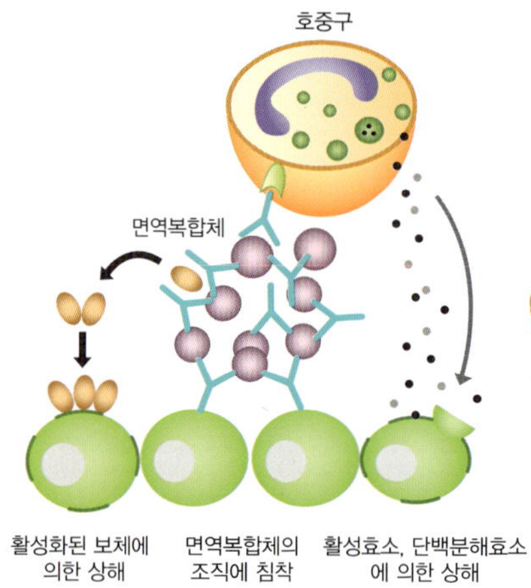

제3형 면역복합체 매개 과민반응 면역복합체가 조직에 침착되면 보체가 활성화되고 다핵백혈구들이 침착부위에 유인되어 국소조직 손상이 일어난다.

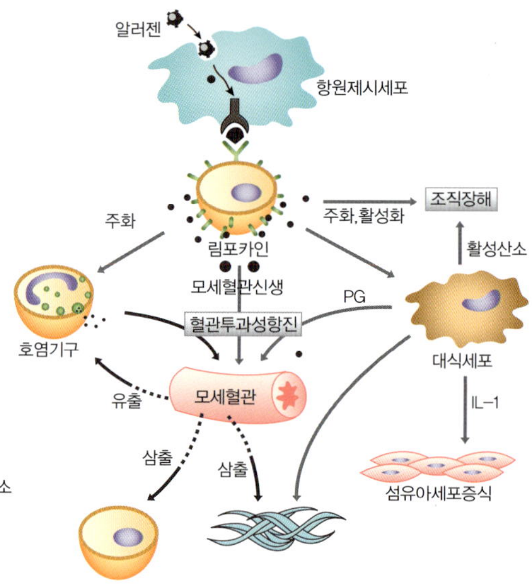

제4형 지연형 과민반응 항원에 감작된 T 세포가 동일 항원과 다시 접촉한 후에 림포카인을 분비한다.

그림 12-1 _ 과민반응의 모식도

표 12-1 _ 알레르기의 유형(Coombs와 Gell)

Ⅰ형	비만세포상에 Fc부에서 결합하고 있는 항체가 항원과 반응한 것에 의해, 비만세포에서 히스타민, 류코트리엔 등의 전달물질이 방출되어서 일으키는 조직상해
Ⅱ형	세포표면물질에 향하게 한 항체가 그것에 반응하는 것에 의거한 조직상해, 그 항체에 유도되는 보체나 세포, 호중구, 대식세포의 작용이 관계된다.
Ⅲ형	항원 분자가 항체에 의해서 결합되어 형성된 집괴(면역복합체)에 대한 조직상해, 면역복합체에 의해 보체가 활성화되거나, 호중구에서 상해물질이 방출되는 것에 의거한다.
Ⅳ형	항체에 의하지 않고, T 세포와 항원과의 반응에 의한 조직상해
Ⅴ형	광의로는 Ⅱ형에 속하지만, 항체가 세포를 상해하는 것은 아니며 세포의 기능을 이상하게 진행시키는 것에 의한 것. 수용체에 대한 항체가 관계된다.

표 12-2. 알레르기에 의한 질환

기관지 천식	기관지천식은 반복적으로 기도가 좁아지고 막혀서 호흡곤란, 천명(쌕쌕거리는 소리), 기침 등의 증상이 반복적으로 나타나는 만성적인 질환
알레르기 비염	알레르기비염은 재채기, 콧물, 코막힘을 주 증상으로 하는 만성질환
아토피 피부염	아토피피부염은 가려움을 동반하는 피부의 만성적인 염증성 질환
두드러기 및 혈관 부종	두드러기는 일반인의 15~20%가 일생 동안 적어도 한 번 이상 경험할 정도로 임상적으로 매우 흔한 피부질환
음식물 알레르기	음식물 알레르기는 특정 음식물 섭취와 관련해서 나타나는 알레르기
약물 알레르기	증상은 가장 흔하게는 발진, 두드러기 등 피부의 병변으로 나타나지만, 그 외에도 호흡기, 간장, 신장, 혈액 등 다양한 장기를 침범하여 나타날 수 있고, 전신적 증상으로 발열이나 아나필락시스로 나타날 수도 있습니다.
아나필락시스	아나필락시스는 급작스럽게 혈압이 떨어지면서 의식까지 소실될 수 있는 가장 심한 형태의 알레르기 반응
호산구 증다증	호산구는 알레르기 염증반응에 관여하는 대표적인 세포임

1. I형 알레르기

비만세포, 호염기구의 표면에는 IgE의 Fc부에 대한 고(高)친화성의 수용체가 세포마다 4만~10만 개 정도가 존재한다. 생산된 IgE 항체는 비만세포의 Fc 수용체(Fcε receptor)는 Fc부에 결합하게 된다. 이 고친화성 Fcε수용체(FcεRI)는 α쇄, β쇄, 2본의 γ쇄(S-S결합) 등이 있다. 그리고 저친화성 Fcε수용체(FcεRII)는 B 세포 및 활성화된 대식세포나 T 세포상에 존재하고, CD23 항원을 지니고 있다. 비만세포상에 결합해 있는 IgE 항체에 항원이 반응하면, 항체끼리, 따라서 수용체끼리 항원물질에 따라 매개되고, 결부되게 되는 것이다(**그림 12-2**).

이 Fcε수용체끼리의 연계는 비만세포의 대사계 활성화의 신호가 된다. 이런 것은, 최종적으로

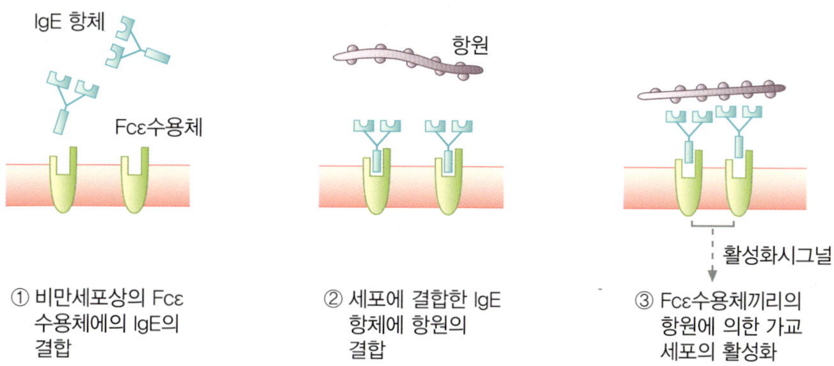

그림 12-2 _ IgE 항체와 항원과의 반응에 의한 비만세포의 활성화

비만세포가 이미 그 과립 중에 보유하고 있는 히스타민 등을 방출하고, 류코트리엔 등을 새로 합성하여 방출하는 것에 연결된다. 이들의 물질에는 표 12-3에 표시하였고, 표 12-4에 표시한 것처럼 평활근의 수축, 혈관투과성 항진, 소혈관 확장, 점막상에의 점액분비 항진, 백혈구 유주라고 하는 조직반응을 유도하는 것이다. 비만세포의 반응을 조직반응으로 전하는 물질이라는 의미이며, 이들의 물질은 **화학전달물질**(chemical mediator)이라고 한다. 이 사이의 대사 경로를 표시한 것이 그림 12-3과 그림 12-4이다. Fcε수용체에서의 신호는 세린에스테라아제를 활성화하고, 그것을 메틸트랜스페라아제를 활성화하며, 포스파티딜 에타놀라민(PE)을 포스파티딜콜린(PC)으로 전환시킨다. 이로 인해 세포막의 변화가 생기고, Ca^{2+}이 세포 내에 유입, 포스포리파제 A_2를 작동시켜, PC를 아라키돈산과 리소포스파티딜콜린(리소 PC)로 변환한다. 아라키돈산에 5-리폭시게나제가 작용, 5-HPETE를 거쳐 5-HETE (hydroxyeicosatetraenoic acid)와 류코트리엔 A_4 (LTA_4)가 생성된다.

표 12-3 _ 비만세포가 방출하는 화학 매개체

Ⅰ. 과립 중에 이미 보유되어서 자극에 의해 방출하는 것
히스타민, 헤파린, 세로토닌, 칼리크레인, 호산구주화인자(ECFA), 호중구주화인자, 아닐살퍼타제

Ⅱ. 자극에 의해 새로 합성하여 방출하는 것
류코트리엔(SRS-A), 프로스타글란딘, HETE, 트롬복산 A_2, 혈소판 활성화인자(PAF)

표 12-4 _ 각 화학전달물질의 작용

	히스타민	SRS-A (류코트리엔 C_4, D_4, E_4)	류코트리엔 B_4	프로스타글란딘 D_2	혈소판 활성인자
평활근 수축	+	+++	+	++	++
혈관 투과성 항진	++	++	+	++	++
기도 점액 분비 증가	+	++	−	+	+
백혈구 유주, 활성화	+	−	+++	+	+
상피세포 상해	+	+	−	−	++
신경자극	++	++	−	++	+

LTA_4에서 LTB_4, LTC_4, LTD_4, LTE_4가 생성된다. 아라키돈산에 시클로옥시게나제가 작용하면 프로스타글란딘 G_2 (PGG_2)가 생성되거나, PGH를 거쳐 트롬복산 A_2 (TxA_2), PGE_2, PGD_2, PGF가 생성된다.

앞에 설명한 포스포리파제 A_2는 아르킬아실글리세로포스코린에도 작용하고, 리소 혈소판 활성화인자(platelet activating factor :PAF)를 생성하며, 그것은 아세틸 트랜스페라제의 작용으로 PAF가 된다. 이것들은 항원과 IgE 항체와의 반응에 의해서 새로 생성되는 케미컬 메디에이터에 관한

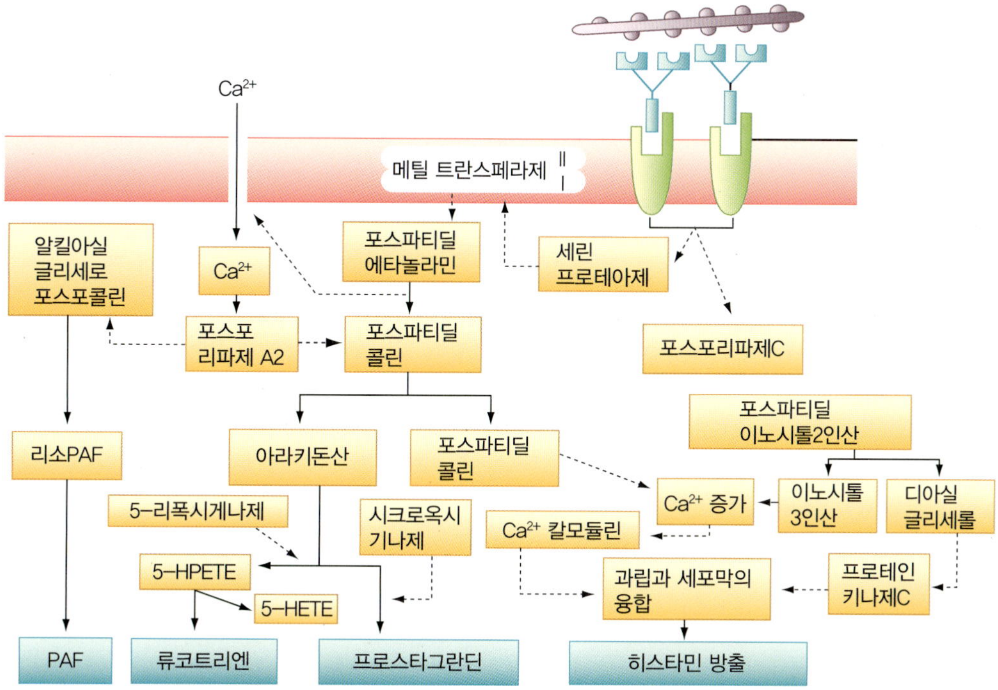

그림 12-3 _ IgE 항체와 항원과의 반응에 의한 비만세포에서의 화학전달물질 방출에서 대사 과정(PAF : 혈소판활성화인자, HETE : Hydroxyeicosatetraenoic acid)

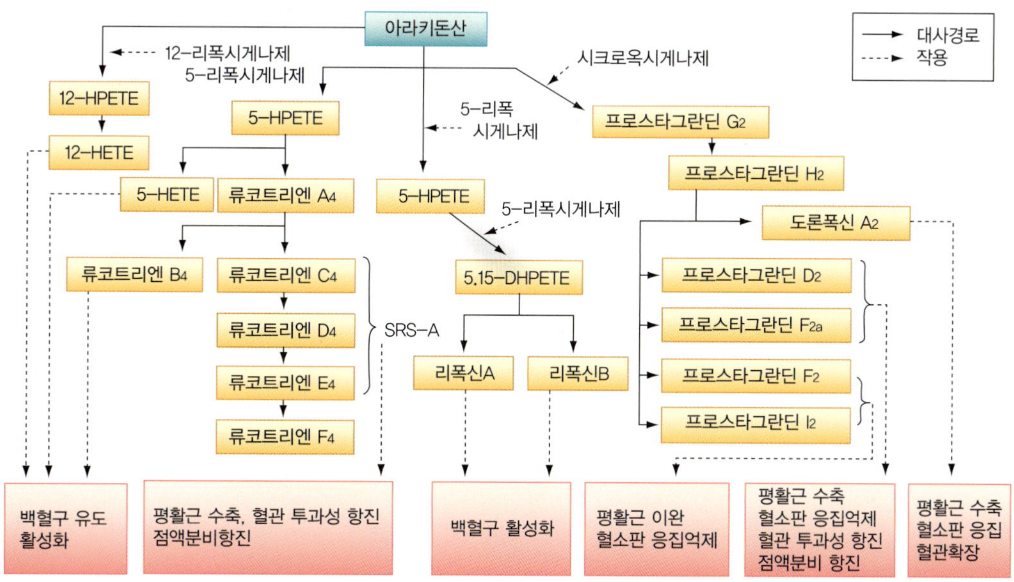

그림 12-4 _ 아라키돈산 Cascade 산물과 그 작용

것이지만, 이미 과립 중에 존재하는 전달물질의 방출과정은 다음과 같이 생각된다. IgE 항체와 항원과의 반응에 의한 Fcε수용체의 가교는 포스포리파제 C의 활성화를 가져오며, 포스파티딜 이노시톨 2인산을 이노시톨 3인산(IP3)과 디아실글리세롤(DAG)과 두 가지로 전환한다. IP3은 Ca^{2+}를

동원하여, 세포 외에서의 유입을 가져와서 Ca^{2+}를 증가시킨다. Ca^{2+}는 칼모듈린과 결합하여, 과립과 세포막의 융합을 가져오고, 히스타민, 세로토닌 등의 과립 내 전달물질의 방출을 가져온다. DAC도 프로테인키나제 C를 활성화하므로 인해 과립 내용의 방출에 관여한다. 이 현상을 비만세포의 탈과립이라고 한다. 히스타민은 조직의 히스타민 수용체에 결합하여 작용을 발휘하게 되지만, 히스타민 수용체에는 H_1 수용체와 H_2 수용체의 두 가지가 있고, 모두 다 결합하느냐에 따라서 작용이 다르다(그림 12-5, 표 12-5).

이들 화학전달 물질의 방출에 의해서 생기는 병변으로서는 기관지천식, 알레르기성 비염, 담마진, 알레르기성 결막염, 소화관 알레르기약제 쇽 등이 있다. 이러한 항원이 생체에 침입하고 나서 수분 내에 증상이 발현하기 때문에, 즉시형 알레르기라고도 한다. 이 알레르기의 원인이 된 항원을

표 12-5 _ 히스타민의 작용

▼ H_1 수용체를 개재하는 작용	▼ H_2 수용체를 개재하는 작용
기관지, 장관 평활근의 수축	기관지 평활근의 이완
혈관투과성 항진	백혈구 유주 억제
백혈구 유주	메디에이터의 방출 억제
자극물리셉터 자극	위액분비 증가
기도 점액분비 항진*	심박동 증가
혈관확장, 혈압저하*	기도 점액분비 항진*
	혈관확장, 혈압저하*

* 양쪽에 공통되는 것

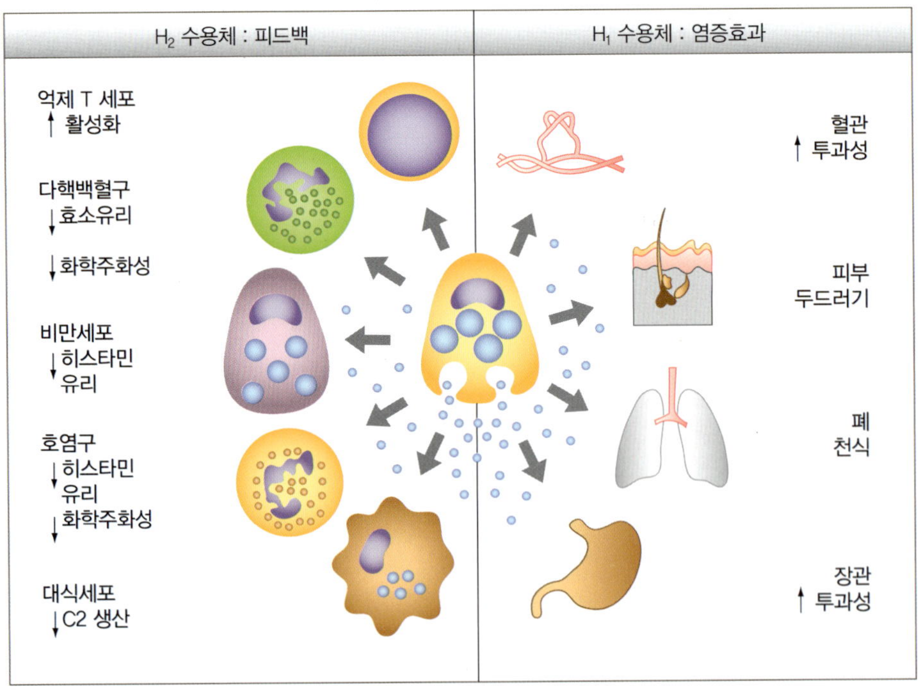

그림 12-5 _ 히스타민 수용체와 그 작용에 대한 모식도

가리켜 **알레르겐**(allergen)이라 칭한다(표 12-6). IgE 클래스의 항체생산을 도출하기 쉬운 항원은 알레르겐이 되기 쉽다. 비만세포에 결합하는 것은 주로 IgE에 속하는 항체이다. 따라서 즉시형 알레르기를 일으키는 항체는 IgE 클래스의 것이지만, IgG4도 Fc부에서 비만세포에 결합하는 물질이 있으며, I형 알레르기에의 관여를 생각하게 한다.

표 12-6 _ 통상적인 알레르겐의 종류

Inhalants(흡입제)	Ingestants(섭취제)	Injectants(주사제)	Contactants(접촉제)
Pollen 꽃가루 Dust 먼지 Mold spores 곰팡이 Dander 비듬 Animal hair 동물털 Insect parts 곤충 Formalin 포르말린 Drugs 약물 Enzymes 효소	Food 음식 (chocolate, wheat, eggs, strawberries, fish) 초콜릿, 밀, 계란, 딸기, 생선 Food additives 음식첨가물 Drugs (aspirin, penicillin) 약물(아스피린 · 페니실린)	Hymenopteran venom 모기독 Drugs 약물 Vaccines 백신 Serum 혈청 Enzymes 효소 Hormones 호르몬	Drugs 약물 Cosmetics 화장품 Heavy metals 중금속 Detergents 세척제 Formalin 포르말린 Rubber 고무 Glue 접착제 Solvents 유기용제 Dyes 염료

IgG4의 반응은, 화학전달물질의 방출에 결부되지 않고, 오히려 IgE와 항원을 결합함으로 인해 전달물질 방출을 억제하는 차단항체로서 작용하게 될 가능성도 있다. 또한 IgE 항체는 리아진(reagin)이라고도 칭한다.

기관지 천식을 예로써, 화학전달물질의 작용으로 어떻게 하여 증상이 발현하는지 알아보기로

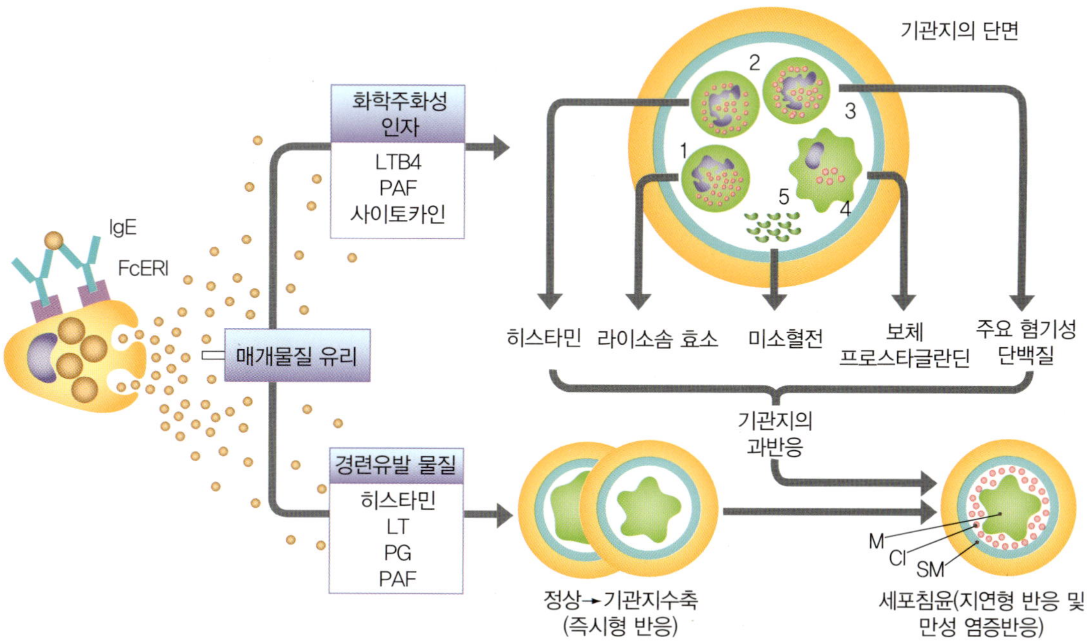

그림 12-6 _ 기관지 천식의 발증기전. 비만세포에서의 화학전달물질의 작용으로 기관지 평활근의 수축, 점액부종, 점액분비 항진이 생기고 기도가 가늘어져 호흡곤란이 온다. 그러나 다른 반응으로도 생길 수 있다.

하자. 먼저 기관지에서 반응이 일어나면 기관지를 둘러싼 평활근이 수축을 일으켜 혈관투과성항진에 의해 점막의 수종이 생긴다. 이것에 의해서 기도는 협소화하고 호흡곤란이 초래되어 기관지 천식의 증상이 되는 것이다(그림 12-6). 점액의 분비항진은 기도를 점점 가늘게 한다. 평활근의 수축은 히스타민이나 류코트리엔 등에 의해 초래하게 되지만, 류코트리엔 $C_4/D_4/E_4$은 히스타민보다 강하고 길게 평활근을 수축시킨다. 종래 SRS-A (slow reacting substance of anaphylaxis)라는 매개물질 등은 류코트리엔(leukotriene)이라는 것이 명료하게 되었다. 마찬가지 조직 변화는, 알레르겐 항체와의 반응에 의거하지 않아도 생긴다. 예를 들어 아스피린이나 식용색소 다트라진은 아라키돈산 대사에서 시클로옥시게나제를 저해하고, 프로스타글란딘에의 대사의 흐름을 억제하여 류코트리엔 생성을 항진시킨다. 아스피린 천식은 그와 같은 기전에 의한다고 생각된다. 유사물질을 함유한 과일이나 야채의 섭취로 발생하는 수도 있다.

비만세포에서의 화학전달 물질의 작용을 받아서 기관지 평활근의 수축, 점막의 수종, 점액분비항진이 생기고, 기도가 가늘어져서 호흡곤란이 생긴다. 운동 유발 천식은 달리기 등의 운동에 의해서 생기는 것이지만, 기도가 건조하고 한랭화·자극화되어, 기관지의 평활근이 수축함으로써 일어날 수 있다. 이때, 비만세포에서 화학전달물질이 방출되는 것도 관계된다. 기관지의 반응은 SO_2 등의 화학물질의 흡입에 의해서도 생긴다. 공해 천식은 그 증례이다. 그런데, 이 병변이 특정한 일부 사람에게 밤에 발증하지 않는 것의 이유에 관해서는 몇 가지 예를 들 수가 있다. 우선, 알레르겐이 되기 쉬운 물질이 침입하는 기회가 많은가 아닌가라는 것, 둘째로 그것에 대하여 IgE 항체를 생성하기 쉬운지 어떤지, 비만세포에서 전달물질이 유리되기 쉬운지 어떤지 하는 것, 그리고 조직이 전달물질이나 그 밖의 자극에 반응되기 쉬운지 어떤지 하는 것이다. 마지막은 과민성이라고 칭한다. 기도 과민성은 유전적 소인에 의거한다. 더욱이, 기관지에는 아드레날린 작용의 α_1 수용체와 β_1 수용체 및 콜린 작용의 수용체가 있으며, 미주신경에서의 콜린 수용체 자극, 교감신경에서의 α_1 수용체의 자극은 기관지 평활근을 수축시키고 β_2 수용체에의 자극은 기관지 평활근을 이완시킨다. 따라서 이 밸런스는 기도 과민성에 관계된다. β_2 수용체의 부전상태는 기도 과민성을 높인다. 또한 심리상태도 영향을 주며 본증이 심신성의 측면을 지니는 이유도 된다. 화학전달물질의 작용을 받은 것이나 기도 감염은 기도 과민성을 높이는 원인이 된다. IgE 항체를 생성하기 쉬운지 어떤지는 IgE 생성을 억제하는 억제 T 세포가 충분히 작용하는지 어떤지 하는 것이 관계된다. 삼나무 화분증으로는 유전적으로 삼나무 꽃가루에 대한 IgE 항체 산생을 억제하는 억제 T 세포의 부전이 있다는 것이 알려져 있다.

화학전달물질(PAF, LT-B, ECF-A, 5-HETE)의 작용에 의해서, 그 부위에 호중구나 호산구가 집결하게 되지만, 호산구가 방출하는 히스타미나제는 히스타민을, 아릴설파타제는 류코트리엔을 포스포리파제 D는 혈소판 활성인자를 각각 활성화하여 반응을 종료시키는데 소용이 된다. 즉, 호산구는 알레르기 반응의 억제에 관여한다고 하였다. 그러나, 이 세포가 방출하는 주요 염기성 단백(MBP) 호산구 양이온 단백(ECP) 뉴로톡신 페록시다제는 오히려 LT-C_4에 의한 평활근 수축 작용도 있으며 증상을 악화시키는 것 같다.

즉시형 알레르기에서는 알레르겐의 침입에서 수분 내지 수십 분으로 증상이 발생하는 것이지만, 그 후 수시간 후에 다시 증상이 나타나면 여러 날 계속되는 경우가 있다. 기관지 천식의 경우 지발 천식 반응(late asthmatic response)이라고 한다. 모여진 호중구들이 활성효소 단백분해 효소 MBP (major basic protein) 류코트리엔, 혈소판 활성화인자 등을 방출하여 다시 반응을 일으키는 것, IgG 항체와 항원과의 반응에 의한 III형 알레르기(후술)가 관여하는 것 등에 의한 것이라고 여겨진다. 기관지 천식에서는 진드기, 아드테리나리아 등의 흡입 항원이 알레르겐이 되어 있는 수가 많지만, 메밀 등의 음식물이 알레르겐인 경우도 있다.

알레르기성 비염의 경우, 비점막에서 침입 항원과 IgE 항체 외의 반응이 일어나 비만세포에서 방출된 전달 물질에 의해 점액분비 항진(수양비즙) 점막수종(코막힘) 신경자극(재채기)이 발생하는 것이라고 여겨진다. 알레르겐으로서는 삼나무 등의 화분이나 집먼지 진드기가 많다. 점막의 냉각이나 건조에 의해 유발되는 발작도 있다. 담마진은 피부비만세포에서 화학전달물질의 방출에 의해 피부 혈관의 투과성이 높아져 수분이 혈관 외에 노출하여 부종을 나타내는 것이다. 혈관의 확장에 의한 발적이 나타난다. 음식물 알레르겐이 소화관에서 흡수되어 피부에 도달하는 것 등에 의거한다. 음식물에서는 우유, 달걀, 대두가 3대 알레르겐으로 되어 있다 소화관 알레르기에서는 소화관에서의 화학전달 물질의 방출이 장관의 유동을 높이고 점액의 분비를 항진시켜서 복통과 설사의 발작을 일으킨다. 음식물 알레르겐에 의거하는 수가 많다. 다음에 보이는 그림은 쌀과 달걀에 알레르기를 보이는 증상을 잘 보여준다(**그림 12-7**).

아나필락시 쇽은 항원항체 반응에 기인한 혈관의 허탈에 의한 혈압저하를 중심으로 하는 전신 반응이다. 원래 항원현상은 예방적(프로필락시)으로 작용해야 하는 것인데, 첫 번째의 침입에 의해 생긴 면역이 두 번째 항원의 침입을 방지하기는커녕 도리어 극심한 증상을 일으켜 생체에 위해

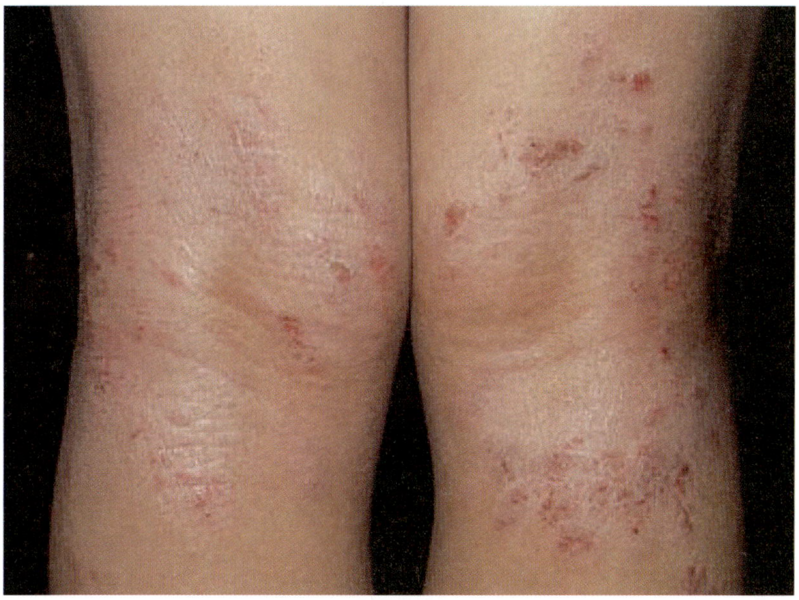

그림 12-7 _ 아이의 무릎 뒤에 나타난 아토피성 습진

를 끼침으로서 아나필락시 현상을 보여준다. 혈중에서 대량으로 방출된 화학전달물질이 전신의 모세혈관을 확장하여 혈압을 저하시키기 때문이다. 페니실린 쇽이 유명하다.

2. I형 알레르기의 검사와 치료

알레르기 치료의 기본은 알레르겐과의 접촉을 피하는 것이다 그러기 위해서는 무엇이 알레르겐인가를 판정하지 않으면 안 된다. 피부에 미량의 알레르겐을 접종하고 수분 후 그곳에 발적이나 부종의 형성 여부를 보는 피부 테스트(skin test)가 널리 시행된다(그림 12-8).

그 항원에 대한 IgE 항체가 존재하면, 그것은 피부의 비만세포에도 결합되어 있고, 그 부위에서도 반응을 일으키는 것을 원리로 하고 있다. 피부를 침으로 긁어서 생성된 상처(**스크래치 테스트**), 침선으로 피부를 찔러서 생성한 상처(**프릭 테스트**)에 알레르겐 액을 점적하여 어떤 알레르겐에 의해 반응이 생기는지를 검사한다. 혈청 중에 그 알레르겐에 대한 IgE 클래스의 항체의 존재여부를 검출하는 방법도 있다. 고전적 방법은 환자의 혈청을 건강한 사람의 피부에 주사하고 2일 후에 그

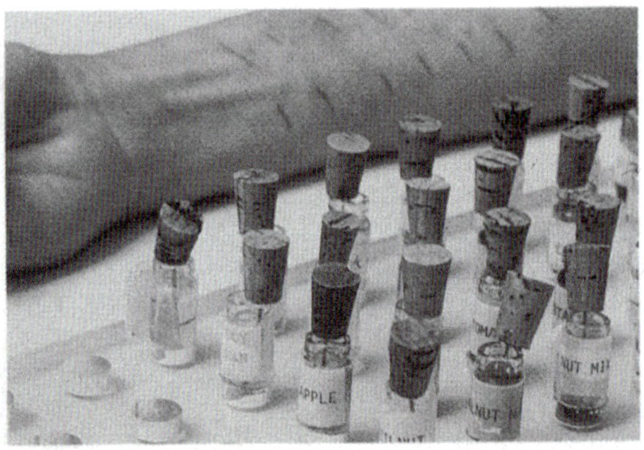

(a) 여러 가지 알레르겐

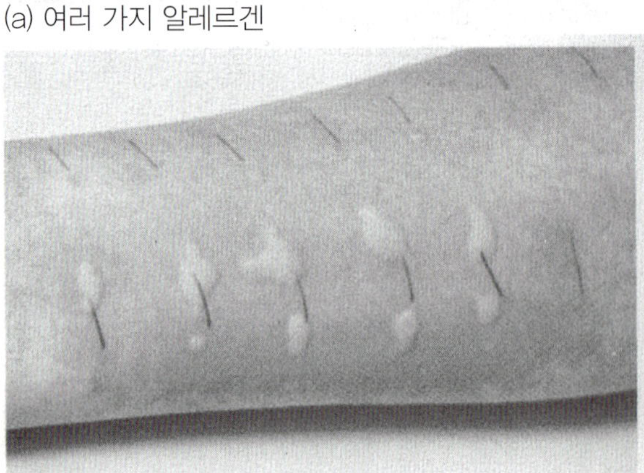

(b) 피부에 알레르겐을 주사하여 관찰

그림 12-8 _ 피부반응검사

부분으로 생각되는 알레르겐을 피내 주사하여 홍반이나 부종의 생성 여부를 보는 것이다.

2일 기다리는 것은 IgE 항체는 그 부분의 비만세포에 결합되어 잔존하는데, 다른 면역글로불린 클래스의 항체는 확산되어 소실하여 구별이 되기 때문이다. 이 방법을 **Prausnitz-Kustner 테스트**라고 호칭하지만, 간염바이러스 등의 감염 위험도 있어서 현재 시행하지 않는다. 오히려 in vitro의 방법으로 알레르겐을 플레이트나 배지에 고정시킨 것에다 환자 혈청을 반응시켜 그것에 IgE 항체를 동위원소 표식한 IgE 항체의 결합으로 증명한다. **RAST** (radio allergo solvent test)가 시행된다. 이 방법에 의하면 항체의 유무만이 아니라 정량도 가능하다.

혈청 중의 IgE 총량이 많은 것은 알레르기 질환을 가지고 있다는 것의 증명이 된다. IgE는 다른 클래스에 비해 미량으로 방사 면역 측정법으로 측정되어 RIST (radio- immunosolvent test)라고 칭한다. 그리고, 알레르기 환자에서는 혈액 중이나 점액 중에 호산구가 증가해 있는 수가 많다. 따라서 그것도 알레르기 질환을 지닌다는 것을 의미하는 것이며 진단의 참고가 된다. IgE 항체와 알레르겐과의 반응에 의해서 비만세포에서 화학 전달물질이 방출되면 그로 인해 호산구가 동원되는 것에 의한 것이라고 여겨진다.

알레르겐으로 추정되었다면 그 침입을 허용하지 말 것, 그것에 접촉하지 않은 것이 중요하지만 이것으로 충분하지는 않다. IgE 항체의 생성 내지 알레르겐과의 반응을 억제할 것을 목적으로 한 치료가 되기도 한다. 이것은 극히 미량의 알레르겐을 피내에 주사하는 것을 반복하는 방법이다. 반응이 생기지 않는 것을 확인해가며 투여량을 차차 증가해 간다. 이 방법의 유효한 기전으로서 눈, 피부로의 항원 투여는 IgE 항체를 별로 생산하지 않고 오히려 IgG 클래스의 항체를 생산시키며 IgG 항체는 알레르겐의 침입에 IgE 항체와 결합하여 IgE 항체의 반응을 저해하는 것으로 여겨진다. 이와 같은 항체를 가리켜 **차단항체**(blocking antibody)라고 한다(그림 12-9).

또 한 가지 생각되고 있는 기전은 이와 같은 항원의 접종에 의해서 그 항원에 대한 IgE 항체 생산을 억제하는 억제 T 세포가 출현하게 된다고 하는 것이다. IgE 항체와 항원과의 반응이 생겨도 비만세포에서 화학전달물질이 방출되지 않으면 증상은 발현하지 않을 것이다. 류코트리엔 등의 전달물질의 생성을 억제하여 증상발현을 예방하는 약제가 사용되기에 이르렀다. 항알레르기약이라고 호칭되고 있다.

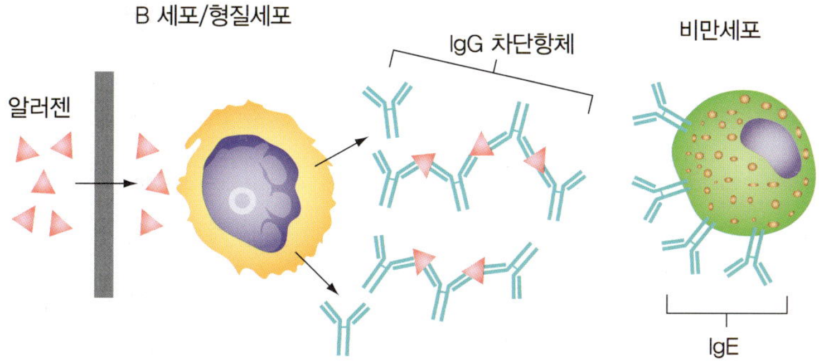

그림 12-9 _ 차단항체설. IgE 대신에 IgG 항체가 형성되어 IgE를 저해시킴

3. II형 알레르기

세포나 조직에 대한 항체가 그들에게 작용함으로 인해 생기는 조직상해를 **II형 알레르기**라고 한다. 대응하는 항원은 조직자신의 항원이 되는 경우와 조직에 고착한 외래성의 약물, 바이러스 등의 항원이 되는 경우가 있다. 그리고 전자에 관해서는 자신의 조직에 대한 항체생산이 생기는 이상, 즉 자기항체의 출현에 의한 경우와 다른 개체의 동종항체의 침입에 의한 경우가 있다.

동종 항체는 개체 간에서 조직항원의 차이가 있고, 다른 개체의 그와 같은 항원(동종항원)에 대해서 생산된 항체이다. 동종항체의 침입은 수혈, 임신 중의 모친에서 태아로의 경태반성 이행 등에 의해서 발생한다.

항체가 세포나 조직에 결합한 것이 어떤 형태로 조직상해에 연결하는지 하는 것이지만, 그 한 가지는 세포에 항체가 결합하여 그 항체에 의해서 보체계가 활성화되고 보체 5~9성분에 의한 세포막 상해가 생기는 것이다.

적혈구형의 상이한 개체의 혈액을 수혈하면 혈청 중에는 각기 상대방의 적혈구에 대한 항체가 존재함으로 적혈구는 항체의 결합으로 활성화 보체의 작용을 받아서 혈관 내 용혈을 일으킨다. 적혈구에 대한 한랭 자가항체를 지닌 자가 춥게 되면 체온이 떨어진 미소부에서 적혈구에 항체가 결합하여 순환하여 정상 체온부에 도달한 경우 보체의 활성화가 되어 혈관 내 용혈이 생긴다(발작성 한랭 혈색소뇨증 : paroxysmal cold hemoglobinuria). 그와 같은 급격한 반응이 발생하지 않아도 항체의 결합을 받은 적혈구는 비, 간, 폐 등의 망내계에서 항체의 Fc부에 대한 수용체를 지닌 대식세포에게 섭취되어 세포 내로 말려 들어가 파괴된다. 이것을 혈관 외 용혈이라 한다(그림 12-10).

혈액형 부적합 임신, 예를 들면 Rh(-)의 엄마가 Rh(+)의 아이를 출산하고 그로 인해 태아적혈구 Rh 항원에 대한 항체를 생산하여 항Rh 항체를 가지고 있을 때 다시 Rh(+)의 아이를 임신하면, 그 항체는 태반을 경유하여 태아에게 들어가 태아의 적혈구에 반응한다. 태아의 적혈구는 파괴되어 빈혈이 생겨 출생 후 황달이 심해진다(신생아 용혈성 질환 : hemolytic disease of the newborn). 이와 같은 용혈이나 온식자기항체에 의한 용혈은 주로 혈관 내 용혈에 의거한다(그림 12-11). 즉, 신생아 용혈성 질환과 수혈 부작용은 제2형 과민반응으로 발생하는 것이다.

약제를 사용할 때에 면역학적인 용혈이 발생하는 수가 있다. 예를 들어 항균제(예 : 페니실린, 스트렙토마이신, 세팔로스포린)는 비특이적으로 적혈구 세포막에 있는 단백에 결합하여 합텐-운반체 복합체와 유사한 복합체를 형성한다. 즉, 특정 적혈구막에 페니실린의 벤질퍼니실로이드와 같은 약제가 결합하여 단백과 복합체를 형성한 것에 의해 항원으로서의 성질을 지니게 되어서 약제에 대한 항체가 생성되는 경우이다. 이 항체는 약제가 결합해 있는 적혈구에 반응하여 상기의 기전으로 용혈을 가져온다(그림 12-12). 항원항체 복합체가 적혈구에 결합하여 보체를 활성화하는 III형 알레르기에 의한 용혈도 있을 수 있다고 한다. 약제와 같이, 자체로는 항체를 형성시킬 능력이 없지만 단백 등과 결합함으로써 항체를 생성시키는 것을 **합텐**(hapten)이라고 한다.

항체와 결합할 수는 있지만 항체를 생산케 할 수는 없는 물질이며 저분자의 화학물질에 그와 같

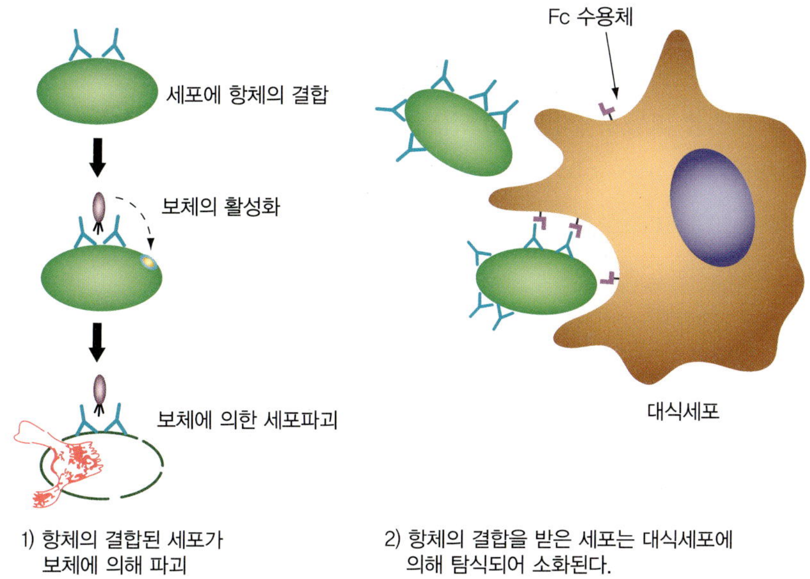

그림 12-10 _ 항체의 결합을 받은 적혈구 등의 유래세포는 보체에 의해 파괴되거나 대식세포에 흡수되어 파괴된다.

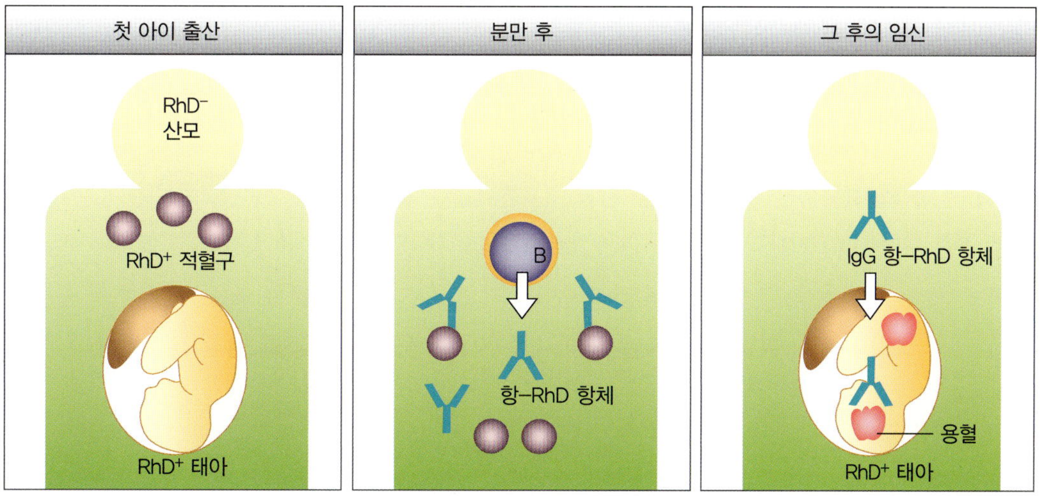

그림 12-11 _ 신생아 용혈성 질환

은 것이 많다. 약물과 결합하여 그것에 대한 항체를 생산해내는 능력을 갖게 하는 단백 등을 운반체(carrier)라고 한다. 이 현상은 다음과 같이 이해할 수가 있다. 합텐에 대응하는 B 세포는 존재하지만 그것에 대응하는 T 세포가 결여되어 있으므로 항체 생산이 생기지 않는다. 단백에 합텐이 결합하면 그 합텐 단백 결합물질에는 T 세포가 반응되며, 헬퍼로서 작용하여 B 세포를 항체 생산으로 향하게 하는 것이 된다(**그림 12-13**).

또 한 가지 약제가 적혈구에 결합함으로 인해 적혈구에 대한 자가항체 생산이 유도되므로 의거한 것이다. 적혈구 자기항원에 대응하는 B 세포는 원래 존재하지만 그것을 협조하는 보조-T 세포

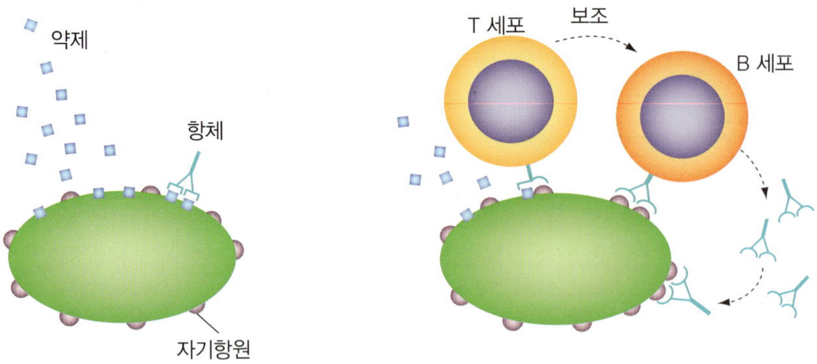

1) 약제에 대한 항체가 형성되어 약제에 결합해 있는 적혈구를 파괴한다.

2) 약제에 결합된 단백에 T 세포가 반응하고 원래 존재한 적혈구 자가 항원에 대응하는 B 세포를 보조하여 자가항체를 생산시킨다. 항적혈구 자가항체에 의해 적혈구가 파괴한다.

그림 12-12 _ 약제에 의한 면역학적 용혈의 기전

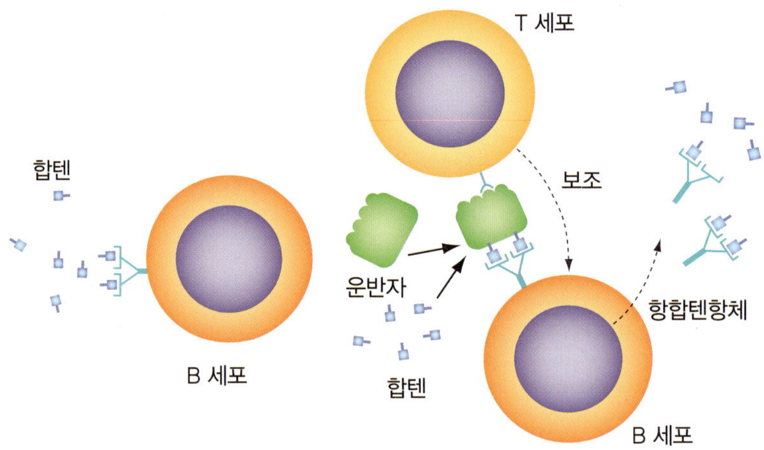

1) 합텐과 반응한 B 세포가 존재해도 항체생산유도를 하지 않는다.

2) 합텐과 운반자를 반응하여 운반자 반응된 T 세포는 합텐에 대한 B 세포를 보조하여 합텐항체를 만든다.

그림 12-13 _ 합텐을 운반자와 결합함으로써 항체생산을 한다.

가 작용하지 않으므로 항체를 생산하지 않는다. 하지만 약물이 결합하면 그것은 이물질이기 때문에 T 세포가 없어도 그것을 바이패스(by-pass)하여 B 세포를 협조하고 B 세포는 자가항체를 생성한다고 생각하는 것이다(**그림 12-12**).

약제의 사용에 따라서 백혈구가 감소하는 수가 있지만 그중에는 적혈구의 경우와 마찬가지로 항체에 관여한 기전에 의한 것도 있다고 생각된다.

세포와 항체의 결합에 의한 조직상해에는 항체의 Fc부에 대한 수용체(Fc receptor)를 지닌 림프구 등에 의한 세포상해 작용이 있다. 림프구는 Fc 수용체에 의해서 항체와 결합해 있는 세포에 항체를 개재하여 결합하고 상대의 세포를 상해하는 것이다(**그림 12-14**). 이와 같은 세포상해 기전을

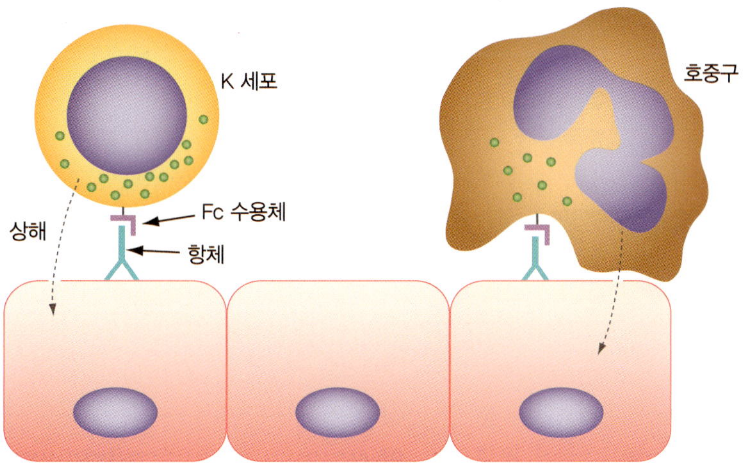

그림 12-14 _ 조직세포에 항체가 결합하면 Fc 수용체를 지닌 K 세포 등이 그 항체의 Fc부에 결합하여 세포를 상해한다(ADCC).

ADCC (antibody dependent cell mediated cytotoxicity)라고 한다. 그와 같은 작용을 하는 림프구는 K 세포라고 하지만 NK 세포와 동일한 림프구라고 생각된다. 자기면역성 간염에서는 간세포막에 대한 자기 항체를 개재한 ADCC 기전이 관여하고 있다고 여겨진다. K 세포뿐만 아니라 대식세포나 호중구도 Fc 수용체를 지니고 있으므로 그것들도 항체에 결합되어 있는 조직에 반응하여 조직 상해 물질을 방출하여 조직을 상해할 가능성이 있다.

조직 세포에는 호르몬 등의 작용을 수용하는 수용체를 지니는 것이 있지만 수용체에 대한 항체는 다양한 형태로 상해를 가져온다. 근육에는 아세틸콜린에 대한 수용체가 있어 신경말단에서 분비되는 아세틸콜린(acetylcholine)의 작용을 수용하여 근육의 수축이 생긴다. 중증 근무력증에서는 아세틸콜린 수용체에 의한 자기항체가 그것에 피해를 끼쳐 근의 수축 부전을 가져온다고 한다. 이 질환을 예로 하여 수용체의 상해기전을 생각해 보면 제일 먼저 수용체에 항체가 결합함으로써 수용체에의 아세틸콜린의 결합이 절단되는 기전이 생각된다(**그림 12-15**).

다음으로 수용체에는 자극을 받으면 조직 내에 흡수되어 재생되어 다시 세포표면에 출현하게 된다고 하는 대사가 존재하지만, 수용체에 항체의 결합에 의해 세포 내 섭취의 대사가 높아지고 수용체수가 감소한다고 하는 기전으로 생각하게 된다. 세 번째로 항체에 결합한 수용체에 대식세포나 K 세포가 반응하여 수용체를 파괴한다고 하는 기전이 생각된다. 수용체에 결합한 항체는 보체를 활성화하지만 활성화보체에 의한 수용체의 상해도 발생한다고 생각되며 보체 제3성분에 결합된 수용체에는 보체수용체를 지닌 대식세포나 호중구가 상해작용을 파급하는 것도 생각하게 된다.

수용체에 대한 항체의 효과는, 수용체를 상해하거나 기능을 저해하는 것뿐만 아니라 오히려 수용체에 대한 대응물(호르몬 등)의 결합과 같은 효과를 가져올 수가 있고, 세포의 기능을 항진시켜서 증상이 발생한다.

갑상선기능항진증(Graves질환)이 그 예이다. 뇌하수체에서 분비된 갑상선자극호르몬(thyroid stimulating hormone, TSH)은 갑상선 여포상피세포의 TSH 수용체에 작용하여 갑상선에서의 갑

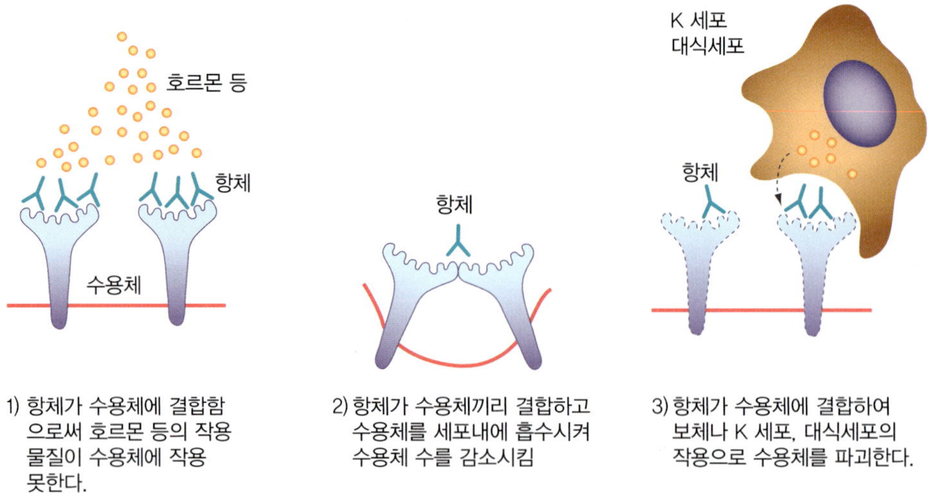

그림 12-15 _ 수용체에 대한 항체가 보여주는 다양한 상해작용

상선 호르몬의 분비를 가져온다. 분비된 갑상선 호르몬은 간뇌 하수체에 대해 음(negative)의 피드백 작용을 하여 갑상선 호르몬이 과다생산이 되지 않도록 조절된다(**그림 12-16**). TSH 수용체에 대한 자가항체가 생산되면 그 결합 부위에 의해서는 TSH의 수용체에의 결합을 절단하고 갑상선 호르몬의 분비를 저하시키는 수도 있지만 다른 부분에 행하게 한 항체는 TSH가 수용체에 결합한 것과 같은 자극 효과를 가져온다. 그와 같은 작용을 보이는 항체 중에는 항TSH 항체의 이디오타입

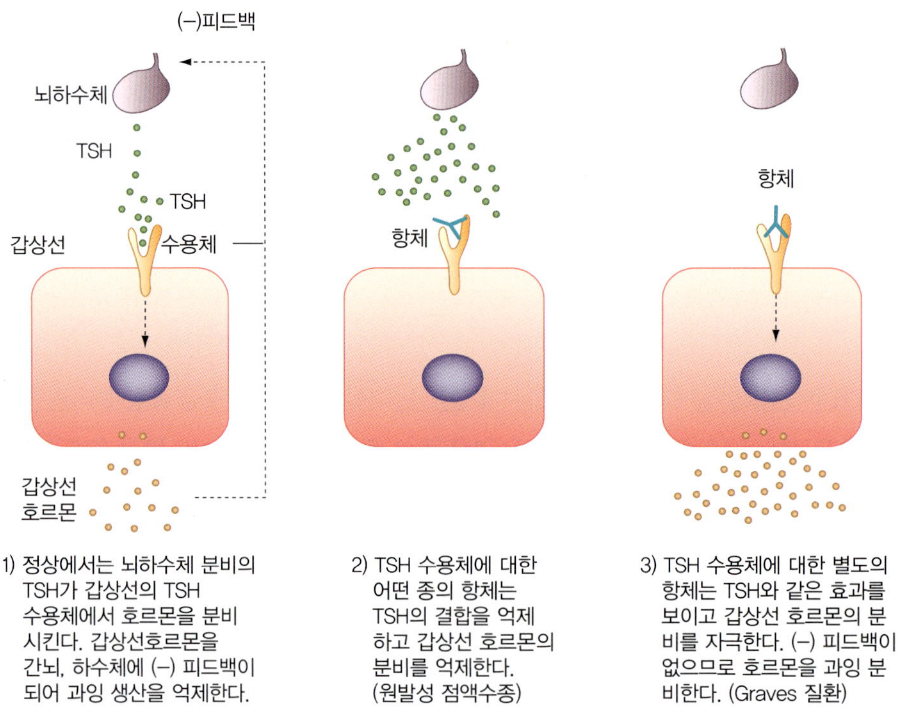

그림 12-16 _ 갑상선 TSH 수용체에 대한 항체의 작용

에 대한 항이디오타입 항체도 포함된다. 이 이디오타입은 TSH와 맞물린 구조를 지니며 따라서 이디오타입과 맞물린 항이디오타입 항체는 TSH와 같은 구조를 지니고 TSH와 같은 작용을 보일 가능성이 있어서 항체의 결합에 의한 자극은 자율 제어가 되지 않는 자극이므로 갑상선 호르몬은 과다 분비되어 기초대사가 이상하게 높아져서 병변이 발현하는 것이다. 이와 같은 항체가 병변을 가져오는 기전은 다른 것이 전적으로 조직을 상해하는 것에 의거하는 것에 대하여 조직의 기능을 높이는 것에 의한 것인 점에서 II형 알레르기에서 독립시켜서 V형 알레르기로 하는 경우가 있다.

4. III형 알레르기

항원 분자상에는 복수의 항원결정기가 존재하며 항체는 항원 결합부를 두 가지 가지고 있다. 따라서 항원항체 반응이 발생하면 몇 가지 항원분자가 항체에 의해서 연결되며 격자구조를 형성하여 커다란 집괴가 된다. 이것은 **면역 복합체**(immune complex)라고 하며 그것이 조직에 침착하면 그 조직은 상해를 입는다. 면역결합체에 의해서 초래하는 조직상해를 **III형 알레르기**라고 하며 그것에 의한 질환은 면역복합체질환이라고 한다(그림 12-17).

면역결합체가 왜 조직상해를 초래하는가 하면, 면역결합체에는 항원분자의 Fc부에 대한 수용체를 지닌 호중구가 반응한다. 면역결합체가 작은 것이라면 호중구 내에 섭취되어서 분리되는 것이지만, 조직에 침착되어 있는 것과 같이 호중구가 섭취할 수 없는 것 같은 면역 복합체가 되는 경우 호중구는 세포에 활성효소나 에스테라아제, 콜라게나아제 등의 리소좀, 히스타민 등은 방출된다. 조직은 그 작용을 받아 상해된다. 그리고, 면역 결합체는 보체계를 활성화하지만 그 과정에서 생산된 C3a, C5a(아나필라톡신)은 호염기구 비만세포에 작용하여 히스타민이나 류코트리엔을 방출시킨다. 이로 인해 혈관 투과성은 높아지고 백혈구의 유출이나 혈장단백의 삼출이 생긴다. C5, C5b67나 류코트리엔의 일부는 백혈구를 유주시켜 집적하게 해서 반응을 증대하게 된다. C5b6789는 세포막의 구멍을 내서 세포를 상해한다(그림 12-18). 면역복합체에는 혈소판도 반응하고 그것에서 히스타민이나 세로티닌이 방출된다. 응고계의 활성화도 생기고 Hageman 인자에 의해서 트롬빈이 프로트롬빈에서 생성된다. 트롬빈에 의해서 피브리노겐에서 피브린이 생긴다. 한편 플라스미노겐에서 플라스민도 생성되고 피브린의 분해가 생긴다. 이렇게 해서 염증, 조직상해가 초래하게 되는 것이다.

면역복합체의 조직에의 침착에 관해서는 몇 가지 생각할 점이 혈액 중에서 면역복합체가 형성되고 그것이 혈관투과성이 높아진 조직에 침투하게 된다는 것과 항원이 그것과 친화성이 있는 조직에 우선 결합하고 그것에 항체가 결합하여 차츰 커다란 면역복합체로 된다고 하는 점이다. 동맥벽 등 Fc 수용체를 지닌 조직이 있지만, 그와 같은 조직에는 면역 복합체가 결합하기 쉽다고 생각된다.

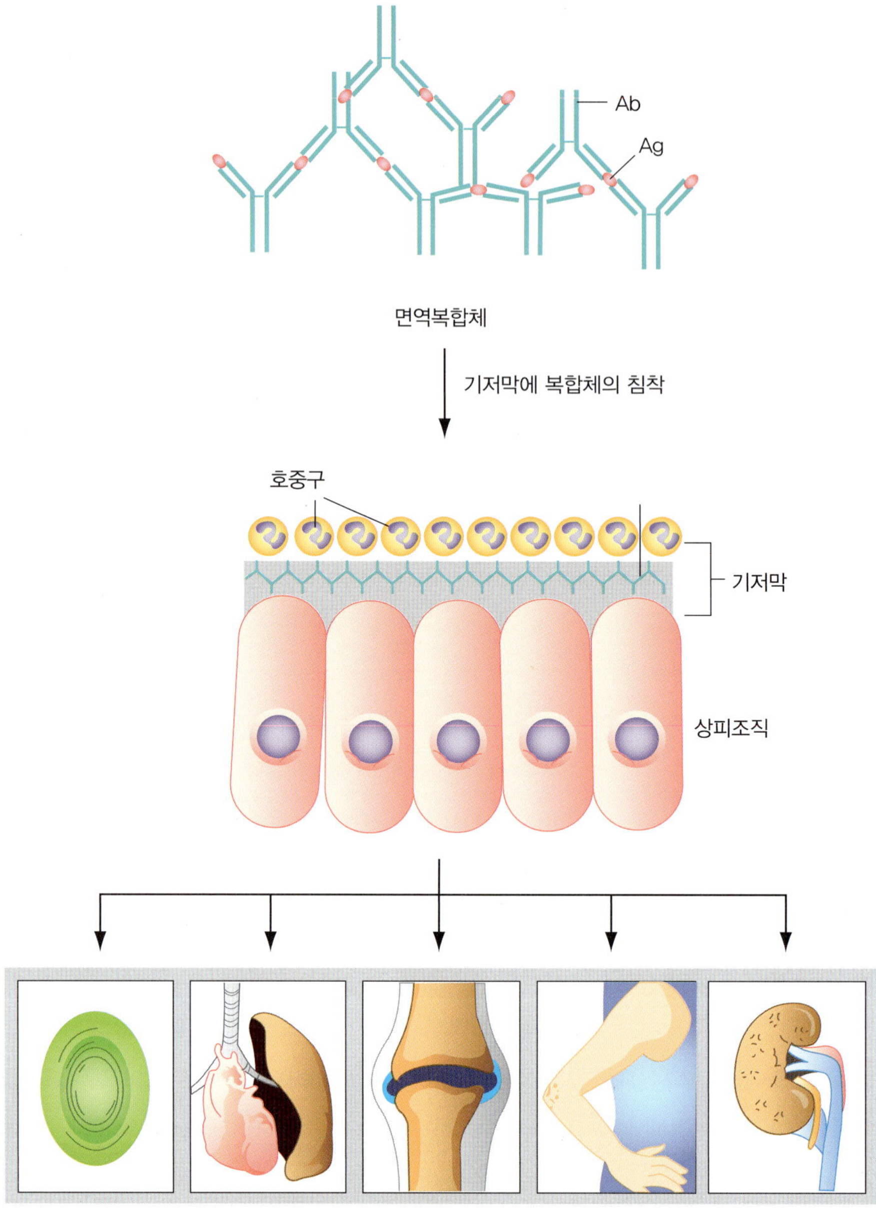

주요 장기가 면역복합체 침착물의 목표가 된다.

그림 12-17 _ 면역복합체질환의 배경

신사구체도 그 구조상 면역복합체의 침착이 되기 쉽다. 면역복합체는 항원과 항체의 비율이 최적의 곳에서 커다란 결합체가 되고 항원과다에서는 충분한 복합체가 형성되지 않는다. 그 비를 조절하여 조직에 침착하는 데 조건이 좋거나 비장 등의 대식세포에 말려들어서 분리되는 수가 적은 사이즈의 복합체가 형성된 경우에 생기기 쉽다고 생각된다.

약간의 항원과잉의 면역복합체가 그와 같은 조건을 갖추어 조직상해성이 강하다고 한다. III형 알레르기의 고전적인 예는 아르투스 반응(Arthus reaction)이다. 이것은 어떤 항원에서 면역되어 항체가 형성된 자의 피부에 항원을 주사하며 그 부분에 염증반응이 생기는 현상이다. 주사 후 약 4~10시

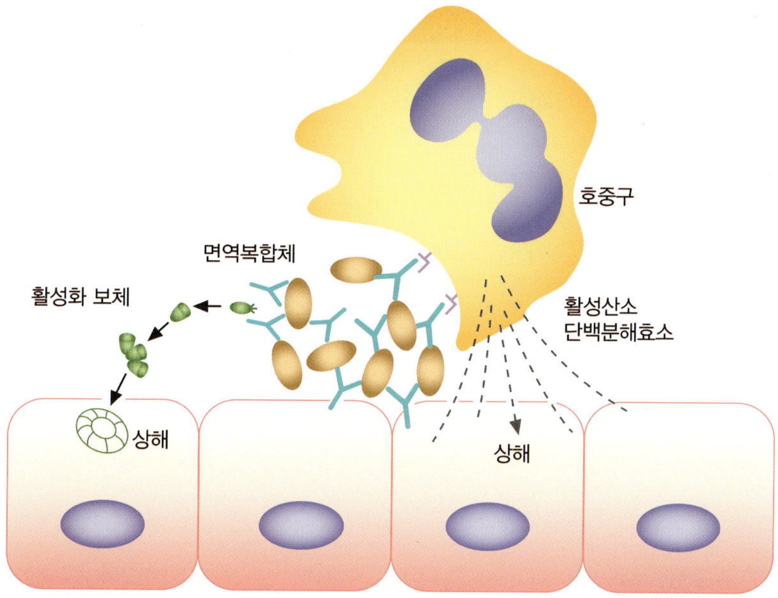

그림 12-18 _ 면역복합체가 조직에 침착하면 여기에 호중구 등이 작용하고 조직상해 물질을 방출한다. 활성화된 보체도 조직을 상해한다.

간 후에 염증반응이 최고에 이른다. 아르투스 반응 부위의 염증은 피브린 침전에 따른 부종과 국소 출혈이 특징이다. 혈중에서 주사된 항원이 피부에서 반응하여 면역복합체가 형성됨으로써 기인한다. 혈청 병도 예로부터 알려져 있는 증례이다. 디프테리아 등의 치료에 말의 항독소혈청을 주사하는 것이 시행되지만 그로 인해 말의 혈청단백에 대한 항체가 생산된다. 이 항체는 잔존해 있는 말의 혈청단백과 결합하여 면역복합체를 생산하고 신염이나 관절염, 발진 등을 가져오게 된다.

용혈성 연쇄구균 감염 후에 사구체 신염이 발증하는 수가 있다. 용혈성 연쇄구균 항원과 그것에 대한 항체에 의한 면역복합체가 사구체에 침착한다는 것, 혹은 사구체에 용혈성 연쇄구균 항원물질이 결합하여 그곳에 항체가 반응하여 면역복합체가 형성되는 것에 의거한다고 생각된다. 전신성 홍반성 낭창에서는 항핵자기항체와 핵항원과의 면역복합체가 사구체신염, 관절염, 혈관염을 일으키는 것이라고 한다. 면역복합병을 생각할 경우, 류머토이드 인자의 관여에는 주목할 필요가 있다.

류머토이드 인자라는 것은 IgG의 Fc부에 대한 자가항체이다. 만성 관절 류머티즘에서는 IgG와 류머토이드 인자에 의한 면역복합체라도 류머티즘 인자는 항원항체 결합물의 항체부분에 결합하여 그것들을 연결하여 보다 큰 면역복합체 형성하는 역할을 일으키고 있다고 여겨진다(그림 12-19).

그 자체로는 병변을 일으키지 않을 정도의 면역복합체일지라도 거기에 류머토이드 인자가 가세함으로써 조직상해를 일으키게 되는 면역복합체가 형성될 가능성이 있다는 것이다. 또, 류머토이드 인자가 IgG 클래스의 것이 되는 경우에는 류머토이드 인자에 다른 류머토이드 인자 분자가 결합하여 면역복합체를 형성하는 수가 있다(자기연결). 조직 상해성이 강하다고 한다.

면역글로불린 제제(IgG)를 대량으로 주사하면 침착해 있는 면역복합체가 가용화한다는 것이

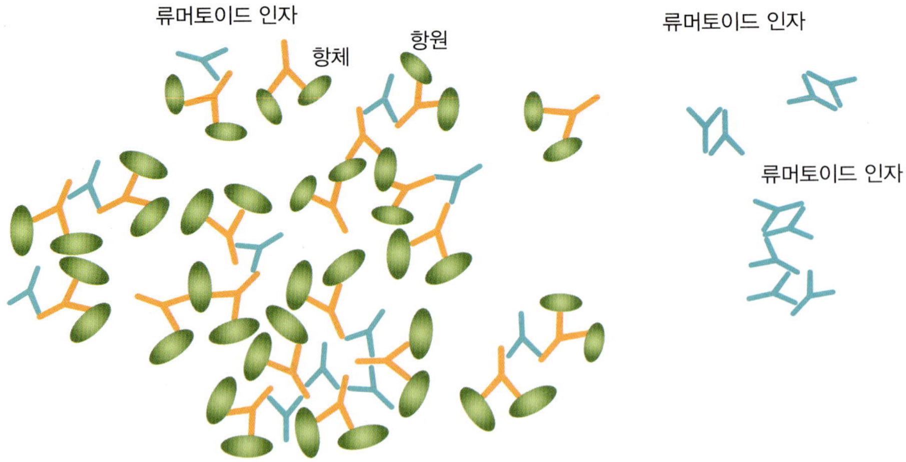

항원과잉으로 복합체를 형성하지 않은 상태라도 류머토이드 인자(항 IgG 자기 항체)가 존재하면 서로 연결되어 큰 면역복합체를 형성한다.

IgG 클라스의 류머토이드 인자는 서로 다른 류머토이드 인자의 Fc 부분에 결합하여 면역복합체를 형성한다.

그림 12-19 _ 류머토이드 인자의 관여에 의한 면역복합체 형성

알려져 있다. 이것은 류머티즘 인자가 관계하고 있는 복합체로는 항원이 IgG이며, IgG의 투여에 의해서 항원 과다의 상태와 마찬가지 조건을 형성하여 면역복합체가 해리한다는 것, 항DNA 항체에 의한 면역복합체의 장합에는 그 항체는 IgG가 교차반응할 가능성이 있고 IgG의 투여는 항원과다 상태와 마찬가지 조건을 형성하여 면역복합체의 해리가 생김으로 의거한다고 생각된다.

항체가 존재하는 개체에 항원을 정맥 내 주사한 때와 같이 혈중에서 급격히 대량의 면역복합체가 형성되면 그로 인해 보체가 일제히 활성화되어 생긴 C3a, C5a(아나필라톡신)이 호염기구나 혈소판에 작용하여 히스타민을 방출시킨다. 히스타민은 전신의 미소혈관을 확장하여 혈압을 저하시켜 쇽 증상을 가져온다. 이러한 기전에 의한 아나필락시도 존재 한다.

5. IV형 알레르기

지금까지 기술한 조직상해 기전은 모두 항원과 항체와의 반응에 발달하는 것이지만 항체의 관여 없이 항원과 T 세포와의 반응에 의해 초래하는 조직상해를 **IV형 알레르기**라고 한다.

제4형 지연형 과민반응(DTH)은 항원 감작에서 시작한다. 주요 기전은 항원과 반응한 T 세포가 림포카인을 생산 · 방출하는 것에 의거한다. 혈관 투과성인자와 주화인자에 의해서 대식세포나 림프구, 호염기구, 호중구가 혈중에서 유출하여 반응부에 집결하게 된다. 대식세포는 더욱이 활성화인자에 의해 활성화되어서 프로스타글란딘, 인터루킨 1, 활성효소 등을 생산 · 방출한다. 프로스타

글란딘이나 호염기구에서의 히스타민은 혈관투과성을 항진시켜 세포의 유출이나 혈장성분의 삼출이 더욱 증가된다. 또 호중구에서 활성효소를 방출시킨다. 림포카인 중에는 혈관신생인자가 모세혈관을 증식한다. 대식세포나 호중구에서의 활성 효소나 단백분해효소 및 T 세포에서 림포톡신은 조직상해적으로 작용한다. 집결한 T 세포는 항원과 반응하여 또 다시 반응을 확대시켜 결합한다. 이와 같이 하여 반응부에 세포침윤, 혈장단백의 삼출, 간질조직의 증식, 모세혈관 증식이라고 하는 염증반응이 초래되어 그 부위조직이 상해를 입게 되는 것이다(그림 12-20).

투베르쿨린 반응은 그 대표 예이다(그림 12-21). 결핵균 감염을 받은 적이 있고 그 항원과 반응하는 T 세포가 증가해 있으면 반응이 출현하게 된다. 즉 감작 항원에 대한 이차 노출은 DTH 반응을 유도한다.

폐결핵으로 폐에 공동이 형성되는 것은 균의 독성에 의거하는 것이 아니며 오히려 IV형 알레르기에 의거한다. IgE와 항원과의 반응에 의해서 증상이 출현하는 것은 수분 내지 수십 분이며, **즉시형 알레르기**라고 한다. 그리고 항원에 T 세포가 반응하고 림포카인을 방출하여 일으키는 증상은 1~2일 후에 최대로 되는데, 이 조직상해 반응은 지연형 알레르기라고 한다. 대식세포와 T 세포를 주체로 하는 세포 침윤이 나타나는 것이 특징이다. 접촉 피부염이나 알레르기성 뇌염은 지연형 알레르기의 기전에 의거한다.

살해 T 세포에 의한 세포파괴도 IV형 알레르기로 분류해야 하겠지만, 바이러스성 뇌염이나 바

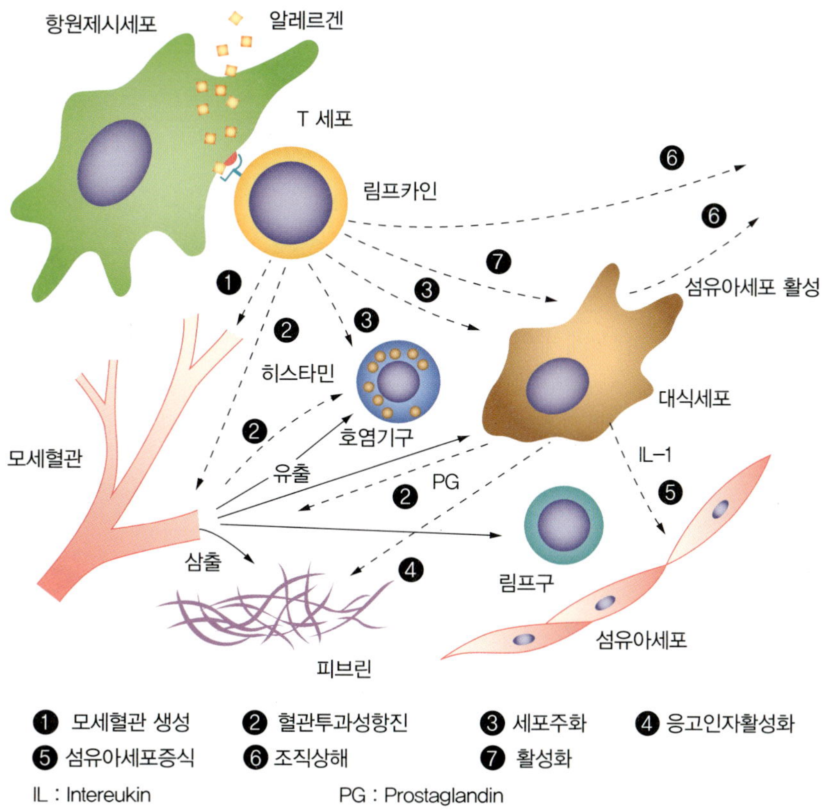

그림 12-20 _ IV형 알레르기의 기전

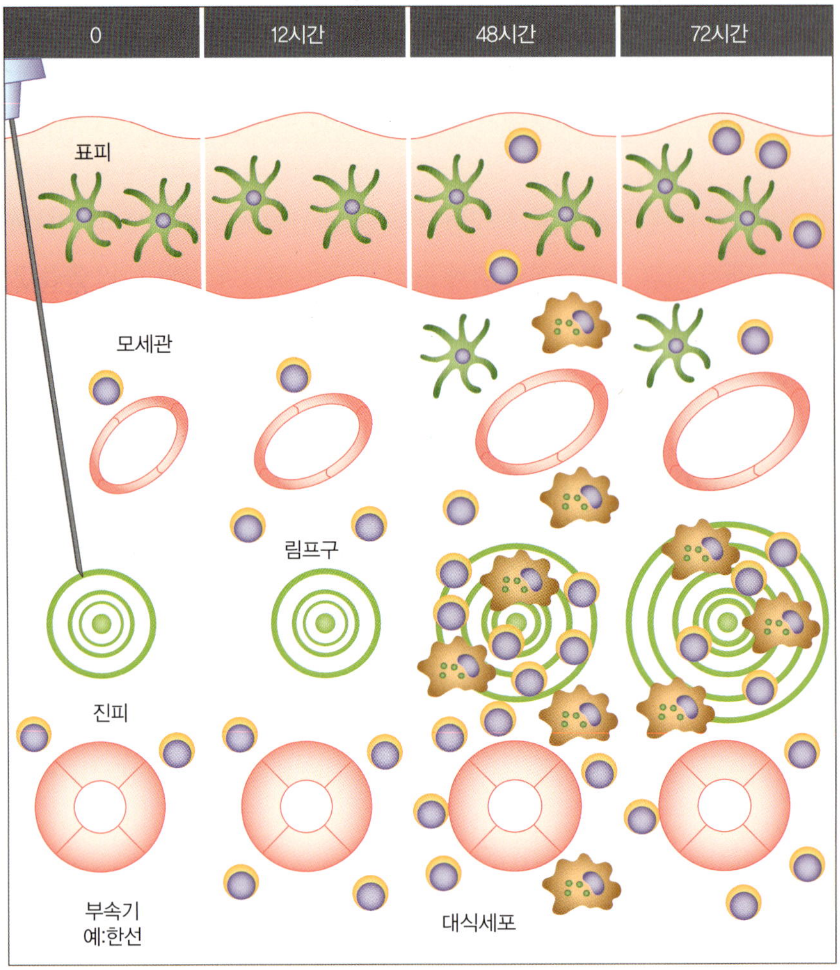

그림 12-21 _ 투베르쿨린 과민반응

이러스성 간염에는 감염을 입은 세포를 T 세포가 파괴하는 기전이 관계하고 있다. 수혈이나 이식에 의해서 생체 내에 침입한 다른 개체의 T 세포가 거절을 받지 않고 생성하면 그 T 세포는 숙주의 조직에 반응하여 조직상해를 일으킨다. 즉, 발열, 발진, 황달, 설사, 각혈 등의 병변이 출현하고 가끔 치사적이 된다. 이것을 **이식세포 대 숙주반응**(graft versus host reaction, GVHR)이라 하지만 이것도 IV형 알레르기의 한 가지라고 할 수 있다. 단백항원을 피내에 주사한 경우, 호염기구를 중심으로 한 세포침윤에 의한 지연형 알레르기가 일과성으로 생기는 수가 있다 이것을 **John-Mote 반응**이라고 한다.

또한 접촉성 피부염은 제4형 과민반응의 형태로 반응성 화학 물질이 피부 단백에 결합하는 경우에 가장 단순한 형태의 접촉성 피부염이 발생한다. 반응성 화학물질은 화장품이나 머리염색약 등의 약물, 포름알데히드 또는 터펜틴 등의 산업 화학물이나, 플루오로 디나이트로벤젠 등의 가공 합텐, 니켈 등의 금속 이온, 덩굴 옻나무 등의 활성 알레르겐 등이다. 이들 변형 단백은 적합한 MHC 분자와 결합하여 T 림프구에 제시된다.

13

자가면역 현상과 자가면역성

(Inappropriate Responses against Self: Autoimmunity)

자기의 조직에 대한 항체를 **자가항체**라 한다. 그중에는 면역응답의 조절이나 상해 당한조직, 노화 조직의 제거 등의 역할을 한다거나 소량이면 건강인이라도 지니고 있는 것도 있다. 그러나, 자가항체가 과량으로 생산되거나, 자기 조직에 반응하는 T 세포가 발현하거나 하여(자가면역현상), 조직상해가 생기면 병변이 발생한다. 이것을 **자가면역질환**이라고 한다. 정상에서는 생기지 않는 조직상해적인 자가면역 현상이 왜 생기는지의 원인에 관해서는 몇몇 가설이 있다. 개체발생의 과정에서 면역계와 접촉이 없는 조직의 항원(격절항원)에서는 면역계에 의한 '자기'라는 것의 학습이 되어 있지 않고, 그 조직이 여하한 형태로 상해를 받아 림프구의 침입으로 자가면역현상이 생긴다. 수정체성 포도막염이 그 증례라고 한다. 자기항원에 반응하는 B 세포는 존재하지만 그것에 대해 보조 T 세포가 면역관용의 상태에 있다고 하면 그 조직에 바이러스나 약물 등의 비자기항원이 결합하면 그것에 반응하는 T 세포가 헬퍼로서 작용, 자가항체 생성을 유도할 가능성이 있다. 메틸도파 투약시의 용혈성 빈혈이 이에 속한다. 미생물 항원과 조직 항원이 교차반응을 보이면 그 미생물의 감염 시에 그 조직에 대한 항체가 생산될 가능성이 있다. 용혈성 연쇄구균 감염 시의 류머티즘성 심염, 마이코플라스마 감염 시의 용혈성 빈혈은 이에 의한다. 감염 등이 외적요인이고 B 세포의 활성화(polyclonal B cell activation)가 생기고 동시에 자가항체를 생산하는 B 세포로 활성화될 가능성이 있다. T 세포에 의한 보조인자(IL-6 등)의 과잉생산도 그 원인이 될 수 있다. 억제 T 세포의 부전상태도 자기면역현상을 발현시키는 원인이 될 것이다.

1. 자가면역

면역현상은 생체에서 이물질을 배제하고 생체를 수호한다는 목적을 지니고 있다. 이 반응이 생체의 정상적인 조직에 반응하게 되면, 그 조직은 피해를 받아 부적합하게 되어 병변을 일으키는데 이것을 자가면역질환이라고 한다. 그렇지만 자기자신의 조직항원에 대한 면역반응은 건강인이라도 어느 정도 일어난다. 단지 그것이 조직 장해에 결부하는 데 이르지 못하도록 조절되어 있는 것이다. 오히려 자기면역 현상이 정상적인 기능으로서 생리적인 의미를 지니는 경우도 있다. 노폐화한 세포나 조직에 대해 항체를 형성하여, 그것을 배제하는데 쓰이거나 항체가 생산된 경우, 그 이디오타입에 대한 항체를 생산하여 항체를 억제하거나 하는 것이다.

자기의 조직에 대항한 항체(이것을 **자가항체**, auto-antibody라 한다)의 생산이나 T 세포의 응집이 어떠한 원인에 의한 조직상해의 결과가 되는 경우도 있을 수가 있다. 그것은 장해조직을 제거하고 조직 수복에 소용되는 경우도 있을 것이며, 역으로 그것이 더욱 악순환을 형성, 조직장해를 일으켜 자가면역질환으로 발전하는 경우도 있을 것이다. 그 밖에도 어떠한 이유로 강한 병적인 자가면역 현상이 생겨서 자가면역질환이 발생한다는 경우가 존재하게 된다(표 13-1).

표 13-1 _ 자가면역의 의의

1. 생리적인 기능(노폐조직 제거)
2. 조직상해의 결과
   a. 생리적인 기능(상해조직의 제거)
   b. 자가면역질환의 발견
3. 자가면역질환

2. 자가면역의 원인

병변을 일으킬 때까지의 이상한 자가면역의 발생요인에 관해서는, 몇 개의 가설이 있다. 각기 단독적인 요인이 원인으로 되어 있을 수도 있을 것이나, 몇몇이 중복되어 있을 가능성도 높다. 가설의 한 가지는 면역계의 접촉을 받지 않고 발생하게 될 장기, 예를 들면 눈의 수정체나 정자에 관한 것이다(그림 13-1). 자기항원을 공격으로부터 보호하기 위한 수단인 항원 격리와 구획화는 자기반응을 피하기 위한 효과적인 수단이다.

이들 조직의 자기항원은 면역계에서 격리되어 있는 이유로 **격리항원**이라고 칭한다. 예를 들어 눈의 전안방과 수정체는 격리된 부위로 림프액의 배액이 없고 조직 특이적인 격리항원을 가지고 있음으로써 면역세포들과의 상호작용으로부터 대개 분리되어 있다. 이렇게 격리됨으로 인해 일반

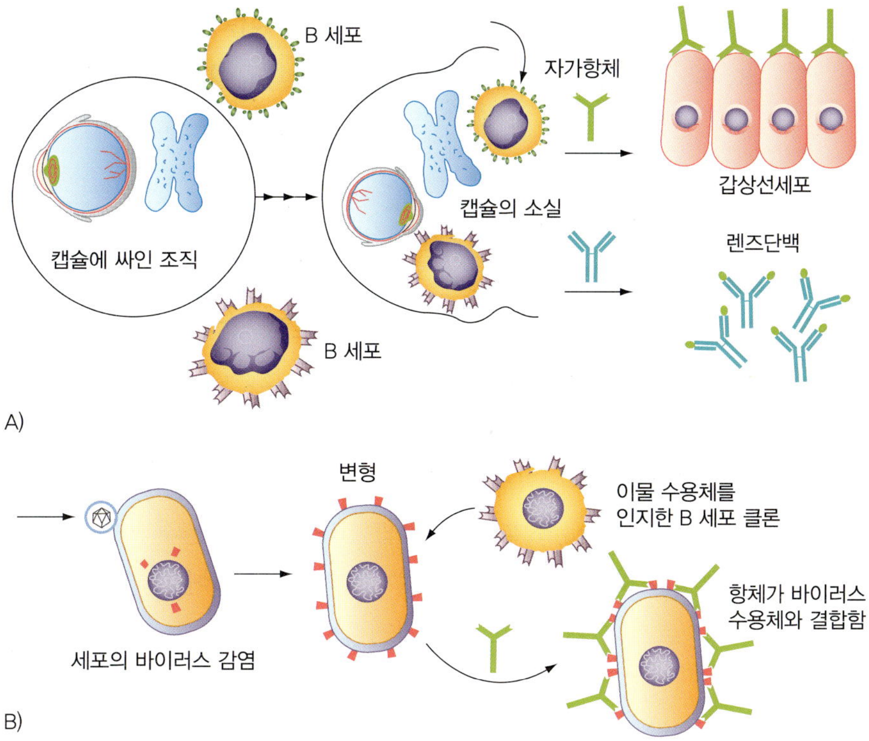

그림 13-1 _ 자가면역의 가능성
A) 항원으로서 인식됨. B) 바이러스 감염으로 자신의 변환

적인 상태에서는 자기반응 림프구와 마주치는 것을 피할 수 있다. 즉 면역세포에 노출이 되지 않기 때문에 반응할 가능성 또한 매우 낮다고 할 수 있다. 하지만 이렇게 격리됨으로 인해 이 항원은 발생 중인 림프구와도 마주칠 수가 없다. 그러므로 이 격리항원에 대한 면역관용 또한 형성되지 않는다. 이와 같이 장기가 외상이나 감염 등으로 상해를 입고 림프구가 그 부위에 도달할 수 있게 되었다거나, 그 항원이 유출되어 림프조직에 도달하거나 하면, 격리항원들은 이전에 면역세포와 마주친 적이 없기 때문에 외부 물질로 인식되어 그 항원에 대하여 항체가 생성되거나 T 세포가 반응을 일으킨다. 이것은 면역계가 그 항원에 접촉하는 기회가 없었기 때문에 그 항원에 대한 면역관용이 형성되지 못하고 그것에 대응하는 T 세포나 B 세포가 잔존해 있기 때문이다(**그림 13-2**, **표 13-2**). 수정체성 포도막염, 남성불임증의 일부는 이와 같은 형태로 발병한다.

둘째 기전은 자기항원 반응성 보조 T 세포를 바이패스한 자기항원 반응성 B 세포의 활성화이다. 대부분이 자기항원에 관해서, 그것에 대응하는 B 세포는 존재하지만, 그 항원에 대응하는 T 세포가 관용(tolerance) 상태로 되어 있기 때문에 B 세포를 보조하지 않으며, 따라서 자기 항체가 생산되지 않는 상태로 된다고 여겨진다. 그와 같은 항원 물질의 일부에 화학물질이 결합하거나, 바이러스 등의 미생물항원이 가해지거나 하면, 그 부분은 비자기의 항원이기 때문에 여기에 보조 T 세포가 반응을 한다. 그리고 동일 분자상의 자기항원에 대응하는 B 세포를 보조하고 항원생성 세포로 분화시키는 가능성도 가지고 있다(**그림 13-3**).

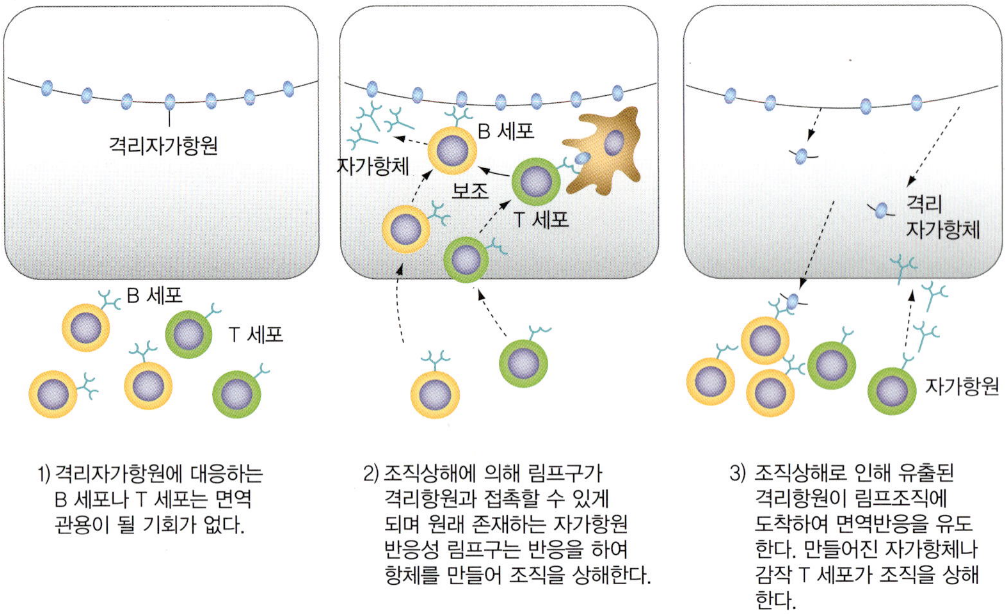

그림 13-2 _ 면역계에서 격리된 조직에 대한 자가면역 반응

표 13-2 _ 자가면역의 원인

원인	예
격리항원의 노출	수정체가 외상 등으로 면역계의 접촉을 받음
자가항원의 수식	적혈구의 약제의 결합 → T 세포의 개재
교차반응성 항원의 침입	용혈성 연쇄구균 감염에서 M 단백에 대한 항체가 심근과 교차반응
B 세포의 이상활성화	유전적 원인, 세균 리포다당체, EB 바이러스 등에 의해 자가반응성 포함으로 B 세포의 이상활성화 유발
보조인자의 이상생산	B 세포의 분화를 촉진하는 IL-6의 이상생산으로 자가반응성 B 세포의 활성화
억제 T 세포 부전	자가항체 생산을 억제할 억제 T 세포의 부전
이디오타입 네트워크 파괴	자가항체 이디오타입에 대한 항이디오타입 항체의 저하

메틸도파의 치료를 받고 있는 사람에서의 용혈성 빈혈은 메틸도파가 적혈구 표면의 자기항원에 결합하고, 상기의 기전으로 항적혈구 자가항체가 생산되어서 생긴다고 생각된다. 이식거부 반응을 일으킬 능력이 없는 자에게 다른 개체의 림프구를 이식하면 착상이 된다. 그리고 그 림프구에서 숙주의 조직은 비자기로 그것에 대해서 반응을 일으키고 조직에 장해를 일으킨다. 이것을 이식세포 대 숙주 반응이라 칭한다. 이 경우, 숙주의 조직항원에 반응한 T 세포는 보조 T 세포로써 본래 존재하는 자기반응성 B 세포를 활성화할 가능성이 있다. 이와 같은 상황에서도 자가항체가 생산될 수 있다는 것이다. 하지만, 보조 T 세포가 항원과 반응하기 때문에 그 항원과 주요조직 적합 유전자 복합체(MHC) 클래스 II에 의한 항원과의 조합이 필요하다. 상기한 기전에서 MHC 클래스 II 항

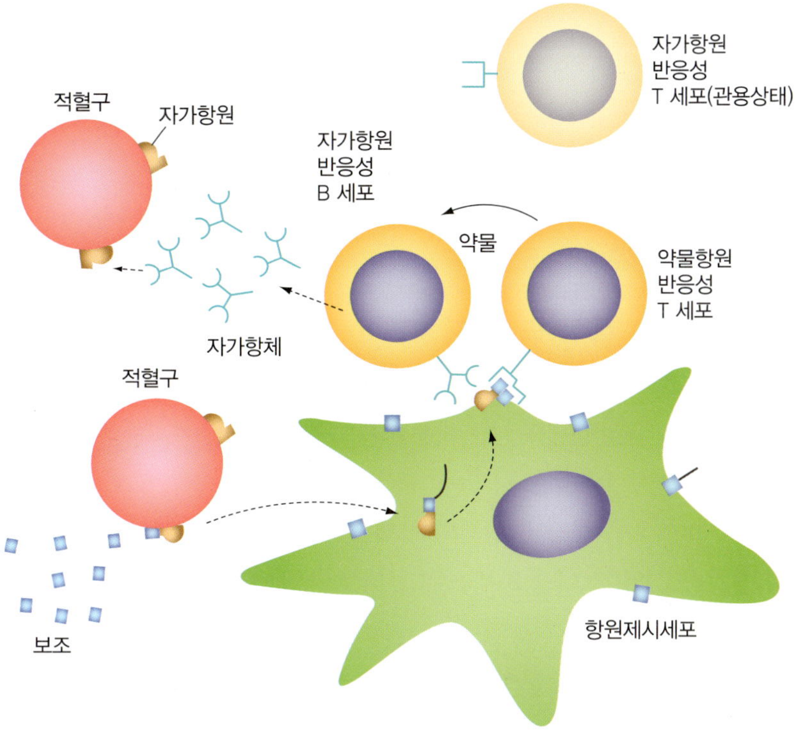

그림 13-3 _ 바이러스 보조 T 세포에 의한 자가항체 생산. 자기항원에 대응하는 B 세포가 존재해도 이 항원에 대응하는 보조 T 세포가 존재하지 않기 때문에 자가항체는 만들지 못한다. 약물이나 바이러스 등으로 자기항원이 수식되면 여기 T 세포가 반응하여 B를 보조함으로써 자가항체를 생산시킨다.

원을 지닌 항원 세포에 의해서 세포에 제시될 필요가 있다. 한편 갑상선 상피 세포는 인터페론 γ 등의 작용을 받으면 MHC 클래스 II 항원을 표출하게 된다. 그렇게 되면 보조 T 세포는 직접 갑상선 상피세포상의 수식 항원에 반응하게 된다. 인터페론 γ는 T 세포에서 생성된다. 바이러스 항원 등에 T 세포가 반응하여 인터페론 γ를 생산하면 그와 같은 상황을 형성할 가능성이 있다. 자기항원과 교차반응하는 미생물 항원의 침입에 의한 기전도 생각할 수 있다. 용혈성 연쇄구균의 M 단백의 존재에 대하여 생산한 항체는 심근에도 교차반응적으로 반응한다. 이것은 류머티즘성 심염의 원인이 된다고 여겨진다.

대장균 다당체는 결장과, 마이코플라스마는 적혈구와 교차반응하는 항체를 생성하게 하여 궤양성 대장염이나 용혈성 빈혈을 일으킨다. 자기 조직의 항원물질과 미생물의 항원물질과의 사이에 공통된 구조가 있고, 전자에서는 면역원성이 없고 항체를 만들지 못하나 후자는 비자기이며 항체를 생산시켜 그 항체가 교차반응성으로 전자에 반응하므로 의해서라고 생각된다(**그림 13-4**).

도 자기조직에 반응하는 B 세포가 존재하고 보조 T 세포의 관용 등의 이유로 자기 항체 생산에 이르지 못하고 있다고 하면, 어떠한 원인으로 모든 B 세포의 활성화가 생기면 자가항체도 동시에 생산하게 된다. 이와 같은 상황을 **다클론성 B 세포 활성화**(polyclonal B cell activation)이라 한다. 유전적으로 B 세포가 자연 활성화를 일으키기 쉽다는 것, 세균 리포 다당체나 EB 바이러스에 의한 B 세포의 활성화가 유도된다는 것 등이 원인이 된다고 생각된다(**그림 13-5**).

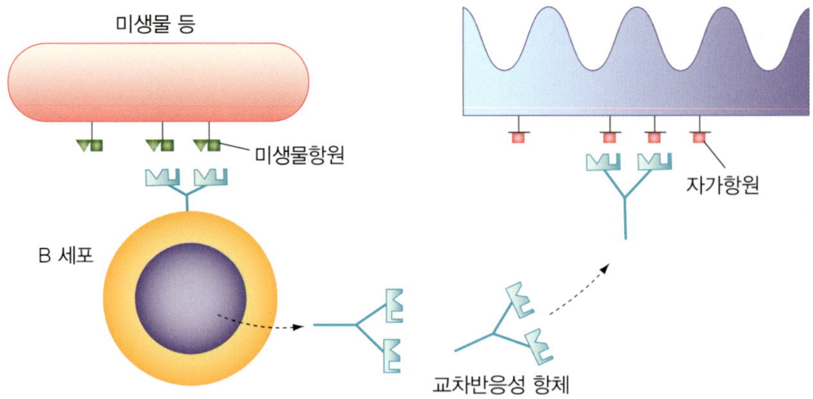

그림 13-4 _ 교차반응성 항원을 지닌 미생물 등의 침입에 의한 자기반응성 항체 생산

CD5를 표면에 지닌 B 세포는 통상 B 세포와는 별개의 계열의 것이라고 하지만, 류마토이드 관절염 환자 등에서 증가하고 있다. 이들 B 세포는 류마토이드 인자 등의 자가항체를 생산하므로 주목되고 있다.

IL-6는 B 세포를 항체생산 세포로 분화되는 인터루킨이지만, T 세포 등에 의해서 생산된다. 심장정맥종(cardiac myxoma)도 IL-6를 생산하는데 만일 IL-6가 대량으로 산생되는 경우 어느 자기반응성 B 세포의 분화도 유도되어, 자기 항체 생성을 IL-6은 휴지상태의 B 세포에는 작용시키지 않고 항원과 반응한 B 세포에만 작용하는 것이기 때문에 단지 IL-6만이 작용한 경우에는 특히 자기 반응성 B 세포가 활성화될 가능성이 높다. 심방 내 점액종 환자에서는 자가항체의 생산이 나타나고, 자가면역성 증상의 합병증도 보인다. 만성 관절 류머티즘 환자의 관절액 중에도 IL-6이 대량으로 존재한다. 어느 것이나 자가항체 생산에서 IL-6의 관여를 제시하는 것이다.

자기항원에 대한 면역반응이 억제 T 세포의 존재에 의해 억제되고, 면역 관용의 상태로 되어 있는 경우가 있다고 생각되지만, 억제 T 세포의 바이러스나 자가항체 등에 의한 장해는 자기면역을

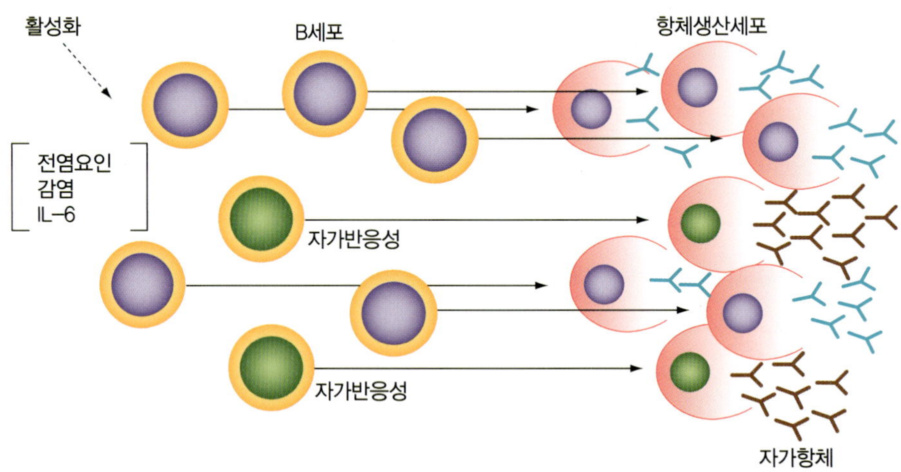

그림 13-5 _ 다클론성 B 세포 활성화에 다른 자가항체 생산. B 세포 중에는 자가 반응성인 것이 존재한다. B 세포가 비특이적으로 활성화되면 자가 반응성 B 세포도 활성화되어 자가항체를 생성한다.

촉진하는 것이 된다고 생각된다. 유년성 관절 류머티즘 환자의 혈청 중에는 억제 T 세포를 촉진하거나 T 세포를 장해하는 자가항체가 증명되지만 그것은 억제 T 세포 부전에 의한 자가면역 발현의 원인이 되고 있다고 생각된다.

항이디오타이프 항체에 의해 자기면역이 억제되고 있는 기전도 존재한다고 생각되지만, 이디오타입 반응망이 어떠한 기전으로 항이디오타입 항체 열성의 상태에 높여진 경우, 그것은 자기면역 발현에 결부된 것이다. 돌연변이에 의해 자가반응성 클론이 출현하여 자가면역 질환을 일으킨다고 하는 생각은 받아들이기 어렵다. 실제로 환자에게 나타나는 자가항체는 다클론성이며 단클론은 아니기 때문이다.

자가면역질환 발증의 계기로 바이러스 감염이 중요시 된다. 그것은 다음과 같은 여러 가지 기전에 관여하는 것으로 생각된다. 바이러스 감염에 의한 조직상해의 결과, 격절 항원이 노출하는 것, 자기항원이 바이러스에 의해서 수식되고 T 세포의 반응을 유도하는 것, 바이러스의 핵단백이나 바이러스의 당단백이 자기항원과 교차반응하는 것, 바이러스 감염에 의해 인터페론이 생산되어 그것 때문에 MHC 항원이 증가하고, T 세포가 반응하기 쉽게 되는 것, 바이러스가 림프구를 비특이적으로 활성화하는 것, 바이러스가 억제 T 세포에 감염하여 그것을 상해하는 것 등이다. 지속적인 자기면역을 초래하려면, 생체 내 오래 존재하는 바이러스가 이 조건에 적합하다. 원인으로는 그와 같은 성질을 지닌 C형 레트로바이러스 등이 상정되기 쉽다(**그림 13-1b 참조**).

자가면역질환의 발증에는 유전의 관여가 많을 것이라고 생각된다. 아마도 복수의 유전자가 관계되고 있을 것이다. B 세포가 활성화를 일으키기 쉽다는 것, 보조 T 세포가 자기항원의 일부 소화한 것에 응집하기 쉽다는 것, 자기항원과 교차반응하는 미생물 등의 외부항원에 응집하기 쉽다는 것(면역 응답 유전자), 억제 T 세포가 발현하기 어렵다는 것(면역억제유전자), 바이러스 관여가 있는 것이라면, 그것에 감수성이 높다는 것, 혹은 그 존재를 허용하기 쉽다는 것 등은 지배하는 유전자가 관여하게 될 것이다.

3. 특이적 자가면역질환

자가면역질환에는 특정한 장기의 항원에 대하여 자기면역현상이 생기고, 그 장기가 상해되는 장기 특이적 자가면역질환과 보편적인 조직 항원에 대한 자가항체가 생산되어 전신의 장기가 상해되는 전신성 자가면역질환이 있다. 발견되는 것이 보편적인 항원에 대한 자가항체라 해도 상해받는 것은 특정 장기만인 경우도 존재한다. 장기 특이적 자가면역질환이라고 여기는 질환도, 각기 원인에 관계되어 있다고 하는 조직 자기항원을 표 13-3에 나타냈다. 원인이 불명확하기 때문에, 원인적 치료법은 없으며 일부의 것에 면역억제와 소염을 목적으로 한 부신피질 스테로이드 약의 사용, 항체의 제거를 목적으로 한 혈구교환, 혈액정화요법이 행해지는 정도이다.

표 13-3 _ 장기 특이성 자가면역 질환

질환명	자가항체	장기의 상해
내분비 계통		
1. 하시모도씨 병 (Hashimoto's thyroiditis)	anti-thyroglobulin Ab anti-microsomal Ab	갑상선의 비대(만성적)
2. 바세도우 병(Graves' disease) (Basedow's disease)	anti-TSH receptor Ab(LATS)	갑상선의 비대 안구돌출
3. 인슐린 저항성 당뇨병		
a) insulin-resistant diabetes associated with acanthosis nigricans	anti-insulin receptor Ab	당뇨병 B-cell의 퇴화
b) insulin-resistant diabetes associated with acanthosis nigricans	anti-insulin receptor Ab	당뇨병 B-cell의 퇴화
4. 유년기 당뇨병 (Juvenile insulin-dependent) diabetes	anti-insulin Ab anti-islet cell Ab	당뇨병 B-cell의 퇴화
5. 특발성 애디손씨 병 (Idiopathic Addison's disease)	anti-adrenal cell Ab 부신피질 세포 항원에 대한 T-림프구의 활성화	부신피질의 위축 섬유화 세포 침윤
6. 남성 불임증, 여성 불임증 Spontaneous infertility(M) Premature ovarian failure(F)	anti-sperm-cell Ab anti-interstitial cell Ab anti-corpus luteum cell Ab	무정자 난소 퇴화
소화계통		
7. 궤양성 대장염(Ulcerative colitis)	장관상피의 lipopoly-saccharides에 대한 항체(anti-colon Ab)	결장, 직장의 점막과 점막하 조직에 염증성 세포 침윤
8. 악성 빈혈(Pernicious anemia)	anti-gastric parietal cell Ab intrinsic factor의 Vit B_{12} 결합 부위에 대한 항체	만성 위축성 위염
9. 만성 활동성 간염 (Chronic active hepatitis)	anti-hepatocyte Ab anti-nuclear Ab	간염 간경화증
조혈장기계		
10. 자가면역성 빈혈 (Autoimmune hemolytic anemia)	항적혈구 항체(Ig M성) Coombs test(+)	적혈구 용해
11. 특발성 혈소판 감소성 자반증 (Idiopathic thrombocytopenic purpura)	항혈소판 항체 (IgG-IgM형)	자반병
12. 특발성 백혈구 감소증 (Idiopathic neutropenia)	anti-neutrophil Ab	백혈구 감소증
기타 질환		
13. 중증 근무력증(Myasthenia gravis)	anti-acetylcholine receptor (근육-신경 접합부)	근육의 무력
14. 교감성 안염(Sympathetic ophthalmia)		
15. 폐신증후군(Goodpasture's syndrome)	anti-basement membrane Ab 신장의 사구체와 폐포의 기저막의 공통항원에 대한 항체	신장과 폐장의 기저막에 면역 복합체 침착
16. Vitiligo	anti-melanocyte Ab	
17. Pemphigus	anti-intercellular substance of skin	

1) 갑상선 기능 항진증(바세도우씨병)

갑상선 상피세포에는 하엽체가 생산하는 갑상선 호르몬(TSH)을 수용하는 수용체가 존재한다. 이 TSH 수용체에 대한 항체가 본증의 원인이라고 한다. 이 항체에는 그 결합이 TSH의 결합과 같은 효과를 주어 갑상선에서의 호르몬 생산을 유도하여 갑상선 기능 항진증을 초래하는 자극형 항체와 그 결합을 자극이 되지 않으며, 오히려 TSH의 결합은 저해하여 갑상선 기능 저하증(원발성 점액 수종)을 가져오는 차단형 항체가 있다. 수용체의 어느 부위에 결합하는 항체에 따라 차이가 나는 것이라고 생각된다. 수용체의 강글리오시드 부분에 반응하는 항체는 자극성으로, 당단백 부위에 반응하는 항체는 저지성으로 작용한다는 것이다. 그런데 TSH에 대한 자가항체가 생산되고 그것에 대하는 항이디오타이프 항체가 생산되면 그 항이디오 타이프 항체는 TSH와 같은 효과를 가져올 가능성이 있다. 이와 같은 형태의 갑상선 기능 항진증도 존재한다고 생각된다.

2) 인슐린 의존성 당뇨병(제1형 당뇨)

당뇨병에는 식이요법으로 조절할 수 있는 인슐린 비의존성 당뇨병과 유년기에게 많은 의존성 당뇨병이 있으며, 후자는 췌장 β세포에 대하는 자가면역이 원인이 된다. 혈중에는 섬세포 원형질 항체(ICA)나 섬세포 표면 항체(ICSA)가 검출된다(**그림 13-6**).

살해 T 세포에 의한 β세포의 파괴나 항체의 결합한 β세포의 κ세포나, 대식세포에 의한 상해(ADCC)가 있다. 콕사키 등 바이러스의 관여가 의심된다.

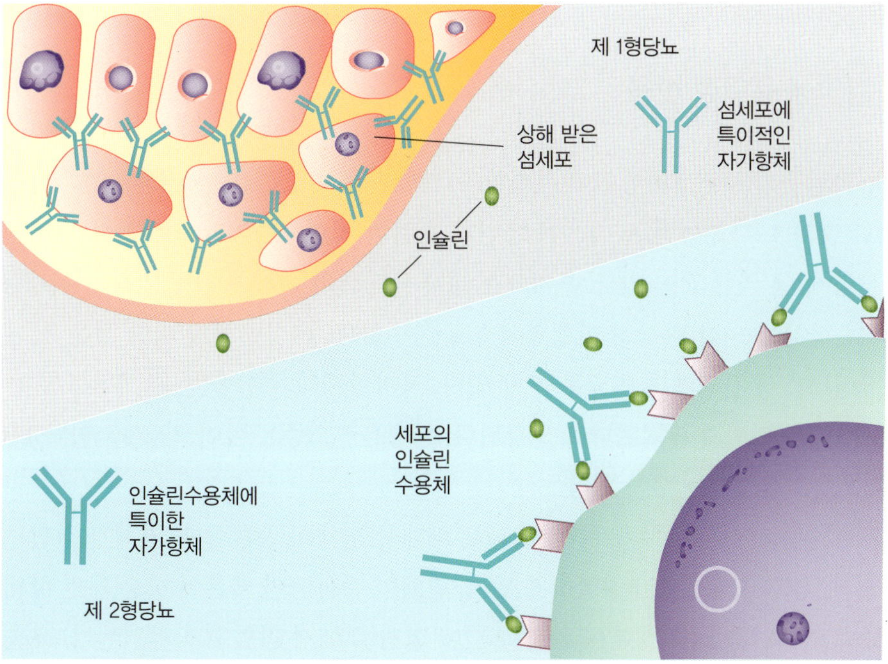

그림 13-6 _ 당뇨병에서 자가항체 구성. 인슐린 의존성 당뇨병(위), 인슐린 저항성 당뇨병(아래)

3) 인슐린 저항성 당뇨병

상당량의 인슐린을 주사하여도 고혈당을 교정할 수 없는 당뇨병이며, 지방세포 등의 표면 인슐린 수용체에 대응하는 자가항체의 출현이 원인이라고 한다. 이 항체는 인슐린이 수용체에 결합하는 것을 방해하고 또한 수용체를 감소시킨다고 생각된다. 흑색 표피종의 합병증이 올 수 있다.

4) 인슐린 자가면역 증후군

메티마졸, 페니실라민 등의 약물 사용에 의해 대응하는 구조에 변화를 일으키고, 그로 인한 인슐린에 대응하는 자가항체가 생산됨으로써 발생한다. 항체의 결합을 받아 인슐린이 소비되기 때문에 대사성으로 인슐린의 과잉 분비를 일으켜 저혈당증이 생긴다고 생각된다.

5) 중증 근무력증

근육은 그 아세틸콜린 수용체에 신경말단에서 분비되는 아세틸콜린이 작용하므로 그로 인해 수축한다. 아세틸콜린 수용체에는 α(2개), β, γ, δ의 다섯 개의 서브유니트가 있지만 그 서브유니트에 대한 자기 항체가 생산되고, 그것이 수용체에 결합하여 아세틸콜린의 결합을 방해하거나 수용체의 대사를 높이거나, 항체 내지 보체에 결합한 수용체를 K 세포나 대식세포가 상해함으로써 근육의 기능을 장해하는 것이 그 병인이라고 생각된다(그림 13-7). 흉선종의 합병증이 많고, 흉선 내에 림프여포 형성을 보이고, 자가항체 생성의 장이 될 가능성이 있다.

6) 자가면역성 용혈성 빈혈

37℃에서 적혈구의 주된 Rh 항원에 관련한 자기항원에 반응하는 IgG 클래스의 자가항체(온식항체)에 의한 것과 4~15℃에서 A · B · H 항원과 관련한 적혈구막의 Ii 또는 P 항원에 반응하는 자가항체(냉식항체)에 의한 것이 있다. 후자에는 IgM 클래스의 항체에 의한 발작성 한랭응집소증과 IgG 클래스의 항체에 의한 발작성 한랭혈색소뇨증이 있다. 온식항체에 의한 것은 전신성 홍반성 낭창이나 바이러스성 간염에 합병되는 수가 있다. 자가항체의 결합을 받은 적혈구는 간이나 비장의 대식세포에 흡수되어져 파괴된다고 생각된다. 한랭응집소증은 마이코플라스마나 EB 바이러스의 감염, 림프증에 합병되는 수가 있다.

발작성 한랭혈색소뇨증에서는 추위에 노출된 체내를 혈액이 순환할 때 항체가 적혈구에 결합하고 이윽고 보체의 C1, C4 성분이 결합하게 된다. 혈액이 순환하여 체온이 상승 되면 항체는 해리하지만, 보체는 그대로 남아 C2 성분이 활성화 되어 혈관 내에서 적혈구가 파괴된다. 유출된 혈색소는 요중에도 출현하게 된다. 이 현상은 in vitro에서도 재현되며 환자혈청과 적혈구를 혼합하여 한

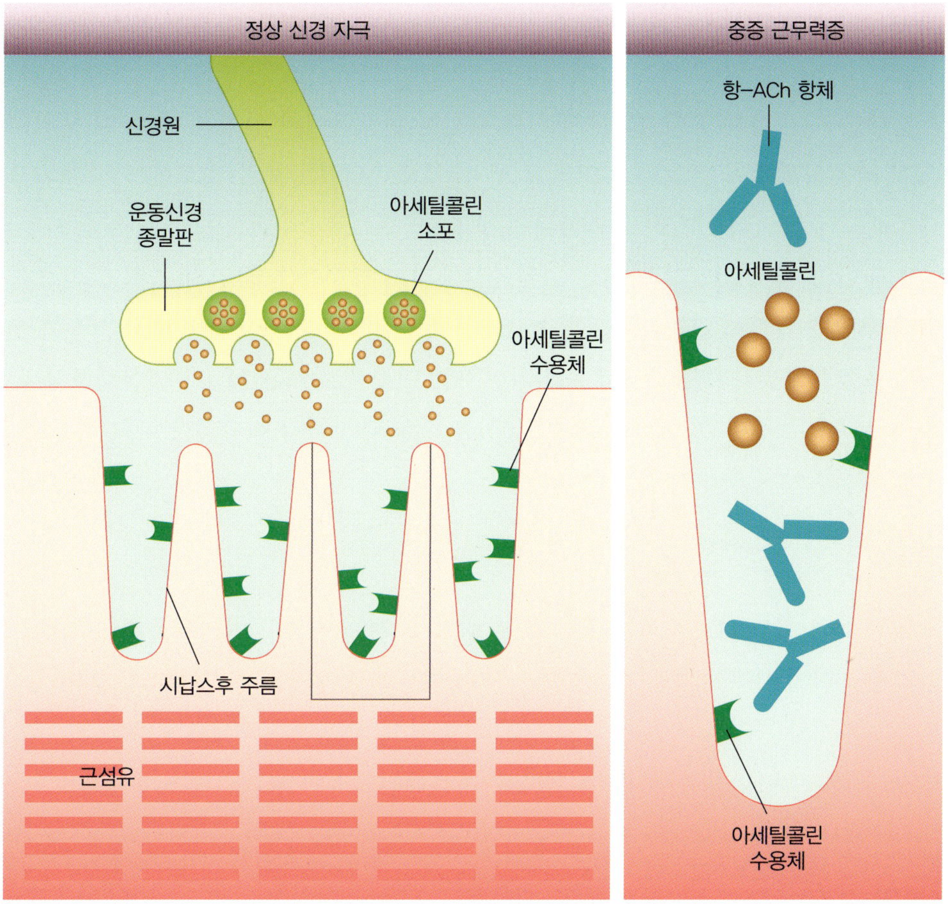

그림 13-7 _ 중증 근무력증

번 정도 저온으로 반응시켜 본 후 37℃로 환원시키면 적혈구가 용혈이 된다. 저온에서 항체가 적혈구에 결합하여 37℃에서 보체가 활성화되기 때문이다. 이것을 **Donath-Landsteiner 시험**이라고 부른다. 본증은 매독이나 바이러스 감염에 합병되는 수가 있다 적혈구에 항체가 결합해 있는지, 어떤지를 확인하려면 그 적혈구부유액에 사람의 γ-글로불린에 대한 항체(Coombs 혈청)를 가해보면 알 수가 있다. 항체가 결합하여 있으면 그 적혈구끼리는 Coomb 항체에 의해서 결부되어 응집을 하게 된다. 이것을 직접 Coombs 시험이라고 한다.

냉식항체인 경우 한 번 반응한 항체자신이 해리하게 되어도 보체는 계속 결합되어 있다. 통상적으로 Coombs 혈청 중에는 보체에 대한 항체도 혼재해 있으므로 역시 응집반응이 생긴다. 항체 자신에 의한 것인지 보체 자신에 의한 것인지를 구별하려면 면역글로불린에 대한 항체만을 함유한 Coombs 혈청을 이용하여 검사하면 가능하다.

7) 특발성 혈소판 감소성 자반증

혈소판에 대한 자기 항체가 생성되고 항체에 결합한 혈소판이 비장이나 간장, 폐 등의 대식세포에 흡수되어 파괴됨으로써 기인한 것이라고 생각된다. 면역복합체가 혈소판에 점착하고 그것에 의해서 대식세포에 파괴되는 기전도 관여되는 것 같다.

혈소판에 대한 항체(IgG)인지 아니면 면역복합체의 항체부분(IgG)인지 구별이 곤란해서 그들은 합하여 혈소판에 결합해 있는 IgG를 혈소판 결합 IgG (platelet associated IgG)라고 부른다. 본증에는 면역글로불린제제의 대량투여가 효과적이지만 이것은 주사된 IgG가 대식세포상의 Fc 수용체를 포화하고, IgG의 결합된 혈소판을 섭취당하는 것을 방지하기 위한 것이라고 생각된다.

8) Goodpasture 증후군

사구체 기저막에 대한 자가항체에 의해 사구체가 상해를 받는다. 면역복합체에 의한 사구체신염에서는 글로불린이 사구체에 유리형으로 존재하지만 본증에서는 기저막에 잇따라 선상으로 면역글로불린이 존재하는 것이 검출된다. 이 항체는 동시에 폐포 기저막에도 반응하고, 폐포내 출혈을 가져온다. 기저막의 IV 콜라겐이 자가항체의 대응항원이라고 생각된다.

9) 교감성 안염

한쪽 눈에 외상을 입고, 격리항원에 림프구가 반응, 그 림프구가 반대 측의 포도막에도 작용하여 상해한다고 생각된다. T 세포에 의한 지연형 알레르기가 주체라고 생각된다.

10) 원발성 담즙성 간경변

미토콘드리아에 대한 자가항체가 검출된다. 간소엽 내 담관상피에 대한 상해 T 세포에 의한 조직상해, 면역복합체에 의한 조직상해로 여겨진다.

4. 항핵항체

다음에 기술하는 전신성 자가면역질환, 특히 그 대표가 되는 전신성홍반성 낭창에서는 세포의 여러 가지 핵성분에 대한 항체, 즉 항핵항체의 존재가 인식되는 수가 많다.

항핵항체의 대응항원은 크로마틴 관련항원(DNA · 히스톤 · 센트로 메어 · 폴리 ADP 리보스),

핵소체 관련항원(U-3 리보핵단백, RNA 중합효소), 핵질 중의 비히스톤 핵단백항원(U-1 리보핵단백 Sm) 등 3종으로 대별되며, 이들의 항핵항체는 형광항체법에 의해서 검출할 수 있다. 즉, 세포표본에 피검혈청을 반응시켜 핵 부분에 결합한 항체에 대하여 사람의 면역글로불린에 대한 형광항체를 반응시켜서 검출한다. 핵의 어떤 항원에 반응하는 항체가에 의해서 결합하는 부분이 다르고, 따라서 형광항체로 추출되는 부분, 즉 염색패턴이 상이하게 된다. 핵막부분이 염색되는 **변연형** [(peripheral)(보풀이 일어난 것 같으므로 shaggy라고도 한다)], 핵전체가 한결같이 물드는 **균일형** (homogenous), 반점상으로 염색되는 **반문형**(speckled), 핵소체만이 염색되는 **핵소체형**(nucleolar), 동원 체부가 점상으로 염색되는 **동원체형**(centromere) 및 증식기에 있는 세포의 핵만이 반점상으로 되는 **증식세포 핵항원형**(proliferating cell nuclear antigen, PCNA)이 있다(그림 13-8).

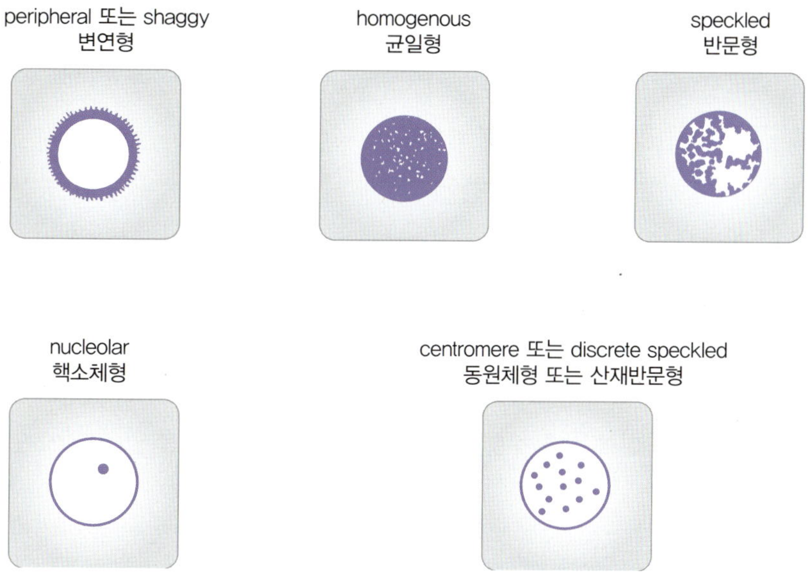

그림 13-8 _ 형광항체법에 의한 항핵항체의 염색패턴

변연형은 이중나선 DNA에 대한 항체, 균일형은 히스톤 DNA 결합물에 대한 항체이며, 반문형은 생리식염수에 가용성인 리보핵단백, Sm 등의 핵단백(extractable nuclear antigen, ENA)에 대한 항체로 나타난다고 한다. 항핵항체의 관계한 현상으로서 LE 세포, LE 현상이 있다.

세포막이 파괴된 세포에 환자의 혈청을 반응시켜 그 핵을 염색하여 보면 크로마틴 구조를 잃고 균질하게 염색된다. 이것을 헤마톡실린체라고 한다. 여기에 호중구를 가하면 호중구는 헤마톡실린체를 세포 내에 끌어들인다. 이 세포를 **LE 세포**라고 하며 환자의 혈액 중에 증명할 수 있기도 하다. 환자의 혈청에 의해서 이 현상이 발생하는 것은 **LE 현상**이라고 하게 된다(그림 13-9). 이것은 히스톤에 대한 IgG 항체에 의해서 생긴다고 생각된다.

항핵항체의 유무를 선별하려면 형광항체법이 우수하지만, 각각의 항원별로 항체를 검출하려면 여러 가지 방법이 쓰인다. LE 시험(LE test)이라는 것은 라텍스 입자에 DNA 히스톤을 피복한 것으로 그것에 대한 항체를 검출하는 방법이다. 혈청 중에 항체가 존재하면 라텍스 입자는 응집반응을

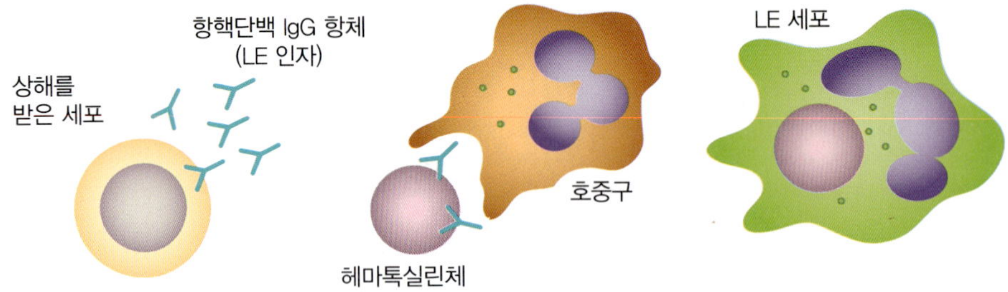

그림 13-9 _ LE 현상

일으킨다. ENA(가용성핵단백)에 대한 항체는 ENA를 피복한 적혈구의 응집반응(간접적혈구응집반응, passive hemagglutination, PHA)으로 검출된다.

최근, 항원물질이 비교적 순순히 추출할 수 있게 되어 보다 감도가 높은 방사성면역측정법(RIA), 효소면역측정법(EIA)에 의해서 각각 그 항핵항체가 검출되게 되었다. Sm, Og, Jo, Ku, La, Ro 등은 그 항체가 최초로 발견된 환자의 이름에서 유래된 명칭이다. U-RNA는 우리딘을 많이 함유한 RNA의 의미이다. Scl(경화증), PM(다발근염), SS(Sjogren 증후군) 등 검출되는 질환에 연유한 항체명도 있다. SS 항체는 형광항체법으로는 검출되지 않고, 침강반응(이중면역확산법)에 의거한다. 따라서 항핵항체의 선별에는 형광항체법과 침강반응과의 양쪽을 할 필요가 있다.

5. 전신성 자가면역질환

항핵항체가 증명되고 비교적 전신의 장기에 병변이 생긴 질환을 전신성 자가면역질환이라 한다. 전신 자가면역질환에서 면역반응은 여러 종류의 표적항원에 의한 것으로, 여러 장기 및 조직이 포함된다. 이들 질환들은 면역조절 결핍으로 과도하게 T 및 B 림프구의 활성화로 나타난다. 부신피질스테로이드약, 면역억제병, 면역조정약 등으로 치료된다. 자기항체나 면역복합체를 없애기 위한 혈장교환요법, 혈액정화요법도 이루어진다. 면역억제를 목적으로 한 전신림프 조직방사선 조사도 시도된다(표 13-4).

표 13-4 _ 전신성 자가면역 질환

질환명	자가항체	장기의 상해
1. 전신성 홍반성 낭창 Systemic lupus erythematosus (SLE)	항핵항체 항적혈구 항체 항림프구 항체 항혈소판 항체 기타 핵성분에 대한 항체	1) 관절염(90%) 2) 발열(83%) 3) 백혈구 감소(56%) 4) 사구체신염(53%) 5) 안면홍반(42%) 6) γ-globulin의 상승(37%) 7) 중추신경장애(32%) 8) 심내막염(27%) 9) 혈소판 감소(11%) 10) 용혈성 빈혈(8%)
2. 류마토이드 관절염 Rheumatoid arthritis (RA)	항 γ-globulin 항체 EBV-관련 항원에 대한 항체 ANA (항핵항체)	수족의 대소 관절의 염증소
3. 다발성 근염 Polymyositis (PM)	항 myosin 항체 항 근육 항체 (anti-PM-1) (anti-JO-1)	
4. 전신성 강피증 Systemic scleroderma 전신성진행성 경화증 progressive systemic sclerosis (PSS)	항핵항체 (anti-scl.-70) (anti-centromere Ab)	
5. 다발성결절성 동맥염 Polyarteritis nodosa (PN)	항핵 항체 혈관 상피에 대한 항체	
6. 류마티열 Rheumatic fever	항심근 항체 심장 변막 상피에 대한 항체	
7. 쇼구렌씨 증후군 Sjogren syndromes (Sjs)	타액선, 유선의 선조직에 대한 항체 (anti-ss-A/Ro Ab) (anti-ss-B/La Ab)	

1) 전신성 홍반성 낭창(SLE)

안면의 나비형 홍반, 발열을 보인다(**그림 13-10**). 관절염, 신염, 신경장애 등도 있다. 핵항원과 항핵항체가 형성하는 면역복합체에 의해서 조직상해가 생긴다고 하는데, 혈중에서 형성된 면역복합체가 조직에 침착하여 상해를 가져오는 기전도 있지만 신염의 경우 사구체기저막의 콜라겐의 DNA와 친화성이 강하여 그것에 결합하여 침착한 DNA에 항 DNA가 반응하여 면역복합체가 형성된다고 하는 생각이나, DNA와 기저막항원이 교차반응 한다고 하는 생각도 있다. 병인은 불명하지만 바이러스의 관여가 거론되고 있지만, 증명되고 있지는 않는다. 다크론성 B 세포 활성화나 억제 T 세포부전이 나타난다. 그리고 여성에게 많으므로 내분비의 관여도 있다고 생각된다.

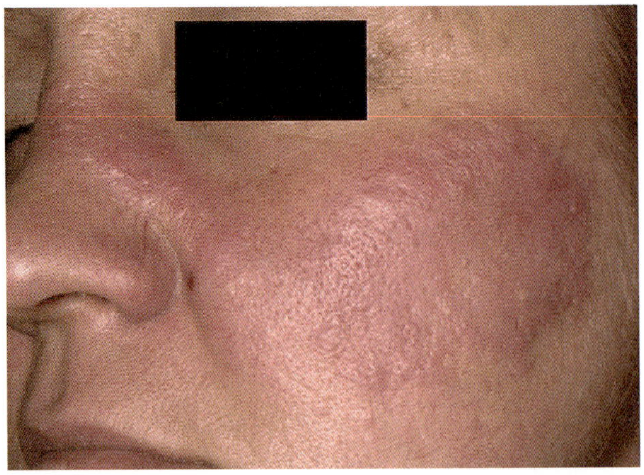

그림 13-10 _ 전신성 홍반성 낭창, 안면에 나비형 홍반이 보인다.

전신성 홍반성 낭창의 실험실 진단은 특징적인 항핵 항체를 통해 이루어진다. 항핵 항체들은 이중가닥 DNA, 단일가닥 DNA, 핵단백, 히스톤, 핵소체 RNA들에 대한 것이다. 환자 혈청 희석액을 유리 슬라이드에 붙인 세포에 처리하고 사람 항체에 대한 2차 항체(형광을 붙여)를 가하여 핵이 염색되는 것을 형광현미경을 통해 관찰된다. 즉 간접면역형광항체법으로 특징적인 핵 염색양상을 관찰하는 것이다.

혈청 중에 약간의 항핵항체가 검출되지만, 본증에 비교적 고유의 항체는 이중쇄 DNA (ds DNA), Sm, PCNA 등에 대한 것이다. 이중나선 핵산 ds DNA에 대한 항체를 지닌 것의 대부분은 단일나선 핵산 ss DNA에 대한 항체도 지니지만, ss DNA에 대한 항체만을 지니는 것은 오히려 약제유발 루프스나 비류머티즘성 질환의 경우가 많다. 항히스톤 항체는 약제유발 루프스로 양성률이 높다. 본증에서는 여러 종류의 항핵항체가 증명되는 수가 많고 타 질환에서는 비교적 한정된 항체밖에 증명되지 않는 것과 대조적이다. IgM 클래스의 항핵항체 자가면역질환 이외에서도 발견되는 수가 있지만, 본증에서는 IgG 클래스의 것이라는 것이 특징적이다.

LE 현상은 70~90%에서 볼 수 있다. 본증 환자의 항 DNA 항체는 카디오리핀(cardio- lipin), 포스파티딜이오시톨, 포스파티딜세린 등의 인지질, IgG의 Fc 대장균 세포벽단백, 연쇄구균의 일부 등과 교차반응이 나타난다.

카디오리핀과의 교차반응은 WASSERMANN 반응 위양성의 원인이 된다. 그밖에 림프구, 적혈구, 혈소판 등에 대한 자가항체도 출현하는 수가 있고 그들 세포의 파괴의 원인이 된다. Sjogren 증후군 합병증에서는 SSA 항체양성률이 높다.

2) 류마티스 관절염

다발관절염이 만성으로 계속하고 점점 골막이 파괴되어서 관절장해를 일으키는 질환이지만, IgG의 Fc부에 대한 자가항체가 관계되어 있다고 생각된다. 이 항체는 **류마토이드 인자**(rheumatoid factors)라고 칭하지만, IgM 클래스의 계열에서 증명되는 수가 흔하다. 그러나, IgG나 IgE 클래스의 계열 쪽이 병인적 의의가 높다고 한다. IgG와 류마토이드 인자에 의한 면역복합체가 관절에 침착하여 여기에 호중구가 반응하여 호중구가 방출하는 활성효소나 리소좀효소에 의한 조직상해, 면역복합체에 반응한 대식세포 자신에서의 혹은 대식세포의 인터루킨 1에 의해 활성화된 섬유아세포에서의 프로스타글란딘 E2나 플라스미노겐 활성화인자(플라스미노겐에서 플라스민을 생산)에 의한 조직상해, 그리고 면역복합체에 의한 보체의 활성화 결과로서의 조직상해가 원인이라고 생각된다(**그림 13-11**).

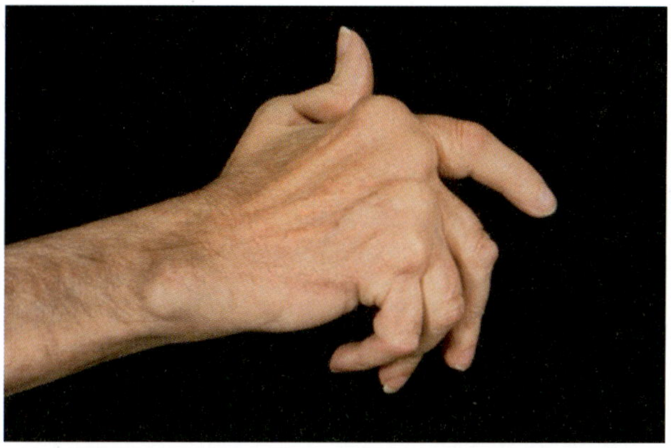

그림 13-11 _ 류마토이드 관절염(Rheumatoid arthritis)

IgG 류마토이드 인자의 경우 자기자신도 항원이 되기 때문에 그 분자의 류마토이드 인자가 상호반응하는 자기회합(self association)이나 IgG에 결합한 류마토이드 인자에 류마토이드 인자가 또다시 결합하여 거대한 면역복합체를 형성하게 되는 현상도 볼 수 있다. 병변관절부에는 활성화된 T 세포도 다수 존재하며, 지연형 알레르기의 기전도 관여해 있는 것이라고 생각된다. IgG 류마토이드 인자가 존재하는 환자에서는 혈관염의 합병증이 보이며 악성 관절 류머티즘이라 칭한다. 류마토이드 인자의 검출법에는 IgG를 피복한 라텍스 입자를 환자혈청에 응집하는지 어떤지를 보는 RA테스트, 항체의 결합을 받은 양의 적혈구를 환자혈청이 응집하는지 아닌지를 보는 Waller-Rose법이 고전적이지만 이것들로는 IgM 류머티즘 인자밖에 검출되지 않는다. 관절 류머티즘에서는 혈청 중 류마토이드 인자가 검출되지 않더라도 병변부에 존재한다고 한다. EB 바이러스 감염세포에만 존재하는 핵항원에 대한 항체(RANA)의 양성률이 높지만 특이성에는 문제가 있다.

3) 전신성 경화증(PSS)

결합조직 교원섬유의 증식이 생기고 혈관의 폐색성 병변을 일으키는 질환이며, 주로 손가락 등의 피부의 부종 경화, 계속적인 위축이 발생한다. Raynaud 현상(동맥의 발작성 수축에 의한 사지말단의 창백화와 계속적인 충혈에 의한 발적, 종창)도 나타난다. 식도의 운동장애 이외에 폐의 혈관과 간질의 병변, 신장의 혈관병변, 심근의 섬유화 등의 합병증도 있다. 항핵항체 중에서 Scl-70 (Og) 항체의 존재가 본증에 특징이다. 이것은 DNA 나선구조를 완화하는 토포이소멜라제 1에 대한 항체이다. 장내 병변의 적은 괴증의 것을 Crest 증후군(손가락 피부의 경화, 석회화, Raynaud 현상, 모세혈관확장, 식도운동장애)이라고 하지만 항센트로메어 항체가 50~90%로 존재하는 것이 특징이다.

4) 피부근염/다발성근염(DM/PM)

특히 사지의 근력저하, 피부홍반을 보인다. 연하장애도 나타난다. 항핵항체 중 Jo-1가 본증에 특징이지만, 특히 폐선유합병 예에서 양성률이 높다. 전신성경화증합병 예에서는 Ku 항체가 양성인 수가 많다.

5) 혼합성 결합조직질환(MCTD)

임상적으로는 수지의 소세이지종창, Raynaud 현상이 보이며 전신성 홍반성 낭창, 전신성경화증, 피부근염의 부분적 증상의 중복을 보며, 항리보핵단백(RNP) 항체가 양성인 것을 혼합성 결합조직질환(mixed connective tissue disease)이라고 한다. ENA 항체 중에서 RNP 항체는 존재하나, Sm 항체가 존재하지 않는 특징이 있다. Sjogren 증후군 합병례에서는 SSA 항체의 양성률이 높다.

6) Sjogren 증후군

누선, 타액선의 자가면역학적 상해에 의한다고 생각되는 질환이다. 요, 타액의 분비가 불량하게 되고, 눈의 각결막, 구강점막의 건조가 생긴다. 이하선, 림프절의 종대, Raynaud현상, 관절염, 신염 등도 보인다. 요선, 타액선의 T 세포, B 세포의 침윤이 보이고, 지연형 알레르기 기전으로 보이는 조직상해가 일어나기도 한다. 항핵항체로는 SSA, SSB 존재가 특징이다.

7) 다발성 동맥염

결절성동맥염(periarteristic nodosa, PN)이 고전적인 것이다. 면역결합체나 동맥벽에 대한 항체에 의한 조직상해를 생각하게 된다. 육아종을 보이는 것으로는 지연형 알레르기의 관여도 생각하게 된다. 피하결절, 자반, 심근경색, 신경색, 폐고혈압 등이 나타난다. 혈청에 류마토이드 인자, 항핵항체가 증명되는 것도 있지만, 병인과의 관계는 명확하지 않다. 이러한 여러 가지 자가면역 질환에 대한 자가항체 시험과 진단을 표 13-5에 정리하였다.

표 13-5 _ 자가항체시험과 진단

질병	항체	비교
하시모토 갑상선염	갑상선	교질갑상선종, 갑상선암 및 아급성 갑상선염과 차이가 있음. 하시모토 갑상선종에는 갑상선 적출이 불필요함.
원발성 점액수종	갑상선	99%의 예에서 검사 양성. 의심 시 갑상선 기능저하 TRH 자극시험에 의하여 '갑상선 저장'을 평가
갑상선 중독증	갑상선	높은 세포질 항체가는 활동성 갑상선염을 뜻하며 수술 후의 점액수종의 경향을 보임 HLA-B8 환자는 재발될 확률이 높지만 항갑상선 약제가 유효하다.
악성 빈혈	위	잠재성 악성빈혈의 진단, 비자가면역성 거대적 아구성 빈혈의 감별진단, 태반의 위아급성 양립성 퇴행변화의 감별에 도움이 된다.
특발성 부신 위축	부신	결핵성과 차이기 있음
중증 근무력증	근육	양성으로 연관된 흉선종을 나타냄 (HLA-B12에서는 더욱 가능성 높음)
	ACH 수용체	80% 이상이 양성
심상성 천포창 및 유천포창	피부	두 질병이 각기 다른 형광 패턴을 보임
자가면역성 용혈성 빈혈	적혈구 (Coombs test)	다른 빈혈증과 차이가 뚜렷함
Sjogren 증후군	타액선 관세포	
원발성 담즙성 간경변 (PBC)	미토콘드리아	검사에서 양성률이 드문 폐사성 황달의 다른 형과 차이가 뚜렷함. 미토콘드리아 항체 양성 PBC와 관련성이 있는 잠원성 간경변의 아군 인정
활동성 만성 감염	평활근 항핵과 20% 미토콘드리아	평활근 항체는 SLE와 구별
류마토이드 관절염	항글로불린 예 : SCAT 및 latex 결합	높은 항체가는 예후 불량
전신성 홍반성 낭창	높은 항핵항체가 DNA, LE-세포	DNA 항체는 급성기에 출현, 이중핵 DNA 항체가 특징
공피증	핵소체	
기타 교원성 질환	핵	

14 이식 면역 (Transplantation immunity)

조직이나 장기를 한 개체에서 동일개체의 다른 부위로 또는 다른 개체에게 옮겨주는 조작을 조직 또는 **장기이식**(transplantation)이라 하며 생체가 이식한 조직이나 장기에 대해 면역응답을 일으키는 경우를 **이식면역**(transplantation immunity)이라 하는데, 이때 조직이나 장기를 제공 받는 자를 수여자(recipient) 제공하는 자를 공여자(donor)라 한다.

1. 이식과 거부반응

생체에서 면역계는 원래 외계로부터의 유해 침입물질의 배제라고 하는 면에 중요한 기능을 부여하고 있다. 그러나 원시생물에서는 종의 보존이라는 의미로부터 이종과의 융합을 거부하는 기능이 원시적 면역계의 중요한 역할이었다고 생각된다. 고등동물에서는 세균이나 바이러스에 대한 방어기구로서의 면역계가 고도로 진화되어 있으나, 이종과의 융합회피라는 면의 기능도 공존되어 동종항원이나 동계동물 또는 이성동물의 항원을 인식 및 배제의 대상으로 하고 있다. 근대의학의 진보와 함께 치료 목적으로 타인의 조직 또는 장기를 이식해야 하는 요구도가 높아지며, 어떤 종의 이식은 이미 실용화되어 있다. 그러나 자연의 섭리에 반대되는 치료법은 많은 경우 면역계의 원래의 기능인 거부반응을 어떻게 극복할 수 있을까 하는 중대한 문제에 직면해 있다.

2. 이식의 종류

이식장기는 이식편의 세포표면에 있는 조직적합항원(이식항원)에 대하여 면역학적 반응에 의해 거부반응이 발생하여 폐절된다. 면역억제 되지 않은 수여자에서 이식편이 장기간 생착되는 경우는 조직적합성이 완전히 일치하든지 대부분이 일치할 때에 한하며, 공여자와 수여자 간의 유전학적 관계가 이식편의 생착기간을 크게 좌우하는 인자가 되는 것 이다. 일반적으로 자가이식과 동계이식에서는 거의 거부반응이 발생하지 않으나 동종이식이 아닌 이종이식에서는 거의 대부분에서 거부반응이 발생한다.

1) 자가이식(autotransplantation, autograft)

동일개체의 조직을 자신에게 이식하는 것이다. 이식 부위는 기술적인 면보다 해부학적으로 동일 부위(orthotopic) 또는 다른 부위(heterotopic)가 선택된다. 자가이식의 경우는 조직적합성이 일치되어 있으므로 특이적 면역응답(specific immune response)은 발생되지 않는다. 이식편은 영구히 생착이 지속된다.

2) 동계이식(syngenic transplantation, syngraft)

일란성 쌍생아 즉, 유전자 구성이 동일한 순계동물 사이에서 행하여지는 이식이다. 이 경우는 자웅을 제외하면 유전학적으로 일치한다. 공여자와 수여자 사이의 남성(male)의 Y 염색체에 의해 결정되며, 부조직적합항원(minor histocompatibility antigen)이 부적합성을 결정하는 유일의 조건이 된다. 따라서 남성으로부터 동계의 여성(female)에 이식된 경우에는 오랫동안 생착 후 거부되는 경우가 있을 수 있다.

3) 동종이식(allotransplantation, allograft)

같은 종에 속하는 동물 중에서 유전자 구성이 서로 다른 잡종의 개체 간에 행해지는 이식이나 다른 두 순계 동물 간에 행해지는 이식이다. 부적합의 범위나 거부의 정도는 조직적합 유전자 간의 다른 정도의 차에 있다. 설치류에서 피부이식편의 생착기간도 8일에서 수개월까지 다양하다. 임상의 경우 조직적합성 시험(tissue typing)을 실시하므로 더욱 적합한 공여자를 선택하는 일이 이식이 성공으로 이어지는 중요한 조건이 된다.

4) 이종이식(xenotransplantation, xenograft)

종이 다른 동물 간에 행하여지는 이식이다. 일반적으로 유전자 구성의 현저한 불일치 때문에 강한 특이적 면역응답이 발생되어 빠르게 거부된다. 그러나 수용자가 이식편에 대하여 이종항체(xenogenic antibody)를 많이 갖고 있지 않으면 초회의 피부이식은 융합되고 혈액 순환이 발달되는 경우도 있다. 설치류의 경우 초회의 이종이식의 생착 기간은 6일에서 10일 이내이다.

3. 사람백혈구 항원

순계동물(inbred strain)의 마우스에서 한정된 수의 H-2 haplotype을 갖고 있으나 사람에서는 잡계(outbred)이며, 다수의 주요조직적합항원 유전자(haplotype)를 갖고 있다. 가족조사나 집단조사에 의해 사람의 주요조직적합유전자가 제6염색체상에 존재하는 것이 밝혀지고, 사람백혈구항원(human leukocyte antigen, HLA) 유전자지도가 밝혀졌다(그림 14-1). 또 이와 함께 면역학적 응답, 조직의 구성 또는 질환의 이환성에 대하여 사람백혈구항원의 역할을 구명하는 연구도 이루어지고 있다. HLA계는 백혈구 감소증 환자나 분만 후 여성에게 나타나는 항림프구항체의 연구에 의해 발견되었다. 그 후 국제적으로 세포나 혈청의 교환에 의해 비교 연구하고 집단조사나 가족조사의 결과 해석 등으로 많은 HLA가 밝혀지게 되었다. 또한 면역응답유전자와 HLA 유전자가 아주 근접해 존재하고 있기 때문에 HLA와 질환과의 사이에 연관성이 성립된다고 하며, 유전적 질병 중 어떤 것은 특정의 HLA와 밀접한 관계가 있으며, 또한 특정의 HLA는 민족에 따라 어느 정도 특이성이 있어서 어떤 질환은 특정한 민족군에서 자주 나타나는 경우도 있다.

4. 이식편의 종류에 따른 거부반응의 차이

1) 각종 장기 및 조직편의 이식과 거부반응

장기나 피부 편 등을 이식하는 경우는 일방적으로 숙주 측의 면역계가 그 이식편에 대한 면역응답, 즉, 숙주가 이식편 거부반응(host versus graft reaction, HVG)이 유도되어 최종적으로 이식편은 제거된다. 이 경우의 거부반응에는 숙주와 이식편이 유전적 배경에 의한 법칙성이 있다(그림 14-2).

유전적 배경이 동일한 동물의 이식편은 생착되지만 틀린 경우에도 모든 조합에서 거부반응이 발생된다고는 할 수 없다. 즉, 순계동물의 친계(A×A와 B×B)의 1대교잡종(Fl hybrid A×B)은 양

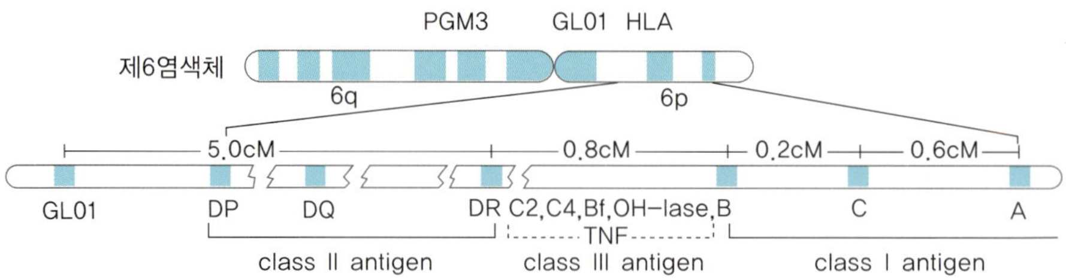

DPw1	DQw1	Dw1	DR1	B5	B49(21)	Cw1	A1
DPw2	DQw2	Dw2	DR2	B7	Bw50(21)	Cw2	A2
DPw3	DQw3	Dw3	DR3	B8	B51(5)	Cw3	A3
DPw4	DQw4	Dw4	DR4	B12	Bw52(5)	Cw4	A9
DPw5	DQw5(w1)	Dw5	DR5	B13	Bw53	Cw5	A10
DPw6	DQw6(w1)	Dw6	DRw6	B14	Bw54(w22)	Cw6	A11
	DQw7(w3)	Dw7	DR7	B15	Bw55(w22)	Cw7	Aw19
	DQw8(w3)	Dw8	DRw8	B16	Bw56(w22)	Cw8	A23(9)
	DQw9(w3)	Dw9	DR9	B17	Bw57(17)	Cw9(w3)	A24(9)
		Dw10	DRw10	B18	Bw58(17)	Cw10(w3)	A25(10)
		Dw11(w7)	DRw11(5)	B21	Bw59	Cw11	A26(10)
		Dw12	DRw12(5)	Bw22	Bw60(40)		A28
		Dw13	DRw13(w6)	B27	Bw61(40)		A29(w19)
		Dw14	DRw14(w6)	B35	Bw62(15)		A30(w19)
		Dw15	DRw15(2)	B37	Bw63(15)		A31(w19)
		Dw16	DRw16(2)	B38(16)	Bw64(14)		A32(w19)
		Dw17(w7)	DRw17(3)	B39(16)	Bw65(14)		A33(w19)
		Dw18(w6)	DRw18(3)	B40	Bw67		A34(10)
		Dw19(w6)	DRw52	Bw41	Bw70		Aw36
		Dw20	DRw53	Bw42	Bw71(w70)		Aw43
		Dw21		B44(12)	Bw72(w70)		Aw66(10)
		Dw22		B45(12)	Bw73		Aw68(28)
		Dw23		Bw46	Bw75(15)		Aw69(28)
		Dw24		Bw47	Bw76(15)		Aw74(w19)
		Dw25		Bw48	Bw77(15)		
		Dw26					

그림 14-1 _ 제6염색체상의 사람백혈구항원(HLA)의 유전자지도의 HLA 항원계

측 친계의 항원을 갖고 있기 때문에 친계 유래의 이식편을 비자기로 인식하지 않으므로 거부하지 않는다. 그러나 Fl(A×B)의 이식편을 모든 친계(A×A 또는 B×B)에 이식하여도 Fl(A7B)의 한쪽의 친계 유래 항원이 비자기로 식별되어 거부당한다.

또한 수여자와 공여자의 유전적 배경이 완전히 동일해도 수여자가 암컷이고 공여자가 수컷의 경우에는 수컷 유래의 이식편이 거부당하는 경우도 있을 수 있다(**그림 14-3**). 그 경우에는 Y 염색체에 의해 발현되는 H-Y 항원이 인식의 대상이 된다. 생체 내에서 면역학적 감시기구로부터 격리된 부위 또는 조직이 존재하는 것이 알려졌다. 즉 각막이나 뇌 또는 고환 등이 여기에 해당된다고 생각된다. 각막이식은 임상에서 빈번하게 행해지고 있으나 이 경우는 공여자와 수여자 사이의 HLA의 부적합의 경우에도 거부반응이 발생하는 경우가 드물다.

2) 골수 등의 조혈계 또는 림프계 세포의 이식과 거부반응

면역담당세포의 이식 또는 그와 같은 세포로 분화할 수 있는 세포의 이식인 경우의 거부반응 양

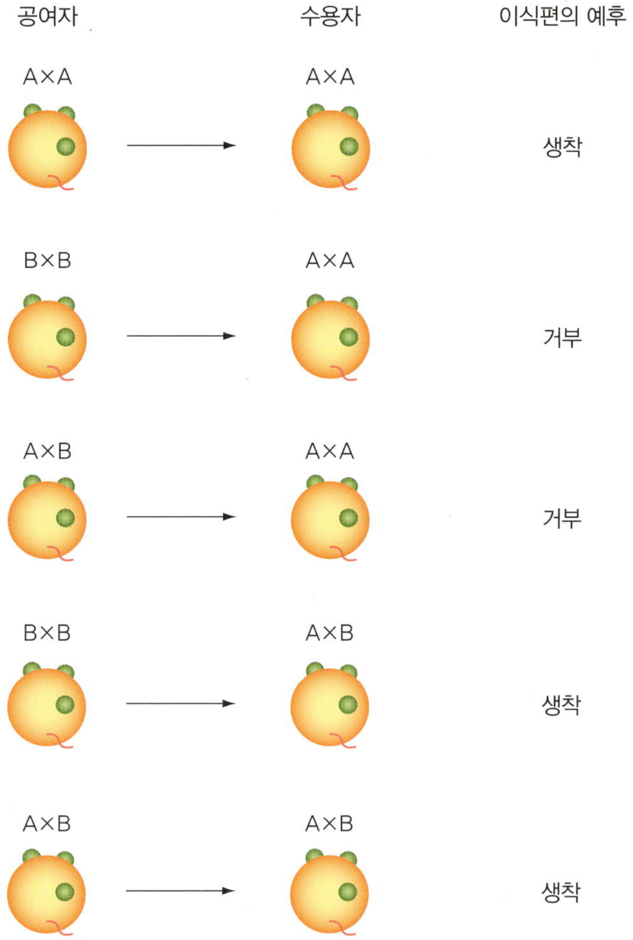

그림 14-2 _ 이식에서 MHC 구속성

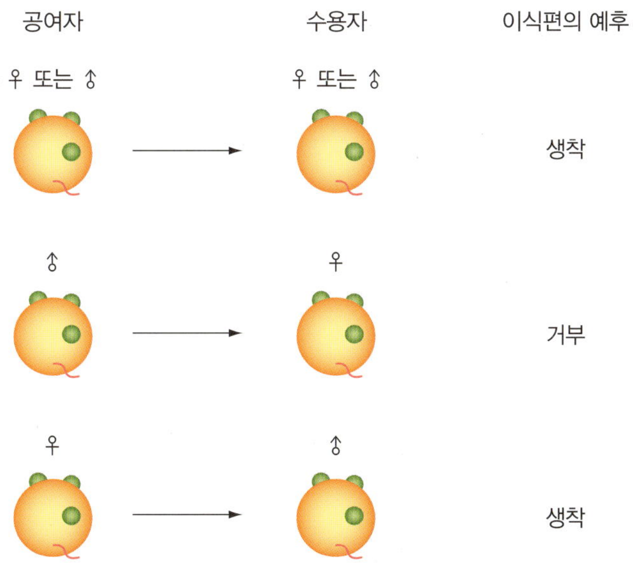

그림 14-3 _ 동계 마우스 사이의 이성항원의 거부반응

상은 장기 또는 조직이식 등에서의 거부반응과는 달리 복잡하게 된다. 즉, 골수이식의 수용자가 선천성 면역부전 또는 방사선 피폭 등에 의한 후천성 면역부전인 경우에는 이식림프계 세포가 수용자의 각종 장기나 조직에 대한 면역반응으로 이식편이 숙주를 거부하는 역거부반응(graft versus host reaction, GVH)이 종종 유발되기도 한다. 또한 재생불량성빈혈 환자와 같이 수여자 측의 면역능이 어느 정도 떨어져 있는 경우 적혈구계 등의 재생을 목적으로 한 골수이식에서 이식골수세포가 배제되는 결과로서 적혈구 재생의 목적이 달성되지 않는 경우가 있다.

GVH가 유발되기 쉬운 공여자와 수여자의 조합은 HVG와 완전히 반대가 된다. 즉 친계(A × A와 B × B)의 골수세포 등의 림프계 세포를 1대 교잡종 Fl hybrid (A × B)에 이식한 경우는 GVH가 유발되기도 하지만 Fl hybrid 유래의 골수세포 등을 친계(A × A 또는 B × B)에 이식하는 경우는 GVH가 유발되지 않거나, 역으로 HVG가 유발되는 일이 있으며, 그 경우는 이식된 혈구세포가 배제되어 버린다. 이식의 거부반응은 항원에 대해 숙주가 항체를 생산하는 HVG 반응이 일반적이나 GVH 반응은 숙주가 항원이 되어 이식편이 면역반응을 일으키는 형태이나, GVH 반응은 HVG 반응에 비하여 매우 미약하기 때문에 최종적으로 나타나는 결과는 HVG와 같이 이식편이 거부당한 것처럼 나타난다.

5. 거부반응 유발속도에 따른 구분

1) 초급성 거부반응(hyperacute rejection)

기왕에 존재하는 항체와 보체, 특히 세포독성 항체가 주요 원인이며 이식 후 수분 내지 수시간 내에 일어나는 거부반응

2) 급성 거부반응(acute rejection)

항체 매개 면역반응보다도 세포 매개 면역반응, 특히 T 세포의 1차 활성화가 주요원인이며, 이식 후 2일 내지 3일 내에 일어나는 반응으로 이식장기에 대한 항체는 없으나, MHC 항원이 다르기 때문에 일어나는 거부반응이다.

3) 만성 거부반응(chronic rejection)

원인은 항체, 면역복합체 등 다양하며, 이식 후 수개월 내지 수년 후에 일어나는 거부반응

6. 거부반응을 담당하는 면역계의 종류

어떤 조직항원이 공여자와 수여자 사이에 일치하지 않고 틀리므로 인해서 거부반응에 관여하는 면역응답계도 틀리게 된다. 단 많은 경우 단일 면역기구가 아닌 많은 component가 복잡하게 얽혀 거부반응을 일으키게 된다.

1) T 세포와 거부반응

흉선은 T 세포의 성숙 중추임이 알려져, 흉선이 없는 누드마우스는 타 계통의 마우스 이식편을 거부하지 않으며, 한편 조류에서는 B 세포의 성숙중추인 파브리시우스낭을 적출하여도 거부반응은 유발되기 때문에 T 세포가 GVH 및 HVG의 중요한 기능세포라는 것이 명백하다. 거부반응에 작용하는 T 세포는 2종류로 분류한다. 그 하나는 클래스 I 항원을 표적으로 하는 지연형 반응을 담당하는 T 세포(TDTH)이다(그림 14-4).

Tc는 클래스 I 항원을 인식하나 실체 기능적 분화에는 Th의 도움이 필요하다. TDTH는 이식편의 클래스 II 항원을 인식하여 증식 분화하고, 여러 종의 림포카인을 방출하며 대식세포에 의해 표적세포의 파괴를 촉진한다. 동종이식편의 거부반응은 특이성과 면역기억을 보이는데, 이것은 T 림프구가 결정적 역할을 하기 때문이다.

2) 항체와 거부반응

이미 이식편에 대한 항체를 갖고 있는 경우, 즉 한 번 거부된 공여자와 같은 이식편을 재이식한 경우에 그 이식편에 대해서 혈류가 재개되는 동시에 이식편 또는 이식장기 내의 항원 항체 반응에 동반하여, 혈전형성, 다핵백혈구의 침윤 등이 일어나고 이식편이나 장기는 24~48시간 이내에 괴사되어 탈락한다(초급성 거부반응, second set reaction). 그러나 이식편 등에 대하여 항체는 반드시 그들의 거부반응이 촉진되지는 않으며 경우에 따라서는 생착 연장 효과를 가져 온다. 이 경우의 항체를 촉진항체(enhancing antibody)라 하며, 이 항체에 의한 생착 및 연장과의 기전은 명확하지 않다.

7. 거부반응의 억제

동종이식을 성공시키려면 면역능을 항원특이적 또는 비특이적으로 억제하는 것이 필수이다. 가장 이상적인 것은 타 항원에 대하여 면역기능을 온존하는 특이적 면역억제법으로서 이식항원에 대하여 면역응답을 항원 특이적으로 억제하여 이식편의 생착을 연장하는 방법이며, 이 분야에 두

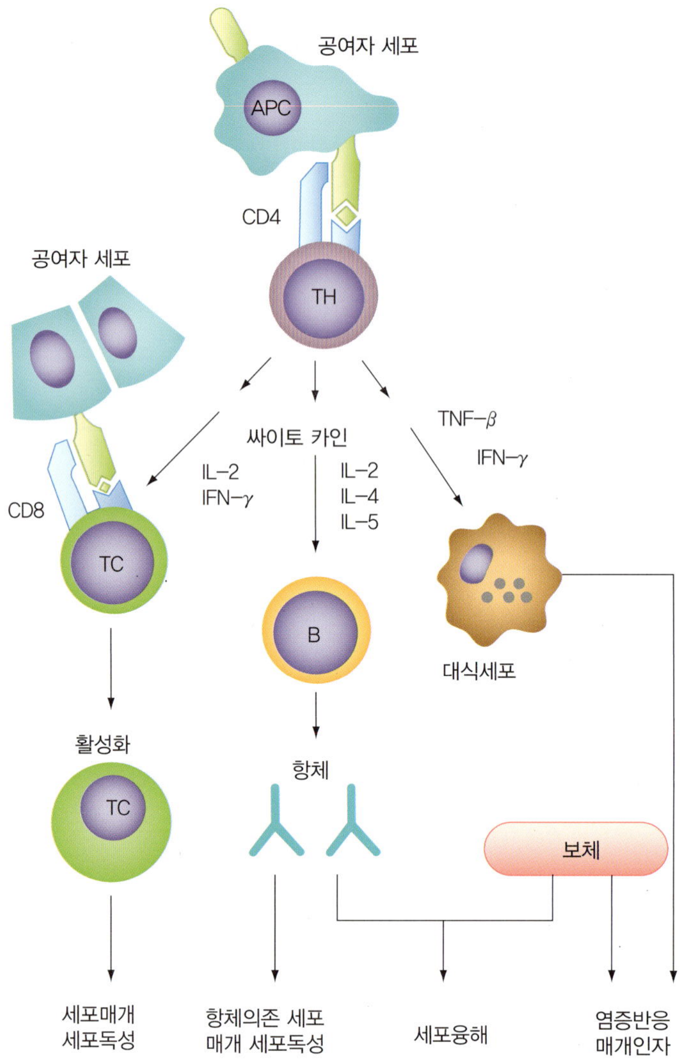

그림 14-4 _ 거부반응에 관여하는 면역계 세포와 면역반응

가지 방향성이 있다. 첫째는 면역항진 항체를 이용하는 것으로 이 항체는 특히 공여자의 클래스 II 항원에 대하여 더욱 유효한 것으로 알려져 있다. 둘째는 이식에 선행하여 공여자의 혈액을 수혈하는 방법(donor specific transfusion : DST)도 임상적으로 유효한 예가 보고되고 있다. 현시점에서는 임상적으로 항원 비특이적 면역 억제법이 많이 응용되고 있다. 이 방법은 일반적으로 분열증식이 왕성한 세포집단인 면역담당세포를 이용하여 분열기의 세포에 상태활성을 갖는 스테로이드 등의 약제를 사용한다.

면역억제제는 이식된 장기의 거부반응을 지연시키거나 방지하지만, 부작용도 가지고 있다. 이식된 장기는 더 오래 생존하게 하고 다른 면역기능은 억제하지 않고 이식편에 대해서만 특이적인 관용을 유도하게 하는 새로운 치료법들이 개발 중이다.

15 종양면역 (Tumor Immuntiy)

1. 종양관련 항원(tumor associated antigen, TAA)

종양세포는 원래 자신의 세포가 변이된 것이다. 그래서 종양세포의 세포표면 항원은 대부분 그 세포가 유래한 정상세포와 동일 항원군에 의해 구성되어 있다. 종양세포에서 특이하게 발견되고 있는 항원은 그리 많지 않으며 질적으로도 정상항원과 유사하거나 또는 조금 변이된 정도이다.

면역학적 관점에서 암세포는 정상적인 성장조절 기전으로 통제되지 않는 변이된 자기세포라고 정의된다. 숙주의 면역학적 감시기구(immunological surveillance system)에서는 용이하게 감지할 수 없는 항원성이 약한 것인 숙주 내에서 오래 살며, 암으로 발육되는 것 같다. 그리고 종양세포에는 정상세포에는 절대 존재하지 않는 종양특이항원(tumor specific antigen, TSA)이 존재하는 것으로 생각된다. 종양특이항원은 종양세포에만 있다. TSA는 종양세포에서 돌연변이로 인해 변형된 단백을 생산하여 새로운 항원이 되는 종양세포에 독특한 단백이다. 그러나 숙주면역담당세포가 인식하는 종양항원에는 TSA뿐만 아니라 α-fetoprotein (α-FP)과 같이 태생기에는 일반적으로 나타나는데, 성숙개체에는 거의 나타나지 않는 것이 종양화 세포에서 발견되는 것 등도 있으며 종양면역에 관계되는 종양항원에 대해서 종양관련항원이라는 말이 사용된다. TAA에는 다음과 같은 것들이 있다.

1) 바이러스 발암에서의 TAA 발현

종양원성 바이러스는 내재성으로 부모로부터 자녀에게 전해지는 경우와 출생 후 감염되는 경우가 있다. 바이러스성 발암에 의한 TAA에는 바이러스 구성단백항원, 바이러스 피막항원, 바이러스

유전자에 지배되어 숙주세포에서 만들어진 항원 등이 있다. 바이러스 발암의 경우에는 바이러스가 동일한 것이라면 종양이 발생한 조직 또는 개체가 다르더라도 항원성이 같은 경우가 많다.

2) 화학발암에서의 TAA 발현

화학물질 중 benzopyrine, methylcholanthrene 등에 의해 유발되는 종양도 TAA를 갖고 있다. 그러나 바이러스에 의해서 유발되는 경우와 달리, 동일물질에 의해 같은 동물에 암이 유발되어도 원발 부위가 다르면 서로 항원성이 다르게 된다.

3) 방사선, 자외선 유발 암에서의 TAA의 발현

방사선이나 자외선에 노출되어 세포의 유전자가 손상을 받아 종양화되는 경우도 개개의 세포수준에 손상 부위가 달라 동일개체에서 종양이 다발되는 경우에도 원발 부위에 따라 TAA가 다르게 된다.

4) 태아성 항원의 재출현에 의한 TAA의 발현

어떤 종의 종양세포는 성인조직에서는 나타나지 않으나 태아조직에서 항원이 출현하는 경우가 있다. 이런 종류의 종양항원을 종양태아성항원(oncofetal antigen, OFA)이라 표현한다. OFA는 엄밀한 의미로는 종양관련항원이 아니고 정상성인 조직에서도 미량 검출되고 있으며, 이런 범주의 항원으로서는 간암 환자에서 높은 빈도로 검출되는 α-FP 및 장관관계의 암 환자에서 자주 검출되는 암태아항원(carcinoembryoinc antigen, CEA) 등이 있다.

5) 유전자 발현 억제 기구의 파탄에 의한 TAA의 발현

정상동물에서는 일생 동안 발현이 억제되는 많은 유전자가 존재하는데 암화에 동반하여 억제가 해제되는 경우가 있다. 이와 같은 경우 종양의 발생 모체와는 별개의 조직인 개체항원(동종항원)이 발현되는 일이 있고, 이것이 TAA가 되어 면역기구로 인식되는 경우가 있다.

2. 종양에 대한 면역응답

1) 자연면역

종양에 대한 자연면역은 미리 감작되는 것이 아니고 항원 비특이적으로 악성 신생물(종양)을 인식하여 파괴하는 생체 내 감시기구를 의미하며, NK 세포(natural killer cell), 대식세포 및 다핵백혈구계가 주로 자연면역을 담당하고 있다(**그림 15-1**).

NK 세포는 항원특이적 세포상태성 T 세포(killer T cell)와 달리 면역학적 기억과 MHC 구속성이 없으며, 동계(syngenic), 동종(allogenic) 및 이종(xenogenic) 등 여러 가지 표적세포를 파괴할 수 있다. NK 세포는 T 세포, B 세포, 대식세포 및 다핵백혈구 등과도 다르며, 사람이나 마우스에서 NK 세포는 주로 세포형질 내에 azure 과립을 가진 대형과립림프구(Large granular lymphocyte, LGL)이고, 말초혈액 중에서 림프구의 2~5%를 차지한다. NK 세포가 어떤 기전으로 어떻게 표적세포 구조를 인식하는지는 확실치 않다.

대식세포와 다핵백혈구는 각각 단독으로 활성을 나타내지 못하고 여러 종의 림포카인과 보체 등의 도움이 필요하며 그들 백혈구가 종양세포와 정상세포를 어떻게 식별하는지에 관해서는 더욱 연구가 필요하다.

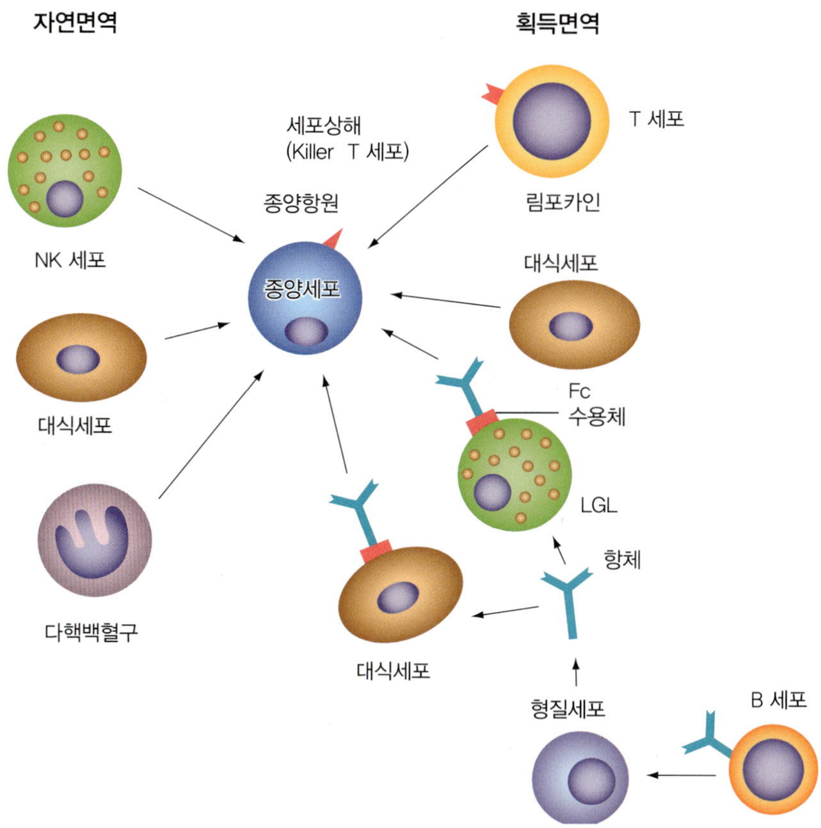

그림 15-1 _ 자연면역과 획득면역에 관여하는 면역세포들의 관계

2) T 세포에 의한 획득면역

T 세포에 의한 획득면역은 세포독성 T 세포(Tc)와 지연형 반응 담당 T 세포(TDHT) 및 억제성 T 세포(Ts) 등이 담당하고 있다. 선천성 흉선 무형성 누드마우스에서는 이종의 종양을 이식한 경우에도 생착증식되며 발암제에 의해 쉽게 발암되는 것 등으로 T 세포가 종양의 면역에 중요한 역할을 담당하고 있음을 알 수 있다.

T 세포 중에서도 종양의 면역학적 감시기구에 가장 큰 역할을 하고 있는 것은 Tc이며 TDTH는 림포카인을 생산함에 따라 활성 대식세포나 LAK 세포(lymphokine-activated killer cell)를 유도하는데, LAK 세포는 MHC에 구속받지 않고 종양세포를 파괴하는 T 세포로서 IL-2의 존재하에서 배양하면 유도되는데, 마우스의 LAK 세포는 Tc와 공통의 표면 marker를 가지고 있다(**그림 15-2**).

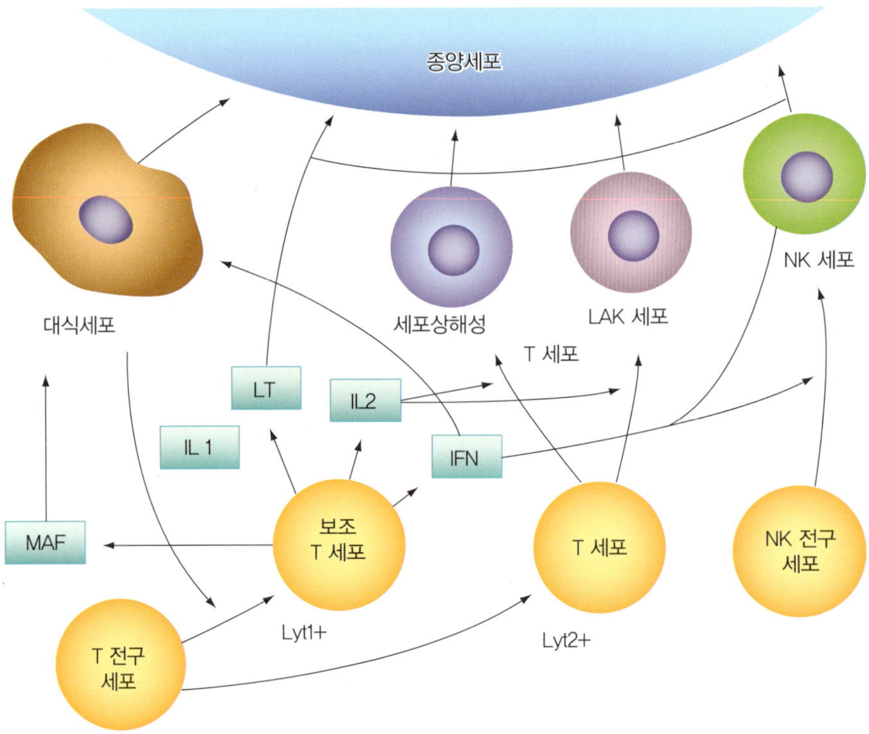

그림 15-2 _ 종양세포에 대한 면역학적 감시기구의 면역반응

3) 항체의 역할

종양의 발생에 대한 감시나 종양이 생긴 숙주에서 종양항원에 대한 특이항체 세포성 면역반응의 유발로 인한 종양의 배제 등 종양항원에 대한 면역반응이 항종양 효과를 발휘하는 대단히 중요한 역할을 한다. 이 항체들은 종양세포 표면에 결합하여 보체를 활성화시켜 세포독성 작용을 일으키기도 하고 직접 작용을 갖지 못하는 경우에는 Fc 수용체를 갖고 있는 K세포나 대식세포 등에 부

착하여 그들 세포들을 매개로 항종양 효과를 발휘한다. 즉, 종양세포 표면에 붙은 항체는 NK 세포와 대식세포의 항체 의존성세포매개성 세포상해(antibody-dependent cell-mediated cytotoxicity, ADCC) 작용을 매개하게 된다.

한편 항체는 항종양작용과는 상반되는 종양증식 촉진작용을 하는 항진항체(enhancing antibody)로 작용하기도 한다. 즉, 항체가 NK 세포나 세포독성 T 세포의 표적이 되는 항원과 결합하여 이들 세포에 의한 공격을 방해하여 종양증식을 촉진하게 된다.

4) 사이토카인의 역할

IFN-γ와 INF-γ 경로를 조절하는 성분들이 결핍된 마우스들에서 여러 종류의 종양이 잘 생기는 것에서 보듯이 IFN-γ와 INF-γ 경로를 조정하는 성분들이 암 제거에 매우 중요하다. IFN-γ는 제1형 MHC 분자 발현 증가를 유도하여 종양세포가 $CD8^+$ T 림프구에 잘 인지되어 파괴되도록 하여 형질전환 세포에 대해 직접적인 항종양 효과를 발휘할 수 있다. IL-12 결손 마우스는 야생형 마우스에 배해 상피세포암의 하나인 유두종이 잘 생긴다. 이는 아마도 IL-12가 수지상세포를 자극하여 T_H1과 CTL 반응을 활성화시키는 T 림프구 경로 발달 조정에 관여하는 IL-12의 역할이 일부 관여하는 것으로 보인다.

사이토카인 TNF-α를 주사하면 종양의 출혈과 괴사를 유도하였으며, 나중에 TNF-α가 종양억제 및 종양촉진 효과가 모두 있는 것을 보여줬다. TNF-α 결핍 마우스에 다양한 발암물질을 처리하면 마우스와 암 유도 방법에 따라 야생형 마우스에 비해 육종은 더 많이 생기고, 피부암은 적게 생기는 것이 발견되었는데, 이는 TNF-α가 종양면역에서 복잡한 역할을 한다는 것을 시사한다.

3. 종양의 면역요법

종양의 치료에 기대를 충족시켜주는 치료법은 아니지만 보조요법으로서 숙주의 면역반응을 증강시켜 종양에 대한 저항성을 높여주는 면역요법의 효과는 어느 정도는 확실히 인정되고 있다. 종양 면역요법은 생체 내 항종양면역반응을 회복시키거나 유도하거나 보조하거나 억제경로를 풀어 종양을 제거하는 데 도움을 주는 데 뜻을 두고 있다. 현재로서는 면역요법의 유익성에는 한계가 있다. 몇 가지 방법을 소개하기로 한다.

1) 종양항원 특이적 면역요법

(1) 특이항체에 의한 미사일 요법

종양에 대한 특이 항체에 항암제를 결합시켜 종양존재 부위에 직접 투여하여 항암제를 전신에 투여하는 것보다 효과적으로 종양세포를 공격할 뿐만 아니라 부작용도 줄여주는 방법이다. 이와 같이 항암제 등을 결합시킨 항체를 면역독소(immunotoxin)라고 한다.

단클론항체(monoclonal antibody; mAb)는 암의 실험적 면역치료제로서 오랫동안 사용되어 왔다. 현재 12가지의 mAb가 암치료에 특허를 받았다. mAb에 방사능 동위원소, 화학요법제 또는 생물 유래의 강력한 독소와 결합시켜 사용한다. 이른 '유도미사일'요법에서 독성인자들은 암세포에만 특이적으로 전달됨으로써 정상조직에는 해를 입히지 않고 종야세포에만 독성 효과를 집중시키게 된다.

단클론 항이디오타입 항체를 B 림프구종 환자에 투여하였을 때 항체는 특정 이디오타입 면역글로불린을 발현하는 B 림프종 림프구들에 특이하게 결합하였다. B 림프종 림프구들은 보체매개 용해반응에 의해 용해되므로 mAb가 보체계를 활성화하여 다른 세포에는 손상을 주지 않으면서 림프종 세포만을 용해시켰다. 이 항이디오타입 mAb를 4회 주사한 후에 종양이 줄어들기 시작하였다.

(2) 클론화한 T 세포의 수신이입에 의한 면역요법

암생체로부터 채취한 T 세포와 대응하는 항원을 함께 장시간 배양하므로 클론화한 세포독성 T 세포, 지연형 T 세포 또는 그들에 대한 보조 T 세포를 수신 이입하는 방법이다.

2) 비특이적 능동면역요법

암 상태에서 기능부전인 림프계 세포의 기능을 활성화하여 면역반응을 증강시키는 것을 목적으로 한다.

① 세균성제제 : BCG, 용혈성 연쇄구균제제(OK-432), MDP, Nocardia 제제 등

② 사이토카인 : IL-2, INF-α, 인터페론 종양괴사인자(TNF), 과립구-대식구 집락 자극인자(granulocyte-macrophage colony stimulating factor, GM-CSF) 등

③ 흉선홀몬제 : Thymosin, thymopoietin 등의 흉선 추출물

3) 비특이적 수동면역요법

암 환자의 림프구나 환자와 MHC가 일치하는 건강인의 림프구를 IL-2와 배양하면 분열증식 후 항원비특이적인 세포상해성을 갖는 림프구(Lymphokine-activated killer cell, LAK)가 생산되는데,

이것을 환자에게 이입하는 방법이다. T 림프구 입양면역요법이 암 환자들로부터 이 세포들을 모아 생체 밖에서 수를 늘리고 활성화시켜 환자에게 다시 주입하는 것을 목적으로 한다.

4) 종양백신

여러 암백신 연구들은 종양특이 항원전달을 확장하거나 항진시키는 것을 목표로 하고 있다. GM-CSF와 배양한 마우스 수지상세포를 종양 조각과 반응시키고 마우스에 다시 주입하면 종양항원 T_H 림프구와 CTL 모두를 활성화시켰다. 이어서 이들 마우스에 살아있는 종양세포를 접종하면, 종양 면역반응을 나타내었다.

이와 유사한 방법을 사용하는 sipuleucel-T (Provenge)가 최초로 허가 받은 치료용 암백신이다. 이 백신은 공통 자가 전립선 종양항원인 전립선산인산효소(prostatic acid phosphatase, PAP)에 대한 면역반응을 유도하여 전이성 전립선암을 치료하고자 고안된 것이다. 이것은 전립선암 환자에서 수지상세포를 분리하여 시험관에서 PAT와 GM-CSF 융합단백으로 자극하는 세포치료 백신이다.

5) 기타(병용 항암면역요법)

이 밖에도 많은 방법들이 있으나 면역요법만으로 암을 완치한다는 것은 어렵기 때문에 면역요법에 직접 암세포를 파괴하거나 증식을 억제시키는 화학요법을 병행하며, 외과적 요법과 방사선요법 등을 병용하여 치료한다면 보다 효과적으로 암을 치료할 수 있을 것이다.

찾아보기

INDEX

A

B

C

D

E

F

G

H

I

J

K

L

M

N

O

P

R

S

T

V

W

Z

임상면역학

2017년 1월 25일 1판 발행
2020년 12월 15일 1판 2쇄 발행

저 자 : 김미경 · 김사현 · 문 철 · 박은석 · 엄용빈
이기종 · 이영종 · 정우복 · 조혜경 · 허지혜

정가 30,000원

발 행 자 : 최 병 진
발 행 처 : 도서출판 **고 려 의 학**
(02880) 서울시 성북구 성북로9길 1 보문빌딩 3층
Tel. 765-0333, 0337
Fax. 743-2288
등록번호 : 제 1-519호 1978. 6. 29.

ISBN 978-89-7043-735-4